救急看護ポイントブック

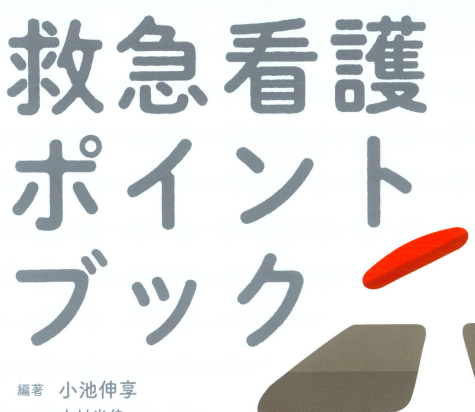

編著 小池伸享
医学監修 中村光伸

照林社

■編集

小池伸享 　　前橋赤十字病院高度救命救急センター・教育推進センター看護係長／
　　　　　　　救急看護認定看護師

■医学監修

中村光伸 　　前橋赤十字病院高度救命救急センター長

■執筆 (五十音順)

石井恵利佳 　　獨協医科大学埼玉医療センター／救急看護認定看護師

糸数卓弘 　　　南部徳洲会病院看護部／救急看護認定看護師

後小路隆 　　　小波瀬病院看護部／救急看護認定看護師、診療看護師

片岡美香 　　　名古屋第二赤十字病院ICU・CCU／救急看護認定看護師

小池伸享 　　　前橋赤十字病院高度救命救急センター係長／救急看護認定看護師

橋口佳慎 　　　宮崎県立延岡病院看護部／救急看護認定看護師

真子敬史 　　　久留米大学病院高度救命救急センター／救急看護認定看護師

望月桂 　　　　杏林大学医学部付属病院高度救命救急センター／救急看護認定看護師

森口奏相 　　　別府医療センター南2病棟副看護師長／救急看護認定看護師

山浦章平 　　　福岡大学病院救命救急センター／救急看護認定看護師

はじめに

　救急看護を実践する場面は、時間との勝負です。患者さんの容態は刻々と変化し、1つでも対応を間違うと、患者さんの生命が脅かされてしまうため、迅速に評価し、適切な初期対応を行うことが重要です。そのため、救急看護を実践する看護師には、迅速性、綿密な観察力、少ない情報からのアセスメント能力、予測性、問題解決能力などの特性が求められます。それは、まさに看護に「臨床推論」を用いるということです。

　救急時の看護は、患者さんの呈している症状や所見、さらに主訴から、仮説となる疾患を想起し、想起した疾患に関連する情報を意図的に収集したうえで、情報の解釈、仮説の検証を行い、看護問題の抽出を図っていきます。

　仮説となる疾患には、命にかかわる疾患「キラーディジーズ」と、日常的に高頻度で遭遇する疾患または緊急性のない疾患「コモンディジーズ」があります。すべての患者さんの呈する症状が、キラーディジーズとは限らず、コモンディジーズであることもしばしばみられます。そのため看護師は、キラーディジーズとコモンディジーズを天秤にかけながら、意図的に患者さんの観察・アセスメントを進めていく必要があります。つまり、これらの疾患・病態に関する知識がなければ、観察・アセスメントを実施できず、適切な初期対応を行うこともできないのです。

　本書は、さまざまな施設で臨床のプロとして活躍している救急看護認定看護師の方々が執筆してくださいました。特に、Part2では、救急外来で出合う症状や外傷ごとに、命にかかわる疾患「キラーディジーズ」を見逃さないためには、どのように観察・アセスメントを実施すればいいかが視覚的にわかるように工夫しています。

　本書が、救急看護にかかわるみなさんの臨床実践に役立つこと、そして、臨床推論能力とそれに伴って提供する看護ケアの質の向上につながることを祈念しています。

　2019年9月

小池伸享

救急看護ポケットブック ▶ 目次

Part 1 救急外来での動き方

トリアージの基本	小池伸享	4
アセスメントの基本	小池伸享	6
外傷の初期対応	真子敬史	10
中毒の初期対応	真子敬史	16

Part 2 症状・外傷別 対応のポイント

頭部の症状・外傷

意識障害	糸数卓弘	22
頭痛	糸数卓弘	28
めまい・麻痺	糸数卓弘	34
頭部外傷	小池伸享	40
顔面外傷	真子敬史	46
鼻出血	真子敬史	52

胸部の症状・外傷

気道緊急	望月桂	58
胸痛	望月桂	64
不整脈	望月桂	70
失神	望月桂	78
胸部外傷	望月桂	84
呼吸困難	山浦章平	90
喀血	山浦章平	96

腹部の症状・外傷

腹痛	森口奏相	102
吐血・下血	森口奏相	110
嘔気・嘔吐、消化管異物	森口奏相	116
腹部外傷	森口奏相	122

腰・背部の症状・外傷

脊椎・脊髄損傷	橋口佳慎	130
腰痛	橋口佳慎	136
背部痛	橋口佳慎	142

その他の症状・外傷

発熱	片岡美香	148
低体温	片岡美香	154
尿量減少	片岡美香	160
熱傷	片岡美香	166
電撃傷	後小路隆	174
化学損傷	後小路隆	180
四肢外傷	後小路隆	186
陰嚢腫瘤・陰部異物	後小路隆	192
刺咬傷	山浦章平	198
溺水	山浦章平	204
不定愁訴	糸数卓弘	210
電解質異常	片岡美香	216

Part 3 ショックにつながる重要病態

ショックとは	小池伸享	222
心原性ショック	望月桂	226
循環血液量減少性ショック	小池伸享	232
血液分布異常性ショック	石井恵利佳	238
閉塞性ショック（心外閉塞・拘束性ショック）	石井恵利佳	244

- 本書で紹介しているアセスメント法、処置・ケアなどは、各執筆者が臨床例をもとに展開しています。実践により得られた方法を普遍化すべく努力しておりますが、万一、本書の記載内容によって不測の事故等が起こった場合、編者、著者、出版社はその責を負いかねますことをご了承ください。
- 本書に記載している薬剤・機器等の選択・使用法などは出版時最新のものであり、あくまで一例です。薬剤や機器等の使用にあたっては、個々の添付文書や取扱説明書を参照し、適応や使用法等については常にご留意ください。
- 本書における緊急度は、日本救急医学会、日本救急看護学会、日本小児救急医学会、日本臨床救急医学会監修『緊急度判定支援システムJTAS2017』を参考に記載しています。ただし、あくまで著者の実践に基づく展開であり、すべての患者さんに適するものではありません。本書に記載した緊急度レベル表記は、あくまでめやすとしてお考えください。

蘇生	緊急	準緊急	低緊急	非緊急
（レベル1）	（レベル2）	（レベル3）	（レベル4）	（レベル5）

カバーデザイン：別府拓（Q.design）　本文デザイン：森田千秋（Q.design）
本文イラスト：島内美和子　本文DTP：鈴木洋史

Part 1 ▶ 救急外来での動き方

トリアージの基本

☑ トリアージでは治療の優先順位（安全に待てる時間）を決める

- 救急外来におけるトリアージ（院内トリアージ）とは、来院時（診察前）の患者状態における緊急度・重症度を見きわめ、治療の優先順位と、治療を受けるまでに安全に待つ時間を決定することである。
  ➡ 緊急度は、重症度を時間的に規定した概念で、重症度を分類するなかで重みづけされる。原則として緊急度の高さは、①生理学的評価による異常、②解剖学的評価による異常、③その他症状などによる異常、の順になる。
- 施設によって使用されているトリアージレベル分類は異なるが、JTAS（緊急度判定システム）の5段階分類が代表的である。

【トリアージの考え方】

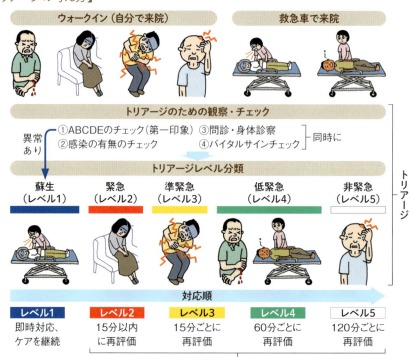

☑️ どんな患者に対しても「緊急度の見きわめ」は必須

- 救急看護を実践する場面は「時間との勝負」といえる。
- 患者の容態は刻々と変化し、1つでも対応を誤ると患者の生命が脅かされる。それは、救急外来への来院方法が異なっていても同様である。救急車で来院した患者でも、自分で来院したウォークイン患者でも、まずは緊急度を見きわめることからはじまる。
  - ➡ わが国では、救急車・ウォークインともに動線を一箇所にして緊急度判定を実施している施設は多くない。しかし、カナダなど院内トリアージの歴史の古い欧米では、救急車で来院した患者も、緊急性がなければ診察まで待つことがしばしばみられる。
- 救急外来で行われる緊急度判定と、急変対応時における緊急度判断に大きな差異はない。患者と接した数秒間に「sickか、not sickか」を判断し、初期対応を行う。
  - ➡ 第一印象で重症感があればsick、重症感がなければnot sickである。
- 次に、応援が必要か、自分1人で対応できるか判断し、not sickと判断した症状はどんな原因なのか重点的にアセスメントをすすめる初期対応へステップアップする。

☑️ オーバートリアージを恐れない

- トリアージナースが決定した緊急度に対し、後ろ向き検証によって、「さらに上位の緊急度とすべきだった」と判断した場合をアンダートリアージ、「下位の緊急度でよかった」と判断した場合をオーバートリアージと考える。
  - ➡ JTASやCTAS（カナダにおける院内トリアージシステム）によるアンダートリアージやオーバートリアージを論じた報告は少なく、厳密な定義づけは難しい。
- トリアージの原則は「オーバートリアージは許容し、アンダートリアージを防ぐ」である。
  - ➡ 可能な限り適正なトリアージを行うため、トリアージシステムの徹底、初期アセスメント・重点的アセスメント能力の精度を向上させていく必要がある。

アドバイス

救急医療と災害医療におけるトリアージの違い

- 救急医療の現場では、トリアージで「蘇生レベル」と判断された傷病者に対して最大限の医療資源を投入し、すべての医療を施して救命を図る。
- 災害医療の現場では、医療需要（多数傷病者）と医療供給（限られた資機材）のアンバランスが生じるため、最大限の医療を提供するには限界がある。つまり、災害時に通常時の救急医療（「蘇生レベル」と判断される傷病者に対してすべての医療を施すこと）を実施していては、医療供給のさらなる低下を招き、最大多数の命を救うことが難しくなる。
- 災害時のトリアージでは、通常時には「緊急レベル」と判断される傷病者に対し全力を注ぐこととなるのは、そのためである。

（小池伸享）

Part 1 救急外来での動き方

Part 1 ▶ 救急外来での動き方

アセスメントの基本

✅ 診断未確定だからこそ、看護師の予測的アセスメントが重要

● 救急外来では、患者を迅速に評価し、適切な初期対応を行うことが重要となる。

➡ 看護師には、迅速性、綿密な観察力、少ない情報からのアセスメント能力、予測性、問題解決能力などの特性が求められる。

● 救急外来では、医学診断が決定されないなかで看護を提供しなければならない。そのため看護師には、患者の状態を的確に判断し、考えられる疾患や状態悪化などの潜在するリスクを読み取る技能が求められる。

➡ 看護師は、医学診断を予測しながら患者の情報を分析し、予測的にアセスメントする必要がある。予測的アセスメントができれば、医師に、潜在するリスクの存在とその根拠を提示でき、医師に対する説得力のある情報を伝達できる。

➡ 看護師が考えられる病態や状態悪化を予見できれば、それに対応するための「準備」「調整」といった看護実践につながる。

✅ 予測的アセスメントには、仮説演繹法が有用

● 医師は、患者の健康問題を明らかにし、解決しようとする際に、さまざまな思考や方法を用いて診断を行っていく。その過程が「臨床推論」である。

➡ 臨床推論は、医師に求められる最も重要な能力である。どのような論理展開を経て診断に至ったか、すなわち「診断に至るプロセス（clinical reasoning）」といえる。

➡ 臨床推論には、4つのパターン（パターン認識、診断基準・アルゴリズム、仮説演繹法、徹底的検討法）がある。それぞれメリット・デメリットがある。医師は、時間軸、症例、知識・技術によってこれらを使い分けながら医学的診断を行い、疾患に対する治療を行う。

● 看護師は、この医学診断を重要な1つの情報として、患者の情報を分析し、「仮説演繹法」を取り入れながら、看護問題を明確にしていく必要がある。

➡ 仮説演繹法とは、データを元に仮説を立て、その仮説が正しいかを観察によって確かめる方法のことである。

Part 1 救急外来での動き方

【仮説演繹法（例）】

- 65歳男性
- 30分以上続く胸痛
- 既往歴：高脂血症

↓ 仮説形成

- 心筋梗塞
- 大動脈解離
- 肺塞栓

→ 仮説検証

- 鈍痛と放散痛あり
- 背部痛なし
- 血圧100/60（右上肢＝左上肢）脈拍60回/分、呼吸数22回/分、SpO_2 96%

↓ 仮説形成

- 心筋梗塞
- 大動脈解離
- 肺塞栓

→ 仮説検証

- 血液ガス正常
- 胸部単純X線正常
- 12誘導心電図 V2-4にST上昇

↓

心筋梗塞

【救急外来におけるトリアージ・アセスメントの流れ】

トリアージ開始 → 緊急度レベル決定

患者接触 → 初期アセスメント（緊急性判断）意識（D）、気道（A）・呼吸（B）、循環（C）、全身状態

- ABC不安定 → 医師コール／酸素投与／モニター装着／救急カート準備
- sick 緊急度高 → トリアージ終了 → 救急処置の準備・介助
- ABC安定 not sick → 臨床推論：重点的アセスメント（原因検索）、主訴・症状に焦点を絞った問診・観察
- 緊急度高／ABC不安定のリスク

↓

緊急度レベル再決定 病態の予測

→ 報告

- 検査・治療
- 看護問題抽出

Part 1 ▶ 救急外来での動き方

☑まずは15秒以内に「緊急性の判断」を行う

● 緊急性の判断では、まず、全体の印象を把握する（第一印象）。

➡ 意識（D）、気道（A）・呼吸（B）、循環（C）に大きな異常があった場合、1人では対応困難なため、応援（他の看護師や医師など）を呼ぶ必要がある。

● 続けて、視診・聴診・触診で、初期評価を行う。

➡ 初期アセスメントでは、気道（A）、呼吸（B）、循環（C）、意識・中枢神経（D）、体温管理・脱衣（E）の生理学的特徴に大きな異常がないかどうかを迅速に調べる。

➡ B・Cの確認は、ショックの5p（蒼白、虚脱、冷汗、脈拍微弱、呼吸困難）につながる。

【救急外来におけるトリアージ・アセスメントの進め方】

緊急度の判定（トリアージ）

第一印象（15秒以内で）

D：意識の観察
A：気道開通の観察　→　異常なら応援を呼ぶ
B：呼吸の観察
C：循環の観察

初期アセスメント

A：気道
● 会話ができていれば、おおまかに気道は開通している
● 「急速に声が出づらくなった」「頸部が急速に腫脹している」などは、気道閉塞の所見であり、要注意

B：呼吸
● まずは「患者が呼吸をしているか」を観察
● 呼吸数、呼吸音、呼吸様式、視診、打診、聴診などの理学的所見をとる

C：循環
● 皮膚の状態（冷感、冷汗、チアノーゼの有無）、脈拍の強さ、速さを確認
● CRT（毛細血管再充填時間：爪を5秒ほど押さえた後、何秒で元の色に戻るか。2秒以内が正常）も参考にする
● 同時に、循環動態に影響するような出血の有無を確認

D：意識・中枢神経
● 意識レベル低下は、脳自体の問題や、脳への酸素供給が低下した状態を示唆する
● 低酸素状態やショックなどでは、脳自体に問題はなくても意識レベル低下が生じる
● ABCの問題を解決しても、意識レベルの低下や呼吸調節機構の異常がある場合、脳自体の異常を疑う

E：体温管理・脱衣
● 低体温や高体温は、それだけでも代謝に影響を及ぼし、呼吸数・症状に影響を及ぼす
● 低体温であれば保温、高体温であればクーリングが必要
● 明らかな出血など、外傷を示唆する所見がないかどうかも観察する

☑ 重点的アセスメントでは「意図的な観察」が必要

- 患者の緊急性が高い（sick）と判断した場合は、応援要請後、生理学的評価（バイタルサイン）の再評価と、解剖学的な観点から重点的アセスメントを行う。
- 同時に、患者の呈している症状・所見がどのような理由によって生じているのか推論し、仮説演繹法を活用しながら、看護問題を抽出する。
  - ➡ 重点的アセスメントでは、「意図的な観察」を行うためのフィジカルイグザミネーション技術（一般的な入院時に行うフィジカルアセスメントの一環としてのフィジカルイグザミネーションとは違う）が必要となる。

☑ SAMPLEやOPQRSTは「意図的な問診」にも役立つ

- 重点的アセスメントには、意図的な問診も必要である。
  - ➡ 意図的にすべてを網羅するのは難しいため、SAMPLE history法やOPQRST、LQQTSFA P.32 などの簡易的な方法・テクニックを活用する。
- ほとんどの患者は、複数の症状を抱えているため、問診のポイントを押さえておくことで、複数ある症状からより適切な疾患を特定することができる。

（小池伸享）

重点的アセスメント

意図的な観察

想起した疾患や見逃してはいけない疾患を識別するためにイグザミネーションを実施し、収集した情報を解釈する

- 病態の知識（見逃してはいけない疾患など）がなければ、意図的な観察はできない

意図的な問診

SAMPLE history法（正確・簡潔な問診方法）
S：主訴、症状
A：アレルギーの有無、何によるアレルギーか
M：薬の服用の有無
P：既往歴（かかっている病気、手術歴など）
L：最後に食事を摂取した時間、食事量
E：現病歴（何をしていたか、いつからか）

OPQRST法（痛みに対する問診テクニック）
O：発症様式「何をしている時に痛み出しましたか?」
P：増悪・寛解因子「いつ痛みだしましたか?」「突然痛くなりましたか? それともだんだんですか?」「痛みに波はありますか? それとも持続する痛みですか?」「息を大きく吸う と痛みは良くなったり、悪くなったりしますか?」「何か痛みを和らげたり、悪くしたりするものがありますか?」「何か痛み止めは飲みましたか? それは効きましたか?」
Q：症状の性質・ひどさ「どんな痛みですか? 鋭い痛みですか? 鈍い痛みですか?」「一番強い痛みを10とすると、今の痛みはどのくらいですか?」
R：場所・放散の有無「どこが痛いですか?」「痛みはどこに広がりますか?」
S：随伴症状「痛かったとき、汗をかきましたか?」「吐き気がありましたか? 吐いたりしましたか?」
T：時間経過「痛みはどのくらい続いていますか」

Part 1 救急外来での動き方

Part 1 ▶ 救急外来での動き方

外傷の初期対応

☑ 救急車搬送の場合は、常に「重症外傷」を念頭に置く

①救急隊からの情報収集
- 情報収集や情報伝達の場面では、「MIST(ミスト)」を活用すると整理しやすい。
  ➡「高エネルギー受傷機転」「ロード&ゴー適応」は、生命に危険の及ぶ外傷ととらえる。

②受け入れ準備
- 患者の病態を予測し、人員調整とABCDEアプローチに沿った物品準備を行う。
  ➡ 看護師、放射線技師、血管撮影室、手術室などの準備も行う。
  ➡ 系統的にABCDEアプローチに沿って物品準備を行うことで、漏れなく迅速万全な準備ができる。

③第一印象の把握・共有
- 15秒以内で第一印象(ABCDEの異常と外出血の有無)を確認し、緊急度を把握する。
- チームスタッフに第一印象を伝達し、情報を共有したうえで、primary survey(プライマリー サーベイ)に進む。

☑ ウォークインの場合は、「待合室での悪化」も念頭に置く

- まず、院内トリアージが行われる。来院当初は緊急度が低くても、待合室で状態が悪化することもあるため、トリアージは繰り返し行う。

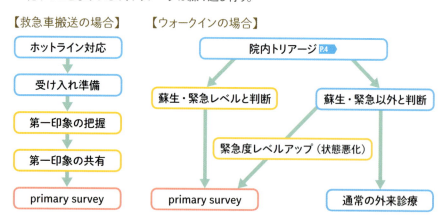

【MISTによる情報収集】

M：mechanism **受傷機転**	高エネルギー受傷機転は、相当の衝撃で重症化する可能性が高い＝ロード＆ゴー適応 **高エネルギー受傷機転** ●同乗者の死亡した車両事故　　●車外に放出された車両事故 ●車に轢かれた歩行者、自転車事故　●車の高度な損傷を認める車両事故 ●5mもしくは30km/時以上の車に跳ね飛ばされた歩行者・自転車事故 ●バイク事故で運転手もしくはバイクから離れている ●高所からの墜落（6m以上または3階以上を目安） ●体幹部が挟まれた　　　　　　●機械器具に巻き込まれた
I：injury site **主な損傷部位**	生命を脅かす損傷の有無
S：sign **症候・所見**	ロード＆ゴーの適応となったサイン ➡ロード＆ゴーは、救急隊が、重症外傷現場において生命にかかわる損傷の観察・処置のみを行い、早急に現場から治療可能な病院へ搬送する判断・行為 ➡例：ショック P.222 、意識障害 P.22 など
T：treatment **病院前救護処置**	病院に到着する前に行われた処置
＋年齢・性別・到着時間	

【ABCDEに沿った物品準備】

感染防御	ゴーグル、ガウン、マスク、手袋
環境調整	ベッド、室温、搬入経路の安全確保
A：気道	吸引物品、酸素マスク、気管挿管物品 輪状甲状靱帯穿刺・切開の物品
B：呼吸	聴診器、静脈留置針16G（脱気目的） 胸腔ドレナージ物品、人工呼吸器
C：循環	末梢静脈路確保の物品 39℃加温の酢酸または乳酸リンゲル液1〜2L
D：意識・中枢神経	ペンライト、瞳孔計
E：体温管理・脱衣	裁断用ハサミ、体温計、保温用リネン
各種モニター	心電図モニター、パルスオキシメーター、血圧計、直腸・膀胱温計
検査物品	超音波診断装置、ポータブルX線撮影装置
貴重品管理	貴重品・所持品入れ、貴重品記録用紙

【第一印象の把握】

A（気道）とD（意識・中枢神経）の把握	「わかりますか？　お名前は？」 ➡答えられれば、AとDは正常と判断できる
B（呼吸）の把握	速いか遅いか？　努力様か？
C（循環）とE（体温管理・脱衣）の把握	橈骨動脈触知：脈は弱いか強いか？　速いか遅いか？ ➡同時に皮膚の冷感・湿潤の有無を確認できる

Part 1 ▶ 救急外来での動き方

✅ primary surveyでは、常に「蘇生の必要性」を念頭に置く

- ABCDEアプローチにより生理学的徴候を確認し、必要な処置を行う。
  ➡ 致命的な病態は、ABCDEの先に進むことなくその時点で蘇生を行う。

【外傷のprimary survey】

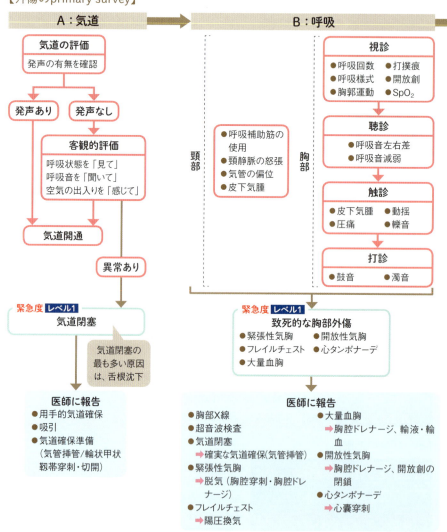

- ABCDEアプローチで異常が見られなかった場合は、secondary survey（セカンダリー サーベイ）に進む。
  ➡ 頭から足の先まで解剖学的に診察し、適切な根本治療を決定する。

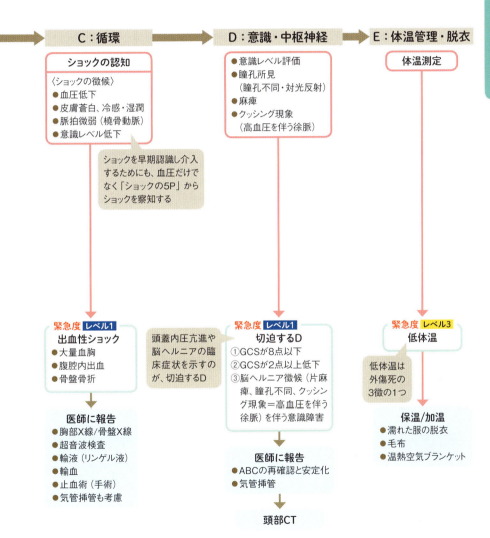

Part 1 ▶ 救急外来での動き方

✅ 目標は、PTD（防ぎ得た外傷死）の撲滅

● 2003年の調査で、外傷死の40%弱がPTDの可能性が示唆された[1]。

➡ PTDは、「頭部外傷や意識障害にばかり注目してしまう」「目立つ損傷から順に診察していってしまう」「主訴を重視した診断方法をとっている」などの結果、全身を診なくなり、ピットフォール（見落とし）が生じることで発生する。

● PTD撲滅を目指し、外傷治療標準化と質向上のために開発されたのが、JNTEC（外傷初期看護ガイドライン：看護師向け）、JATEC（外傷初期診療ガイドライン：医師向け）、JPTEC（院前外傷教育プログラム：救急隊向け）である。外傷への初期対応は、これらのガイドラインやプログラムに沿って展開される。

✅ secondary surveyでは「外傷の原因」も検討する

● 内因性疾患（低血糖、脳卒中、急性冠症候群など）が原因で外傷が生じた可能性も考慮してアセスメントを進める。

➡ 内因性疾患が原因であった場合には、外傷の治療と並行して、原疾患の治療を行う必要がある。

✅ 家族の心理状態にも配慮してかかわる

● 外傷患者の家族は、突然の出来事により精神的危機状態にある。

➡ 家族には、不安、恐怖、後悔などさまざまな心配感情があり、「もしものことがあったら」「助かるかもしれない」など激しく感情が揺らいでいる。

● 元気だった患者の姿と、現状の姿とのギャップがあり、現状の認知に時間がかかる。

➡ 初期段階では「今の患者のことが知りたい」「命が助かってほしい」という思いが強い傾向にある。

対応のポイント	①話しやすい環境を整える ➡ 自己紹介を忘れない ➡ 家族や関係者に座ってもらい、同じ目線になるように看護師もしゃがむ ➡ 声のトーンや態度にも注意をはらう ②家族がどのような心理状態なのか認識するため、話を傾聴し、共感する態度をとる ③上記の2つをもとに、解決可能な問題は早急に対応する
かかわり方の例	● 看護師や医師は全力で治療にあたっていることを伝える ● 他の患者家族と離れた場所を提供する ● 付き添える家族に付き添ってもらう ● 早急にインフォームドコンセントできるように、医師と調整する

> **アドバイス**

外傷の分類

- 外傷は、①加わった外力の種類、②外傷の原因や手段、③成傷の動機、④開放性か否か、⑤損傷部位の数、⑥損傷部位によって分類される。
- 爆発によって生じる爆傷、倒壊した家屋などに長時間圧迫されることで生じる挟圧外傷も、外傷に含まれる。

> 鈍的外傷には交通事故、墜落、転落など、穿通性外傷には、刺創、銃創、杙創(よくそう)が含まれる

外力の種類による分類	鈍的外傷、穿通性外傷
外傷の原因や手段による分類	交通外傷、労働災害、スポーツ外傷、戦傷など
成傷の動機による分類	傷害(他損)、自損、不慮の事故など
開放性か否かによる分類	開放性外傷、非開放性外傷
損傷部位の数による分類	単独外傷、多発外傷
損傷部位による分類	表在性外傷、頭部外傷、顔面外傷、胸部外傷、腹部外傷、骨盤外傷、脊椎・脊髄外傷、四肢外傷

日本外傷学会,日本救急医学会監修：外傷初期診療ガイドラインJATEC第5版.へるす出版,東京,2016：246.より一部改変のうえ転載

外傷に伴う出血量の推定

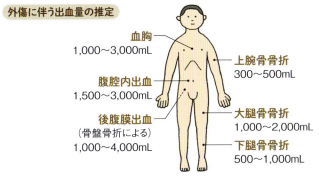

血胸 1,000～3,000mL
腹腔内出血 1,500～3,000mL
後腹膜出血(骨盤骨折による) 1,000～4,000mL
上腕骨骨折 300～500mL
大腿骨骨折 1,000～2,000mL
下腿骨骨折 500～1,000mL

- 外傷に伴う出血量は、床や衣服についた血液が「30cm四方≒100mL」と考えられる。
- 主な外傷に伴う出血量は、上図のように推定される。
  → 複数箇所に損傷がある場合は+500mLと考える。

(真子敬史)

文献

1. 厚生科学研究費補助金 行政政策研究分野 厚生科学特別研究事業「救命救急センターにおける重症外傷患者への対応の充実に向けた研究」(研究代表者：島崎修次) https://mhlw-grants.niph.go.jp/niph/search/NIDD00.do?resrchNum=200100069A (2019.8.19アクセス).
2. 日本救急看護学会監修：外傷初期看護ガイドラインJNTEC改訂第4版.へるす出版,東京,2018.
3. 佐々木勝教：ゼロからわかる救急・急変看護.成美堂出版,東京,2013：161-165.
4. 佐藤憲明編：はじめての救急看護.メディカ出版,大阪,2018.
5. 日本外傷学会,日本救急医学会監修：外傷初期診療ガイドラインJATEC 改訂第5版.へるす出版,東京,2017.

Part 1 ▶ 救急外来での動き方

中毒の初期対応

☑ 医療者の安全を確保することが最優先

- 中毒は、有害物質が許容量を超えて体内に取り込まれることによって起こる生体の機能障害である。まずは、有害物質から医療者を防護する必要がある。
  - ➡ スタンダードプリコーションの実施を徹底し、必要時は除染（脱衣・洗浄による身体や衣服に付着した原因物質の除去）を行う。
- 中毒には、NBC（特殊災害）も含まれる。NBCの場合は特に、患者の除染、医療者の防護が必要となる。
  - ➡ NBC：N（nuclear：核燃料物質、放射性物質）、B（biological：生物剤）、C（chemical：化学物質）による特殊災害のことで、事故、テロリズム、事件など幅広い事象が含まれる。日本では、原子力発電所事故やサリン事件、和歌山カレー毒物（ヒ素）混入事件などが代表的。

【中毒の初期対応】

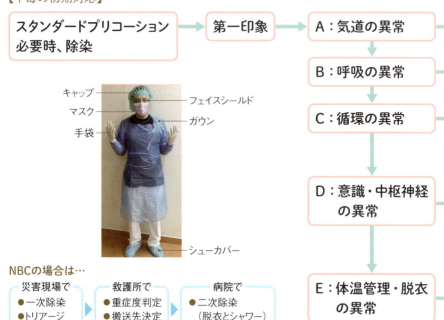

✅ 原因物質の特定より、ABCDEの安定を優先させる

- まずは、初期対応（ABCDEアプローチ）を優先的に行う。
  → 可能なら、初期対応と同時に原因物質特定と対応を行う。
- 中毒（特に、急性薬物中毒）の場合、3大合併症にも注意して初期対応を進める。

急性薬物中毒の3大合併症	誤嚥性肺炎	●誤嚥性肺炎は、意識レベル低下による誤嚥に伴って生じる
	体温異常	●体温異常は、循環や神経系の興奮・抑制によって生じる
	コンパートメント症候群	●コンパートメント症候群および挫滅症候群は、長時間同一体位をとっていたことによって生じる

✅ SpO_2値を過信しない

- 一酸化炭素中毒の場合は、SpO_2値は参考にならない。
  → 発見された状況や、状態の割に患者の顔が紅潮していたら、低酸素血症を疑って対応する。

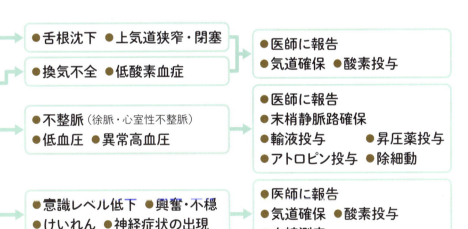

Part 1 ▶ 救急外来での動き方

☑ 原因物質特定には、情報収集と患者情報の確認が重要

①情報収集
- 本人や家族から、原因物質に関する情報を収集する。
  → 発見時の状況・環境も、忘れずに確認する。

②患者状況
- 特徴的なにおいや付着物の色が、原因物質特定のヒントとなることもある。

におい	ニンニク臭	有機リン、ヒ素
	アーモンド臭	シアン化合物
	アルコール臭	エタノール、メタノール
	腐った卵のにおい	硫化水素
緑色の付着物		パラコート、ジクワット

③症状
- 現れたバイタルサイン異常・症状も、原因物質特定のヒントとなる。

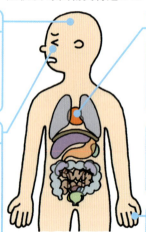

脳神経系の症状
- けいれん：抗うつ薬、コカイン、有機リンなど
- 昏睡：ベンゾジアゼピン、バルビツール酸、アルコール、一酸化炭素、麻薬

眼の症状
- 縮瞳：有機リン、アルコール、麻薬、バルビツール酸、神経薬など
- 散瞳：コカイン、アンフェタミン、シアン、交感神経作動薬など

循環の症状（バイタルサイン異常）
- 頻脈：アトロピン、カフェイン、エフェドリン
- 徐脈：有機リン、ジギタリス
- 高血圧：交感神経様作用薬

全身の症状
- 分泌亢進（流涙、流涎など）：有機リン
- 皮膚紅潮：一酸化炭素

四肢の症状
- 手指振戦：テオフィリン

④検査
- 採血、トライエージDOA（尿中薬物検査）、胃内容物の検査を行う。
  → トライエージDOA：尿に排泄された以下の8種類の薬剤を迅速に検査できるもの。

トライエージDOAでわかる原因薬剤	●フェンシクリジン類 ●覚せい剤 ●バルビツール酸類	●ベンゾジアゼピン類 ●大麻 ●三環系抗うつ薬	●コカイン系麻薬 ●モルヒネ系麻薬

☑ 原因物質を特定したら、すみやかに対応を開始する

● 鑑別・対応は、日本中毒情報センター（https://www.j-poison-ic.jp/）に公開されている。

→ 24時間対応の「大阪中毒110番（☎072-726-9923）」、9時〜21時対応の「つくば中毒110番（☎029-851-9999）」も役立つ（情報提供料は、どちらも1件につき2,000円）。

☑ 原因物質特定と並行して、吸収阻害・排泄促進を進める

● 吸収阻害：洗浄、胃洗浄（服用後1時間以内）、活性炭投与の実施
● 排泄促進：輸液、血液浄化法の実施
● 解毒薬・拮抗薬の使用

中毒物質	解毒・拮抗薬
有機リン	アトロピン、プラリドキシム（パム）
麻薬	ナロキソン
ベンゾジアゼピン	フルマゼニル（アネキセート®）
シアン化物	ヒドロキソコバラミン、亜硝酸ナトリウム、亜硝酸アミル
ヒ素	ジメルカプロール（バル®）
メタノール	エタノール
アセトアミノフェン	アセチルシステイン
一酸化炭素	酸素

（真子敬史）

文献
1. 佐藤憲明：はじめての救急看護. メディカ出版, 大阪, 2018：122-126.
2. 日本救急医学会 監修：標準救急医学 第5版. 医学書院, 東京, 2014.
3. 日本中毒情報センター：初期対応向け中毒情報データベース. https://www.j-poison-ic.jp/medical/initial-response/（2019.8.2アクセス）.
4. 日本中毒学会：急性中毒の標準治療. http://jsct-web.umin.jp/shiryou/standardtreatment/（2019.6.12アクセス）.

Part 2 ▶ 症状・外傷別 対応のポイント

救急看護でおさえたい症状・外傷

- 救急看護の対象となる患者の特徴は「多くの場合、診断がついていないこと」である。慢性疾患の急性増悪を除き、突然発症した疾患や事故の場合は、情報も少なく、予測的な対応 P.6 を行う必要がある。
- Part2では、救急外来を受診する患者が訴える代表的な症状や外傷について、「何を、どう見て、どう判断し、どう動くのか」のポイントをみていく。

【Part2で取りあげる症状・外傷】

どんなときでも
- トリアージでも…
- アセスメントでも…
- 物品準備でも…
- 処置・ケアでも…

ABCDE
- A：airway（気道）
- B：breathing（呼吸）
- C：circulation（循環）
- D：disability（意識・中枢神経）
- E：exposure/environmental control（体温管理・脱衣）

に沿って考えるのが鉄則

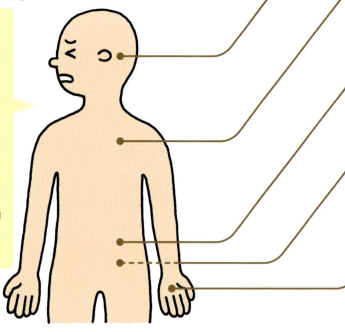

Part 2で取り上げる症状・外傷

頭部の症状・外傷
- 意識障害 P.22
- 頭痛 P.28
- めまい・麻痺 P.34
- 頭部外傷 P.40
- 顔面外傷 P.46
- 鼻出血 P.52

胸部の症状・外傷
- 気道緊急 P.58
- 胸痛 P.64
- 不整脈 P.70
- 失神 P.78
- 胸部外傷 P.84
- 呼吸困難 P.90
- 喀血 P.96

腹部の症状・外傷
- 腹痛 P.102
- 吐血・下血 P.110
- 嘔気・嘔吐、消化管異物 P.116
- 腹部外傷 P.122

腰背部の症状・外傷
- 脊椎・脊髄損傷 P.130
- 腰痛 P.136
- 背部痛 P.142

その他の症状・外傷（全身、四肢、局部）
- 発熱 P.148
- 低体温 P.154
- 尿量減少 P.160
- 熱傷 P.166
- 電撃傷 P.174
- 化学損傷 P.180
- 四肢外傷 P.186
- 陰嚢腫瘤・陰部異物 P.192
- 刺咬傷 P.198
- 溺水 P.204
- 不定愁訴 P.210
- 電解質異常 P.210

Part 2 症状・外傷別 対応のポイント

P.22～の各症状のトップに示したフロー図は、以下のような構成となっています

縦の流れは…
「何を、どんな順番でみていくか」

横の流れは…
「みた結果、何を疑い、どう動くのか」

Part 2 ▶ 症状・外傷別 対応のポイント

頭部の症状・外傷①

意識障害

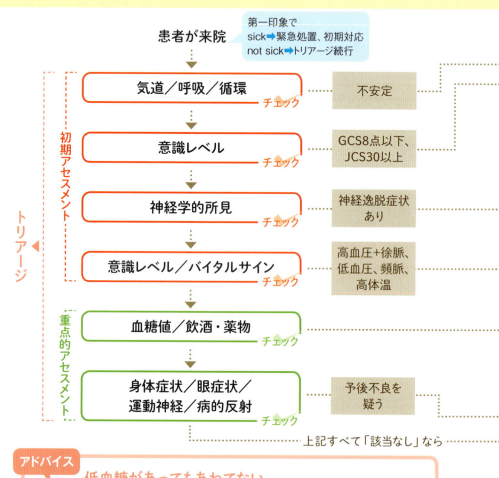

アドバイス
低血糖があってもあわてない
- 放置すると重大な後遺症が残ることがあるが、迅速に対応できれば急速な状態改善が見込まれる

ココだけおさえて 　　**処置とケア**

✅ 呼吸・循環に異常がある場合

行うこと	ポイントと注意点
気道の確保	● 舌根沈下時は、下顎挙上法やエアウェイ挿入を実施 ● GCS8点以下、JCS30以上では、気管挿管の適応となる ● 吐物による気道閉塞や誤嚥に注意。嘔吐があれば側臥位にして吸引を行う
酸素の投与	● SpO_2 のモニタリングを行う ● いつでも酸素投与できるよう準備する
循環の モニタリング	● 急激な循環動態の変動が予測されるため、心電図モニターの装着と、こまめな血圧測定を行い、早期発見に努める

✅ 特別な処置を要する既往歴がある場合

既往歴	行うこと
糖尿病	● 血糖値60mg/dL以下の場合は50%ブドウ糖40mL静注
薬物乱用	● 尿中薬物検査（トライエージDOA）
アルコール 多飲	● ウェルニッケ脳症への対応のため、ビタミンB_1を投与 ➡ ブドウ糖を含む輸液を行う前に100mgを静注 ➡ ウェルニッケ脳症の疑いが濃厚な場合は1日1,500mg（500mgを1日3回）

✅ 脳が原因と判断された場合

行うこと	ポイントと注意点
降圧療法 の適応	● 脳梗塞の場合 ➡ 収縮期血圧＞220mmHg または 拡張期血圧＞120mmHgが持続する場合、降圧を考慮 ● くも膜下出血の場合 ➡ 収縮期血圧160mmHg以下を目標に降圧 ● 脳出血の場合 ➡ 収縮期血圧140mmHg以下を目標に降圧
脳ヘルニア対策	● 脳圧降下薬（マンニットールS）を7〜20mL/kg、10〜30mL/分で点滴静注
脳梗塞対策	● 血栓溶解療法の適応となる場合 ➡ 収縮期血圧＜185mmHg、拡張期血圧＜110mmHgを目標に降圧
脳浮腫 対策	● 頭蓋内圧亢進を伴う大梗塞の場合 ➡ 頭蓋内浮腫治療薬（グリセオール®）を200mL、1時間で点滴静注 ➡ ラクナ梗塞（特に高齢者、腎障害や心不全の合併例）には、グリセオール® 投与を行わない
体位管理	● 頸部を屈曲させず、15〜30度の頭部挙上を行う

（糸数卓弘）

Part 2 意識障害

Part 2 ▶ 症状・外傷別 対応のポイント

頭部の症状・外傷②

頭痛

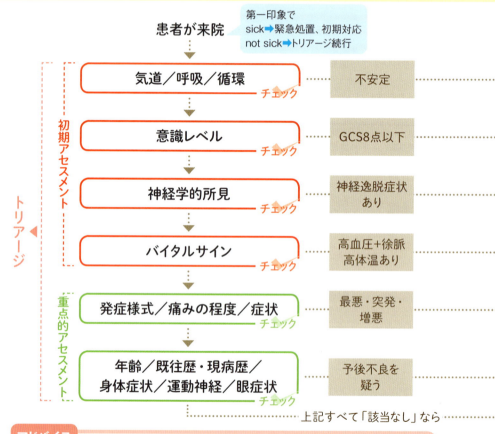

> **アドバイス**
> ### 随伴症状があったら要注意
> - 意識障害 P.22 や嘔吐 P.116 などの随伴症状を伴う場合は、第一印象で危険な二次性頭痛を疑い、重症感をもつ
> - バイタルサインの異常を見逃さないよう、ABCDEアプローチに基づいて観察する

- 意識障害の重症度や緊急度は病態によって異なる
- 最も重要なのは「意識障害は緊急性があるかも…」と疑って確認することである
- 緊急性があれば、最初に呼吸と循環を安定化させる
- 病態予測には、発症様式、意識の変動、神経学的な左右差・局所症状の有無、瞳孔所見などを把握する

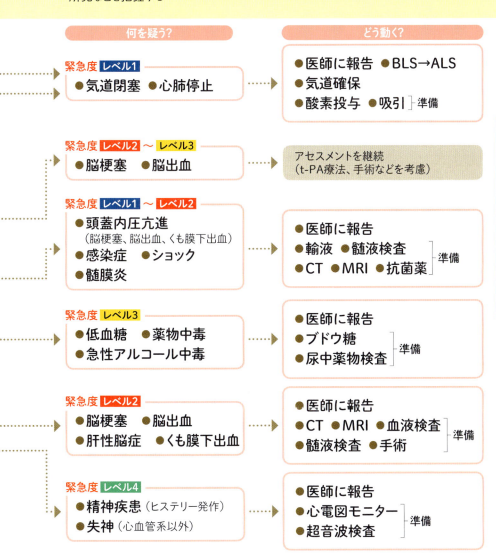

Part 2 ▶ 症状・外傷別 対応のポイント

緊急度の見きわめ
トリアージの視点

見きわめるべき重要な病態

- 低酸素 ● 低血糖 ● ショック ● 脳血管障害 ● 髄膜炎
- 薬物中毒 など

☑ ショックと低血糖は見逃さない

- 脳ヘルニア徴候の観察、バイタルサイン測定で緊急度を判定する。
  - ➡ クッシング徴候の有無と脳ヘルニアの重症度を予測する。
- 脳ヘルニアによる気道・呼吸機能の破綻、循環障害の有無を評価する。

評価項目	注意点
ショック	● 冷感・蒼白・冷汗があれば自律神経系の過緊張状態 　➡ バイタルサインと合わせてショック徴候の観察を行う ● ショック徴候があれば、ショックに対する対応を優先する
意識レベル	● 意識レベルは、JCSやGCSで評価する 　➡ JCSは脳ヘルニアの評価に適する 　　（数値が大きいほど重症） 　➡ GCSは外傷性脳障害の評価に適する 　　（数値が小さいほど重症） ● 意識は、大脳皮質と上行性網様体賦活系によって維持されている
身体所見	● 冷汗があれば、低血糖や心疾患の可能性がある ● 項部硬直があれば、髄膜炎やくも膜下出血の可能性がある ● 痛み刺激で除脳硬直や除皮質硬直 P.26 を示す場合は、重篤な病変がある ● ヒステリー発作の場合、多くの場合、バイタルサインの異常はない ● 羽ばたき振戦があれば、肝性脳症の可能性がある
神経学的所見	● 瞳孔の大きさ・左右差、対光反射の有無、眼位を観察し評価する 　➡ 徐脈、血圧上昇、瞳孔不同があったらクッシング徴候ありと判断し、頭蓋内圧亢進を疑う ● 四肢麻痺の有無は、バレー徴候 P.31 、腕落下試験、膝立試験で評価する

☑「呼吸・循環の異常」の改善が最優先

- 意識障害が進行するとABC（気道、呼吸、循環）すべてが異常となる。
- ABCのどれかに異常が生じたら、すぐに治療が必要なので、軽度でも再トリアージを心がける。

重症度の見きわめ # アセスメント

こんなときは医師へ報告

緊急手術の適応となるような症状がある	●進行性の意識障害 ●片側性の運動麻痺・神経症状	●瞳孔の不同 ●バイタルサインの変化
予後不良を思わせる症状がある	●両側瞳孔の縮瞳または散大 ●呼吸の不整（失調性呼吸など） ●けいれん、除脳硬直様肢位	●嘔吐 ●血圧の上昇

☑「意識障害＝脳の障害」と決めつけない

- 頭蓋内疾患の場合、高率に意識障害を合併する。
- 意識障害をきたす疾患は多岐にわたることを常に念頭に置く。
  ➡漏れがないよう「AIUEOTIPS（アイウエオチップス）」と覚える。

A	apoplexy	卒中	脳血管障害
	alcohol	アルコール	急性・慢性アルコール中毒など
I	insulin	インスリン	糖尿病性昏睡（DKA、低血糖など）
U	uremia	尿毒症	代謝性疾患（尿毒症、肝性昏睡など）
E	electrocardiography	心電図	アダムス・ストークス発作など
	endocrinopathy	内分泌的異常	アジソン病、甲状腺クリーゼなど
	encephalopathy	脳症	高血圧性脳症など
O	oxgen	酸素	低酸素血症、CO_2ナルコーシスなど
	opiate	麻薬	麻薬中毒など
T	traume	外傷	頭部外傷など
	temperature	体温	熱中症、低体温など
I	infection	感染症	脳炎、髄膜炎など
P	psychiatry	精神疾患	せん妄、心因反応など
	poisoning	中毒	各種中毒
S	shock	ショック	各種ショック
	sepsis	敗血症	敗血症

☑脳の障害なら「一次性か二次性か」を考える

- 一次性脳障害：脳への直接ダメージ（脳血管障害や頭部外傷 P.40 など）
- 二次性脳障害：脳血流や脳代謝異常（脳への直接ダメージはない）

Part 2 意識障害

Part 2 ▶ 症状・外傷別 対応のポイント

☑ 原因疾患・病態を予測しながらアセスメントする

- 発症様式、皮膚の状況や呼気のにおい、神経学的所見など、原因疾患や病態の予測に役立つ情報を収集することが、その後の迅速な対応につながる。

発症様式	突発性	くも膜下出血、大動脈解離、不整脈
	急性	脳梗塞、低酸素、低血糖、薬物中毒
	亜急性	髄膜炎、脳炎、敗血症（感染症）
	徐々に	脳腫瘍
	繰り返す	てんかん、肝性脳症、低血糖
皮膚	黄染	肝性脳症
	鮮紅色	一酸化炭素中毒
	ばち指	COPD（慢性閉塞性肺疾患）
呼気臭	アルコール臭	アルコール中毒
	にんにく臭	肝性脳症
	アセトン臭	糖尿病性昏睡
	アンモニア臭	尿毒症
瞳孔	左右差、斜視	脳出血、脳ヘルニア
	散瞳	覚醒剤中毒
	縮瞳	有機リン中毒
運動麻痺		脳出血

☑ 肢位の確認は、予後の推測につながる

- 除皮質硬直は、脳の広範囲な障害で現れる。必ずしも予後不良ではない。
- 除脳硬直は、中脳の障害で現れる。予後不良である。

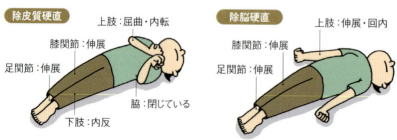

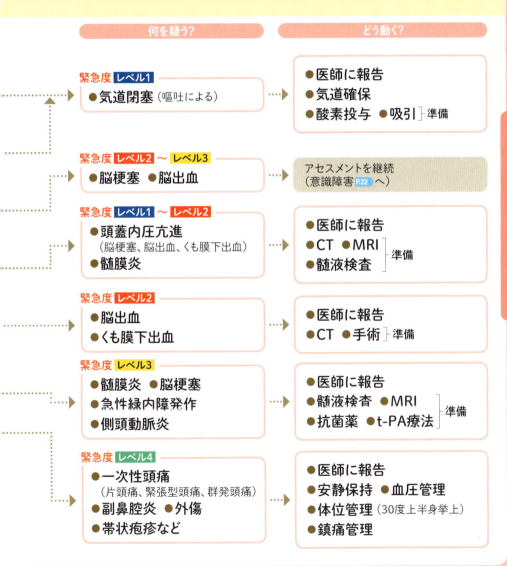

Part 2 ▶ 症状・外傷別 対応のポイント

緊急度の見きわめ

トリアージの視点

見きわめるべき重要な病態

●くも膜下出血　●脳出血　●脳梗塞　●髄膜炎　●急性緑内障発作 など

☑くも膜下出血を見逃さない

●頭痛が、いつ、何をしているときに始まったのか、発症は急激か、増悪しているか、どの部位が痛むのかをすばやく聴取する。同時に意識レベルと見当識を評価する。
●重症度の高い疾患ほど初期対応が重要である。
　➡特にくも膜下出血では、初期対応の質が患者の生命予後を左右する。

評価項目	注意点
意識レベル	●JCSやGCSで評価する ➡意識障害 P.22 を伴う頭痛は重症である可能性が高い
神経学的所見	●瞳孔の大きさ・左右差、対光反射の有無、眼位を観察する ●四肢麻痺の有無を観察する 　➡バレー徴候、ミンガッツィーニ徴候で左右差を判定する
身体所見	●項部屈曲試験を行って、項部硬直（髄膜刺激症状）を評価する 　➡意識清明なら患者自身で、意識障害がある患者や臥床中の患者には他動的に頸部を持ち上げて観察 　➡項部硬直があれば抵抗があり、ときには痛みのため顔をしかめる 　➡項部硬直がなければ、髄膜炎の可能性は低い ●髄膜刺激症状は、ケルニッヒ徴候やブルジンスキー徴候でも観察できる ●ジョルト試験を行うこともある（1秒間に2〜3回頭部を左右に振ってもらい、頭痛の増悪があれば髄膜炎を疑う）

☑致死的なのは、くも膜下出血だけではない

●髄膜炎、脳出血、急性・慢性硬膜下出血、緑内障、脳梗塞も、見逃してはいけない二次性頭痛に含まれる。
　➡臨床でよくみる一次性頭痛には、片頭痛、緊張型頭痛、側頭動脈炎、群発頭痛、頸椎症が含まれる。
●髄膜刺激症状（項部硬直、ケルニッヒ徴候、ブルジンスキー徴候）陽性は、見逃せないサインである。

重症度の見きわめ アセスメント

こんなときは医師へ報告

緊急手術の適応となるような症状がある	●進行性の意識障害 ●片側性の運動麻痺・神経症状 ●高血圧を伴う徐脈	●瞳孔の不同 ●バイタルサインの変化
予後不良を思わせる症状がある	●両側瞳孔の縮瞳または散大 ●けいれん	●嘔吐

☑ 危険な病態を示唆する症状がないか、注意深く観察する

●髄膜刺激症状の他にも、危険な症状はある。

みるべきこと	疑われること
嘔吐、分泌物、舌根沈下による呼吸障害	気道閉塞、頭蓋内圧亢進
高血圧を伴う徐脈	脳梗塞、脳出血
発熱	髄膜炎、脳炎
瞳孔の左右差、視力の左右差、麻痺、失調、けいれん	脳梗塞、脳出血
髄膜刺激症状	くも膜下出血、髄膜炎

バレー徴候

上肢

下肢

●麻痺側は回内し、下降する　●麻痺側は下降する

ミンガッツィーニ徴候

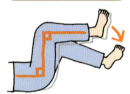

●麻痺側は下降する

ケルニッヒ徴候

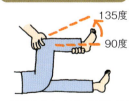

135度
90度

●抵抗や痛みがあれば異常あり
●化膿性髄膜炎を疑う

ブルジンスキー徴候

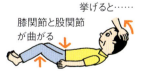

頸部を挙げると……
膝関節と股関節が曲がる

●股関節と膝関節が屈曲したら異常あり
●化膿性脊髄炎を疑う

ジョルト試験

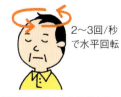

2〜3回/秒で水平回転

●頭痛が悪化したら異常あり
●髄膜炎を疑う

Part 2 頭痛

Part 2 ▶ 症状・外傷別 対応のポイント

☑ 二次性頭痛を見逃さないよう、網羅的な情報収集をする

● LQQTSFAモデルなどを用いて網羅的に情報収集をする。

➡ 少なくとも赤字の3つ（最悪の痛みか、突発の痛みか、増悪しているか）は必ず質問する。

● 原因疾患・病態予測をしながらアセスメントし、その後の迅速な対応につなげる。

L : location	部位	「痛むのは、どのあたりですか？」 ● 頭部全体または後頭部～後頸部痛の激しい疼痛➡緊急性が高い
Q : quality/ quantity	性状	「ズキズキするような痛み（拍動性の頭痛）ですか？」 ● 拍動性頭痛➡片頭痛か否かを軸に問診を進める ● いつもと違う頭痛➡急性頭痛であり、二次性頭痛の可能性が高い
	程度	「今までに経験したことがない、人生で最悪の痛みですか？」 ● 人生最悪の頭痛➡くも膜下出血などの緊急性が高いと判断する
T : timing	発症様式	「突然、痛くなりましたか？」 ● 突然発症し、1分以内にピークに達する頭痛➡くも膜下出血を念頭に置く ● 発作性の頭痛➡一次性頭痛の可能性が高い
	経過	「痛みは強くなっていますか？」 ● 増悪する頭痛➡二次性頭痛を疑う
S : setting	発症状況	「運動や咳をしたときに痛くなりましたか？」 ● 頭蓋内圧を上昇させる行為の際に発症した雷鳴頭痛➡くも膜下出血を疑う ● 発熱とともに発症した頭痛➡髄膜炎を疑う
F : factors	寛解因子・ 増悪因子	「動くか、咳をしたときに痛みが強くなりますか？」 ● 頭蓋内圧を上昇させるような行為により悪化する頭痛➡緊急性の高い疾患の可能性が高い ● 咀嚼によって増悪する側頭部痛➡側頭動脈炎を疑う
A : associated symptom	随伴症状	「頭を左右に振ると痛いですか？」 「目に違和感はありますか？」 「吐き気はありますか？」 ● 嘔気・嘔吐がある➡二次性頭痛を疑う ● CPSS*陽性➡脳出血を疑う ● 視力障害・複視がある➡緊急性が高い ● 結膜の充血がある➡急性緑内障を疑う

*CPSS（Cincinnati prehospital stroke scale）：シンシナティ病院前脳卒中スケール。顔面麻痺（顔のゆがみ）、上肢の脱力、構音障害のうち、2つが異常だったら陽性と判断

ココだけおさえて 処置とケア

☑ 呼吸の異常がある場合

行うこと	ポイントと注意点
気道確保	●舌根沈下時：下顎挙上法やエアウェイ挿入を実施 ●意識障害で不規則な弱い呼吸、咳嗽反射の消失、嚥下障害では、気管挿管による換気

☑ 頭蓋内圧の降下を要する場合

行うこと		ポイントと注意点
酸素投与		●血液ガス分析結果に従い、酸素を投与する ➡脳組織のhypoxia（低酸素）は脳浮腫を助長する
再出血の予防		●発症直後はできるだけ安静を保つ ➡くも膜下出血の再出血は、発症24時間以内に多く発症する。再出血は血圧上昇を伴う場合が多い ●場合によっては鎮痛薬、鎮静薬の使用も考慮する ●けいれんを伴う場合は、抗けいれん薬を使用する
輸液	脳梗塞	●急性期：1日1,500〜2,400mL程度が目標 ➡脳梗塞周囲の細胞の血流を回復させることが目的 ➡過剰な輸液は脳浮腫を増悪させるため、広範囲な梗塞では注意が必要 ●高浸透圧薬（マンニトール、グリセオール®）投与も実施 ●t-PA療法も行われる
	脳出血	●過度な輸液負荷は避ける ➡浮腫の軽減が第一 ●降圧薬（ニカルジピン［ペルジピン®］、ジルチアゼム［ヘルベッサー®]）投与も実施
循環管理	脳出血	●収縮期血圧140mmHg以下を目標に実施
	くも膜下出血	●収縮期血圧160mmHg以下を目標
体位管理		●上半身を挙上（30度前後）する ➡脳静脈還流を改善させるため

☑ 頭痛の悪化を防ぐケア

行うこと	ポイントと注意点
環境への配慮	●ゆっくり過ごせる環境を整える ➡音や臭気などがストレスとなり、頭痛を増強させる可能性があるため

（糸数卓弘）

Part 2 頭痛

Part 2 ▶ 症状・外傷別 対応のポイント

頭部の症状・外傷③

めまい・麻痺

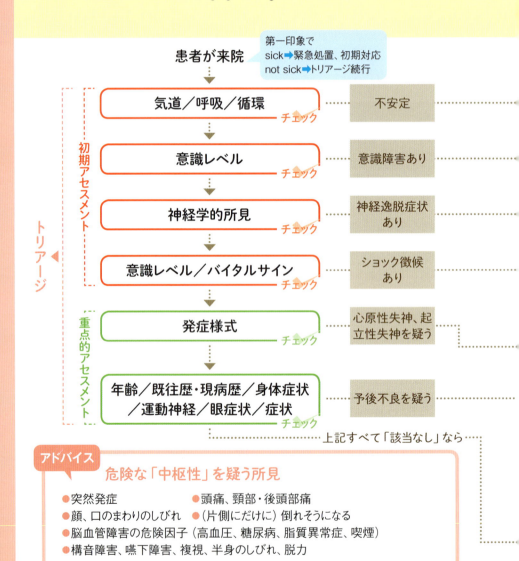

- 救急外来において、めまいは、「中枢性か末梢性か」の分類が重要となる
  → 緊急対応を要するのは中枢性めまいで、急性期めまい患者の約6%を占める
- 心原性失神（不整脈、大動脈解離など）や起立性失神（消化管出血、貧血、脱水など）の場合は、生命の危機につながるため、迅速な対応が必要である
- 症状発生時の記憶がない場合には心原性失神を疑う

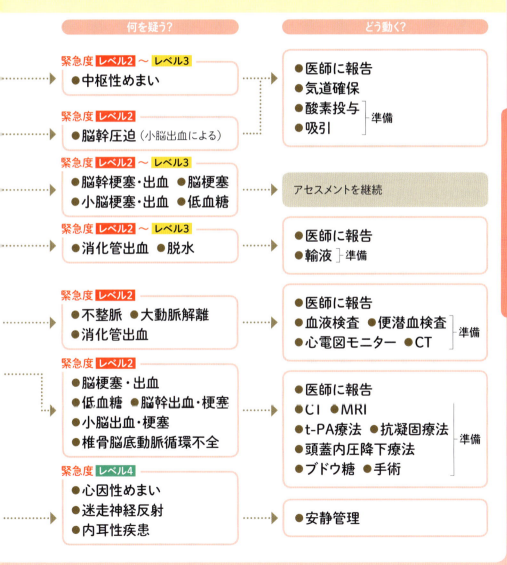

何を疑う？

緊急度 レベル2 〜 レベル3
- 中枢性めまい

緊急度 レベル2
- 脳幹圧迫（小脳出血による）

緊急度 レベル2 〜 レベル3
- 脳幹梗塞・出血 ●脳梗塞
- 小脳梗塞・出血 ●低血糖

緊急度 レベル2 〜 レベル3
- 消化管出血 ●脱水

緊急度 レベル2
- 不整脈 ●大動脈解離
- 消化管出血

緊急度 レベル2
- 脳梗塞・出血
- 低血糖 ●脳幹出血・梗塞
- 小脳出血・梗塞
- 椎骨脳底動脈循環不全

緊急度 レベル4
- 心因性めまい
- 迷走神経反射
- 内耳性疾患

どう動く？

- 医師に報告
- 気道確保
- 酸素投与 ┐準備
- 吸引 ┘

アセスメントを継続

- 医師に報告
- 輸液 ┤準備

- 医師に報告
- 血液検査 ●便潜血検査 ┐準備
- 心電図モニター ●CT ┘

- 医師に報告
- CT ●MRI
- t-PA療法 ●抗凝固療法 ┐準備
- 頭蓋内圧降下療法
- ブドウ糖 ●手術 ┘

- 安静管理

Part 2 症状・外傷別 対応のポイント

Part 2 ▶ 症状・外傷別 対応のポイント

緊急度の見きわめ # トリアージの視点

見きわめるべき重要な病態

- 脳幹・小脳梗塞（出血） ● 椎骨脳底動脈循環不全 ● 心原性失神
- 起立性失神 など

☑ めまいは中枢性か末梢性の鑑別が重要

- 緊急対応が必要なのは、中枢性めまいである。
- 中枢性めまいの可能性がある場合は、呼吸障害のリスクを念頭に置く。
  ➡ 脳幹が障害されると呼吸中枢が障害され、呼吸停止が起こりうる。
- めまいを訴えた後、意識障害 P22 をきたす可能性があるため意識レベルの推移を観察する。
  ➡ 脳幹網様体に障害を受けると、覚醒できなくなり、意識障害が生じることがある。

評価項目		注意点
意識レベル		● 意識レベルは、JCSやGCSで評価する
神経学的所見	瞳孔	● 大きさ、左右差、対応反射を観察する ➡ 瞳孔に異常がみられる場合は、緊急性が高い疾患の可能性が高い
	眼球運動	● 検者の指だけを目で追わせ、運動の範囲・スムーズさ、眼振の有無を観察する ➡ 眼振があれば、脳幹部・小脳・前庭神経のいずれかの障害を考える Check ①頭を動かさずに視線を上下左右に動かしたとき眼振が現れるか ②物を注視しない状態で眼振が現れるか（フレンツェル眼鏡を用いる場合もある）
		● 小脳症状（運動失調）は、指鼻試験、膝踵試験、手回内・回外試験で評価する

☑ めまいの80%は、末梢性のBPPV

- BPPV（良性発作性頭位めまい症）には、以下に示す4つの特徴がある。
  ① めまいの持続は1分以内
  ② 頭位変換でめまいが起こる
  ③ 繰り返しめまいを発症していて、次第に軽くなる
  ④ 頭位変換した1〜2秒後にめまいが発生する

☑ 麻痺も見逃さない

- 片麻痺、構音障害、失語があれば、脳梗塞・脳出血の可能性が高い。
  ➡ 低血糖でも片麻痺の症状を呈することがある。

| 重症度の見きわめ | # アセスメント |

こんなときは医師へ報告

緊急手術の適応となるような症状がある	● 進行性の意識障害 ● 瞳孔の不同 ● けいれん ● 麻痺 ● 頭痛 ● 振戦・眼振 ● 呼吸の失調
予後不良を思わせる症状がある	● 嘔気がある ➡ 多くの場合、嘔吐を伴うのは末梢性めまい ➡ 小脳出血では、激しい嘔吐がみられる

☑「数日以上続く」「頭痛を伴う」場合は中枢性を疑う

● 主訴、持続時間、随伴症状の有無を聴取する。

聴取すべきこと		予測される病態
主訴	眼の前が暗くなる	末梢性 前失神
	世界が回って見える	末梢性 回転性めまい
	歩くとバランスを失う	中枢性 平衡障害
	頭の中がフワフワする	末梢性 浮動性めまい
持続時間	1分以内（じっとしていれば治まる）	末梢性 BPPV
	数時間（過去にも同じ症状あり）	末梢性 メニエール病、片頭痛
	数日	中枢性 前庭神経炎
	数日〜数週	中枢性 小脳・脳幹疾患
随伴症状	耳鳴り、聴力障害	末梢性 内耳性めまい
	上気道炎などの風邪症状の先行、聴力正常	中枢性 前庭神経炎
	聴力障害を伴わない末梢性めまい	末梢性 BPPV 中枢性 前庭神経炎
	頭痛 P.28	中枢性 小脳出血、椎骨脳底動脈解離 末梢性 片頭痛
	激しい嘔吐 P.116	中枢性 小脳出血 （末梢性めまいの可能性が高い）

対象別の注意点

高齢者	● 来院時血圧が180〜200/90〜120mmHg以上で、高血圧・糖尿病などのリスクファクターを有する患者の場合は、脳血管障害による中枢性めまいを第一に疑う

Part 2
めまい・麻痺

37

Part 2 ▶ 症状・外傷別 対応のポイント

☑ 眼振があり「正面注視で増強」したら中枢性と判断

● 患者に正面を注視してもらい、眼振が増強するか減弱するか確認する。
　➡ 中枢性（小脳・脳幹由来）の場合は、眼振が増強する（減弱しない）。
　➡ 末梢（前庭由来）の場合は、眼振が減弱する。

> 前庭系の障害では、回旋性めまいが多い

末梢性	一側方注視眼振	● 眼振が一方向のみに生じるもの
	回旋性・水平性眼振	● 回旋性でも水平性でも眼振が起こるのは一方向
	眼振誘発を繰り返すと減衰し、注視抑制が出現する	● 注視抑制：注視を行っても眼振が現れなくなること
中枢性	両側方注視眼振	● 眼振が両方向に生じるもの
	垂直性眼振	● 垂直方向への眼振は、中枢性の特徴
	眼振誘発を繰り返しても減衰しない、注視抑制なし、あるいは注視性眼振	● 注視性の方向交代性眼振：注視によって眼振の方向が変わるもの

☑ 失神の有無も忘れずに確認する

● 失神 P.78 は、以下の4項目すべてを満たす状態である。
　① 完全に意識消失している
　② 急性かつ短時間（数秒〜数分）で一過性の意識消失である
　③ 意識は自然かつ完全に回復し、続けて起こらなかった
　④ 姿勢を保持できなかった
　➡ 1つでも該当しない項目があれば、意識障害やけいれん発作など、他の原因を考える。

☑ 原因疾患・病態予測をしながらアセスメントする

● 危険な「中枢性めまい」を念頭に置き、原因疾患の予測に役立つ情報を収集することが、その後の迅速な対応につながる。

疑われる病態	みるべき症状と注意点
小脳出血	頭痛、めまい、失調 ➡ 延髄が直接圧迫されると、意識障害、呼吸停止を呈する
脳梗塞	麻痺、言語障害、意識消失など ➡ 急激に発症し、突発的に症状が出そろう
小脳梗塞	めまい、嘔吐、失調
脳幹梗塞	小脳症状、眼球運動障害、複視、顔面麻痺
椎骨脳底動脈解離	後頸部から後頭部、肩に放散する疼痛、めまい ➡ 40〜50歳代男性に好発

38

| ココだけおさえて | # 処置とケア |

✓ 症状悪化を防ぐケア

行うこと	ポイントと注意点
体位管理	● 原則として、患者の楽な体位にする ➡ 前庭性めまいの場合、通常、患側を下にすると楽になる ● ベッドに患者が移る際、四肢の運動状態に注意する ➡ 運動麻痺・運動失調の簡便な評価を行う

✓ 特殊な処置を要する場合

行うこと			ポイントと注意点
輸液	症状が強い		● 低張液を用いて静脈路を確保 ● 維持液（ソリタ®-T3号）500mLを点滴静注
	嘔気・嘔吐が強い		● ソリタ®-T3号 500mL＋メトクロプラミド（プリンペラン®）2〜3Aを点滴静注 ➡ さらにプリンペラン®1Aを静注してもよい
	心疾患（既往）あり		● 5%ブドウ糖液250mLを点滴静注 ➡ 嘔気・嘔吐が強ければ、プリンペラン®を混注か静注
	めまい感が強い		● 維持液（ソリタ®-T3号）500mL＋炭酸水素ナトリウム（メイロン®）を2〜3A混注 ➡ さらにメイロン®1〜2A静注してもよい
	中枢性めまいの場合	脳浮腫・脳循環の改善	● グリセオール®200mLを1時間で点滴静注 ● 頭蓋内出血がなければ、低分子デキストラン250mLを1〜2時間で点滴静注 ➡ 心疾患がある際は、減量または輸液速度を遅くする
		クッシング潰瘍の防止	● ファモチジン（ガスター®）20mg＋生理食塩液10〜20mL静注
	末梢性めまいの場合	迷路・内耳循環の改善	● 中枢性めまいと同様、グリセオール®や低分子デキストランを用いる
			● ヒドロキシジン（アタラックス®-P）1〜2Aを静注（生理食塩液50〜100mLに混注し点滴静注してもよい） ● 腎機能障害や肺水腫がなければ、炭酸水素ナトリウム（メイロン®）250mLを1〜2時間で点滴静注 ➡ アルカローシスに注意 ● 維持液（ソリタ®-T3号）200mL＋ATP製剤（アデホス-L）1A＋メコバラミン（メチコバール®）1Aを1〜2時間で点滴静注
降圧療法	収縮期血圧>200mmHgまたは拡張期血圧>120mmHg		● ニフェジピン（アダラート®）5〜10mgを舌下か内服 ● ジルチアゼム（ヘルベッサー®注）10mg＋生理食塩液10mLを静注 ➡ 房室ブロックや徐脈の出現に注意
心電図			● 不整脈 P.70 がみられる場合は、心電図のモニタリング

（糸数卓弘）

Part 2
めまい・麻痺

Part 2 ▶ 症状・外傷別 対応のポイント

頭部の症状・外傷④

頭部外傷

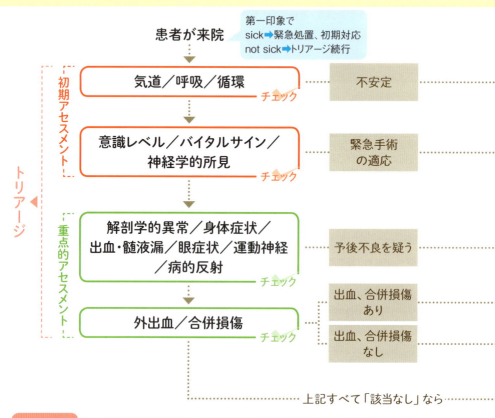

> **アドバイス** 危険な「頭蓋内圧亢進」がある場合
> - 腰椎穿刺による頭蓋内圧の測定は、著明な頭蓋内圧亢進時には禁忌
> - 咳やいきみ、人工呼吸管理中の高いPEEPなどは頭蓋内圧亢進をきたす
> - 過度の頭位挙上や$PaCO_2$低下（30mmHg以下）は、かえって脳血流量を減少させる

- 頭部外傷の重症度や緊急度は、受傷機転や受傷部位によって異なる
- 最も重要なのは「意識状態の推移を診ること」である
  - ➡ 意識障害を認めたのは、受傷時か、それとも受傷後しばらくしてからか
- 意識障害があるときは「頭部外傷以外の要因はないか」も確認する
  - ➡ 出血性ショックによる不穏、飲酒や鎮痛・鎮静薬などによる意識障害の可能性はないか　など

何を疑う？

緊急度 レベル1
- 気道閉塞 ● 心肺停止

緊急度 レベル1
- 開放性頭部外傷
- 脳ヘルニア

緊急度 レベル1 ～ レベル2
- 重症頭部外傷 ● 脳浮腫
- 脳幹部損傷　● 脳挫傷
- 頭蓋内圧亢進

緊急度 レベル1 ～ レベル3
- 大出血 ● 頸髄損傷
- 血気胸 ● 腹部外傷

軽症～中等症（経過観察）

どう動く？

- 医師に報告 ● 気道確保
- 酸素投与] 準備

- 医師に報告
- 手術 ● 脳室ドレナージ] 準備

- 医師に報告
- 緊急穿頭 ● 低体温療法
- 呼吸・循環管理] 準備

- 止血
- 頭部剃毛 ● 開頭術] 準備

- 輸液 ● 高浸透圧薬 ● 尿量測定 ● 心電図モニター
- バルビタール療法 ● 呼吸管理 ● 頭蓋内圧モニター] 準備
- 体位管理

効果がないなら ➡ ● 低体温療法] 準備

Part 2 症状・外傷別 対応のポイント

41

Part 2 ▶ 症状・外傷別 対応のポイント

緊急度の見きわめ
トリアージの視点

見きわめるべき重要な病態

● 気道閉塞　● 脳ヘルニア　● 開放性頭部外傷 など

☑ 意識レベルと神経学的所見は、頭蓋内の状態を反映する

● 受傷時の意識レベルには問題がなくても、頭部外傷では、すでに一次性脳損傷（外力による脳浮腫や出血など）を受けている。

● まずは呼吸・循環の安定を図り、低酸素血症を予防することが重要。

評価項目	注意点
意識レベル	● JCSやGCSで評価する ➡ GCSは頭部外傷の状態評価に適し、重症度判断にも用いられる 　　重症：GCS8点以下、中等症：GCS9〜13点、軽症：GCS14〜15点と判断する
神経学的所見	● 瞳孔の大きさ・左右差、対光反射の有無、眼位、眼球運動、言語機能、他者認識、従命の有無を観察する ● 四肢麻痺の有無は、上肢・下肢の運動機能や神経反射について、左右差や痛み刺激に対する反応の速さで判定する ● 四肢麻痺がある場合は、三叉神経領域への痛み刺激の反応をみる ● 痛み刺激に対し、除脳硬直や除皮質硬直 P.26 を示す場合は、重篤な病変を有することを意味する **三叉神経領域** 三叉神経の3本の枝　三叉神経領域

☑ 意識レベルは経時的に評価し、症状の推移をみる

● GCSが、初回評価時より明らかに低下した場合は「切迫するD P.13 」かどうかを評価する。

➡ 「切迫するD」では気道・呼吸・循環の安定のため、気管挿管や呼吸補助が必要。

● バイタルサインと異常姿勢 P.26 は、意識状態と同時に確認する。

みるべきこと	疑われること
嘔吐、分泌物、舌根沈下などによる呼吸障害の有無	気道閉塞
意識障害に合併した血圧の上昇、呼吸の不整などの有無	重症頭部外傷
緊張のよい徐脈の有無	頭蓋内圧亢進
除脳硬直の有無	脳幹部損傷 ➡ 予後は悪い

| 重症度の見きわめ | # アセスメント |

こんなときは医師へ報告

緊急手術の適応となるような症状がある	●進行性の意識障害 ●片側性の運動麻痺・神経症状	●瞳孔の不同 ●バイタルサインの悪化
予後不良を思わせる症状がある	●両側瞳孔の縮瞳または散大 ●呼吸不整（失調性呼吸など） ●頭蓋骨骨折の合併した意識障害 ●けいれん	●長期の意識消失 ●体温異常 ●血圧上昇 ●除脳硬直様肢位

☑重点的アセスメントは、呼吸・循環が安定してから開始する

Part 2 頭部外傷

●視診を行い、会話可能な場合は症状の訴えや受傷機転も確認する P.11 。

	みるべきこと	疑われること・注意点
解剖学的異常の有無	●頭皮、顔面の損傷や陥没 ●外耳孔、外鼻孔、口腔の異常	開放性の頭部外傷 ➡場合によっては緊急手術
身体症状の有無	●頭痛・視力低下、複視、聴力障害、咬合障害	
出血・髄液漏の有無（視診）	●頭皮・顔面の裂傷 ●外耳孔や外鼻孔、口腔からの出血 ●眼窩周囲、耳介後部の皮下出血 ＋ ●外耳孔や外鼻孔からの髄液漏	頭蓋底骨折 ➡外耳孔や外鼻孔に詰め物をしない ➡鼻（髄液漏）をすすらないように、患者に指導する ＊ガーゼに滴下した跡が「二重の輪」に見えたらダブルリング陽性＝髄液漏 P.50 と判断

アドバイス

頭部外傷の分類

損傷機序による分類	一次性脳損傷	二次性脳損傷を最小限度に抑えるのがポイント	
	二次性脳損傷	外傷によって生じた血腫や脳浮腫・脳腫脹、脳虚血によるもの	
損傷形態による分類	頭蓋骨骨折	頭蓋底骨折は、区別して考える	
	頭蓋内損傷	局所性	CTに描出される。多くは手術が必要
		びまん性	多くは手術の適応外

Part 2 ▶ 症状・外傷別 対応のポイント

☑ 眼症状、運動障害や病的反射も確認する

● 現在は意識が保たれていても、常に意識障害 P.22 に陥る可能性があることを念頭に置いてアセスメントを進める。

みるべきこと	疑われること
対光反射の消失、眼球の位置・運動の異常、眼底出血、うっ血乳頭	頭蓋内血腫
片側瞳孔の散大	散大側の頭蓋内血腫、視神経・動眼神経の障害
両側瞳孔の散大	脳幹部損傷➡予後は悪い
縮瞳	橋・中脳以下の障害、頭蓋内圧亢進➡予後は悪い
片側の運動障害、反射の亢進、病的反射出現	反対側の頭蓋内血腫、脳浮腫、脳挫傷

☑ 頭部以外の全身状態も忘れずに確認する

● 特に意識障害がある場合、頭部以外の外傷 P.84 P.122 P.130 を見逃しやすいため、注意が必要である。

みるべきこと	疑われること
頭皮、耳、鼻、口腔内の出血、頭皮下の血腫	思いもよらぬ大出血
頭部以外の外傷	頸髄損傷、胸部外傷（血気胸）、腹部外傷

対象別の注意点

小児 （特に乳幼児）	● 軽度の発熱をきたす。また、軽症でも嘔吐をきたす場合が多い ● 頭蓋内病変があると、顔色も悪く、ぐったりして、すぐにうとうとする。目覚めても元気がなく、周囲に関心を示さない ● 循環血液量が少ないため、頭皮損傷や耳出血、頭蓋内血腫でもショック状態やヘマトクリット低下を示し、代謝性アシドーシスに陥ることもある
高齢者 （多くは60歳代）	● 受傷後3週間以後、慢性硬膜下血腫が生じうる（約20％） ● 男性、高齢者、出血傾向（抗凝固療法中）、アルコール多飲者に多い（重症だと小児や若年者にも生じる）

ココだけおさえて　処置とケア

☑呼吸の異常がある場合

行うこと	ポイントと注意点
気道確保	●舌根沈下時：下顎挙上法やエアウェイ挿入を実施 ●意識障害で不規則な弱い呼吸、咳嗽反射消失、嚥下障害では気管挿管 ●吐物による気道閉塞や誤嚥に注意　●頸椎損傷合併の有無を考慮

> 気道確保が困難な場合、緊急性が高い

☑頭蓋内圧の降下を要する場合

行うこと		ポイントと注意点
酸素投与		●低酸素は脳浮腫を助長する。血液ガス分析結果に従い酸素投与 ➡マスク、ネーザルカニューレ：酸素3〜5L/分投与 ➡気管挿管し、人工呼吸器を使用
輸液		●脳浮腫を防ぐため、投与量は少なめ（特別な場合を除く） ・受傷当日：1日1,000〜1,500mL/程度が目標 ・以後：尿量を観察しながら輸液量を決定 ●高浸透圧薬（マンニトール、グリセオール®）投与も実施
ICP （頭蓋内圧） 降下療法		●早期からの全身管理と原疾患に対する適切な治療が重要 ・治療開始の目安：ICP 15〜20mmHg ・目標：ICP 25mmHg以下 ●脳灌流圧（平均血圧－頭蓋内圧）を70mmHg以上に保つことが重要
	非観血的治療法	①体位：上半身を挙上（約30度）し脳静脈還流を改善させる ②呼吸管理：軽度過呼吸（PaCO$_2$ 30〜32mmHg）にして脳血管を収縮させ、脳血液量を減少させる ③高浸透圧薬投与：細胞外液の浸透圧を上げて利尿を図る ➡20%マンニトール200〜500mL術前および術中に使用 ➡10%グリセオール®1日800〜1,000mL使用。効果は緩徐、反跳現象なし ④バルビタール療法：脳酸素消費量や脳血流量を減少させる ➡人工呼吸管理および心電図と頭蓋内圧モニター下で実施 ●上記無効時は低体温療法（脳温33〜34℃とし頭蓋内圧を下げる）。厳密な全身管理、ICPモニター、慎重な復温を要す
	観血的治療法	●占拠性病変の除去、骨弁除去による外減圧、脳室ドレナージによる髄液排除など

> ICP 40mmHg以上は致死的

☑創部のケア

行うこと	ポイントと注意点
局所の創処置	●外出血のある患者に対しては止血処置を実施 ●創の郭清・縫合時は広範囲の頭髪を剃毛し、頭蓋骨骨折や汚物混入の有無を検索 ●陥没骨折や開放性骨折（頭蓋内の感染や異物混入、硬膜損傷を疑う）では開頭術を考慮

（小池伸享）

Part 2 頭部外傷

Part 2 ▶ 症状・外傷別 対応のポイント

頭部の症状・外傷⑤

顔面外傷

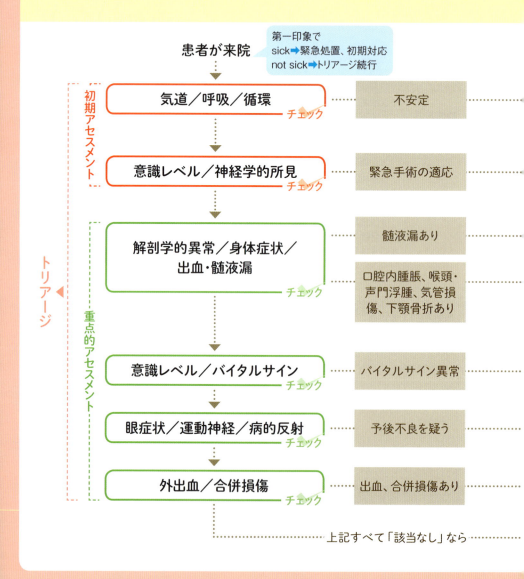

- 顔面外傷の重症度や緊急度は、受傷機転や受傷部位によって異なる
- 顔面外傷の場合、頭部打撲により、頭蓋内や頸椎・頸髄にもダメージがある可能性を念頭に置いてトリアージやアセスメントを進める
- 口鼻腔に出血がある場合、血液による気道閉塞や誤嚥に注意

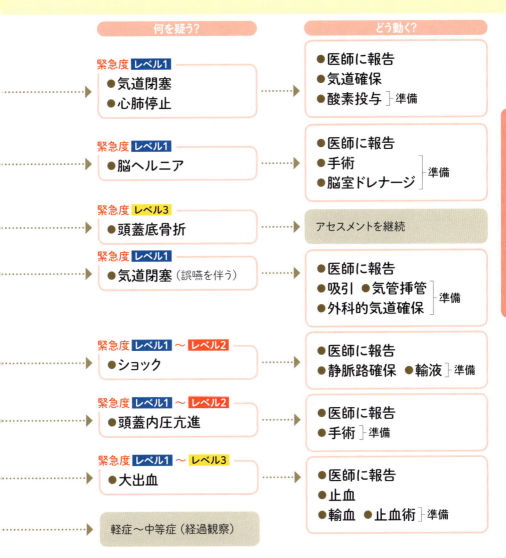

Part 2 ▶ 症状・外傷別 対応のポイント

緊急度の見きわめ　トリアージの視点

見きわめるべき重要な病態

- ●気道閉塞　●ショック　●大量出血　●頭蓋内出血 など

☑大量出血に伴う「緊急度の高い状態」の可能性を考慮

- ●顔面には豊富な血管が分布しているため、血管の損傷により、大量出血をきたしうる。
  ➡口鼻腔の出血による気道閉塞 P.58 や、出血性ショック P.232 に注意が必要となる。
- ●呼吸・循環の安定を図り、低酸素血症を予防したうえで、意識レベルや生理学的所見、神経学的所見など経時的に観察していくことが重要となる。

評価項目	注意点
気道・呼吸	●意識があれば発声で気道開通を確認する 　➡意識がない場合、吐息と胸郭の挙がりによって確認する ●口鼻腔からの出血がある場合は、気道閉塞と誤嚥の有無を確認する
循環	●血圧、脈拍、身体所見（動脈触知、皮膚所見）からショックの有無を確認する ●動脈・静脈にかかわらず、活動性の出血がないか確認する
意識レベル	●GCSやJCSで評価する

☑「頭部外傷」「頸椎・頸髄損傷」の可能性も考慮

- ●顔面外傷では、頭部外傷 P.40 および頸椎・頸髄損傷を合併している可能性が高い。
  ➡意識レベルや神経学的症状を経時的に観察する必要がある。
- ●口鼻腔からの出血が持続し、気道閉塞や誤嚥の可能性が高い場合、気管挿管や外科的気道確保の準備をする。

対象別の注意点

小児	●体重の軽い小児は、循環血液量が少ないため、鼻出血などの少量の出血でもショックになってしまう 　➡循環血液量は、体重の7～8％である ●小児は相対的に頭部が大きく、重心が高い不安定な体型である。そのため、頭部や顔面を受傷する頻度が高い
高齢者	●出血性ショック状態でも、症状（頻脈、冷汗、末梢冷感）が現れにくい ●抗凝固薬や抗血小板薬を内服している患者は、止血困難や遅発性の出血を起こしやすい ●義歯や抜けた歯が気道異物となる ●喀痰、吐物、異物などの喀出が悪い

| 重症度の見きわめ | # アセスメント |

こんなときは医師へ報告

緊急気道確保が 必要な症状がある	●口鼻腔からの大量出血　●意識レベル低下 ●SpO₂（酸素飽和度）低下
緊急手術の適応と なるような症状がある	●バイタルサインの悪化　　●止血困難
予後不良を思わせる 症状がある	●瞳孔不同/散大　　　●四肢麻痺/片麻痺 ●けいれん/異常肢位

☑ アセスメントは呼吸・循環が安定してから開始

- ABC（気道、呼吸、循環）の異常は、生命の危機に直結するため、まずは呼吸・循環の安定が最優先となる。
- 今後「呼吸・循環の異常が生じる可能性があるか」を念頭に置いてアセスメントする。

みるべきこと	疑われること
出血、口腔内の腫脹、咽頭喉頭浮腫、下顎骨骨折、舌根沈下による気道・呼吸障害	気道閉塞 P.58 誤嚥
大量出血による脈拍上昇・血圧低下など	ショック P.222
意識障害を伴う血圧上昇、徐脈、片麻痺、瞳孔異常	重症頭部外傷 P.40
四肢の麻痺やしびれ、感覚障害など	頸椎・頸髄損傷 P.130

☑ 呼吸・循環が安定していたら「骨折の有無」を確認

- 顔面骨の骨折は、整容的・機能的な問題を引き起こす。

	みるべきこと	疑われること・注意点
解剖学的 異常の有無	●顔面の損傷や陥没 ●外鼻孔、口腔の異常	顔面骨骨折 ➡整容的な問題
身体症状 の有無	●顔面麻痺、視力低下、複視、咬合障害、聴力障害、 顔面痛、頭痛	顔面骨骨折 ➡機能的な問題

Part
2
顔面外傷

49

Part 2 ▶ 症状・外傷別 対応のポイント

✓ 髄液漏は、頭蓋底骨折のサイン

- 口鼻腔、損傷部位からの分泌物を観察する。
- 損傷部位からの出血だけでなく、皮下出血も観察する。

	みるべきこと	疑われること・注意点
髄液漏の有無	● 外鼻孔や外耳孔からの髄液漏 ➡ ダブルリング陽性	頭蓋底骨折 ➡ 鼻からの吸引をしない ➡ 鼻をすすらないように患者指導をする
出血の有無	● 顔面損傷部位からの出血　● 口鼻腔からの出血 ● 皮下出血 ➡ 眼窩周囲（パンダの目）、耳介後部（バトル徴候）：受傷早期に出現するとは限らない	

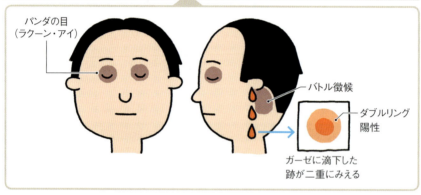

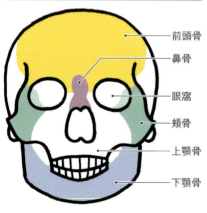

顔面骨骨折が起こりやすい部位
- 前頭骨
- 鼻骨
- 眼窩
- 頬骨
- 上顎骨
- 下顎骨

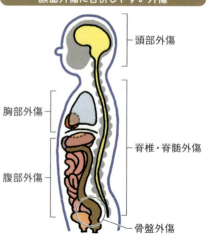

顔面外傷に合併しやすい外傷
- 頭部外傷
- 胸部外傷
- 腹部外傷
- 脊椎・脊髄外傷
- 骨盤外傷

ココだけおさえて # 処置とケア

☑ 呼吸・循環の異常がある場合

行うこと		ポイントと注意点
気道確保		●血液や吐物の誤嚥に注意する ●意識障害が遷延し、呼吸障害がある場合：気管挿管を考慮 ●頸椎・頸髄損傷合併の有無を考慮
	舌根沈下時	●下顎挙上法やエアウェイ挿入を実施 ➡ただし、頭蓋底骨折が疑われるときには、経鼻エアウェイは禁忌
	口鼻腔からの大量出血で気道閉塞の可能性が高い場合	●気道確保の準備 ➡吸引、気管挿管、外科的気道確保など
	口腔内腫脹、咽頭・喉頭浮腫、下顎骨骨折による気道閉塞の場合	●気管挿管が不可能な場合は外科的気道確保（輪状甲状靱帯穿刺・切開）を行う必要がある
酸素投与		●血液ガス分析結果に従い、酸素投与を行う

☑ 特殊な処置を要する場合

行うこと		ポイントと注意点
輸液		●大量出血によるショックの場合は、初期輸液療法を行う ➡ショックが継続・進行する場合は、輸血・止血術を考慮する
局所の処置	止血	●外出血のある場合は、止血処置を実施する ●口鼻腔からの大量出血の場合は、気道確保を行ったうえで、ガーゼ、タンポン、バルーンカテーテルを用いた止血を行う ●上記を行ってもなお止血困難な場合は、TAE（動脈塞栓術）や血管結紮を考慮する
	感染予防	●創の周囲皮膚・粘膜を消毒液で消毒し、滅菌生理食塩水で洗浄する ➡創内に異物が認められなくても、細菌数の減少を図るため、滅菌生理食塩水による洗浄は必ず行う ●屋外での受傷で土壌汚染が認められる場合は、沈降破傷風トキソイドおよび破傷風人免疫グロブリンの投与を考慮する

（真子敬史）

文献
1. 日本救急看護学会監修：外傷初期看護ガイドラインJNTEC改訂第4版．へるす出版，東京，2018：65-69，243-244.
2. 日本口腔外科学会，日本口腔顎顔面外傷学会編：口腔顎顔面外傷診療ガイドライン2015年改訂版．金原出版，東京，2015.

Part 2 顔面外傷

Part 2 ▶ 症状・外傷別 対応のポイント

頭部の症状・外傷⑥

鼻出血

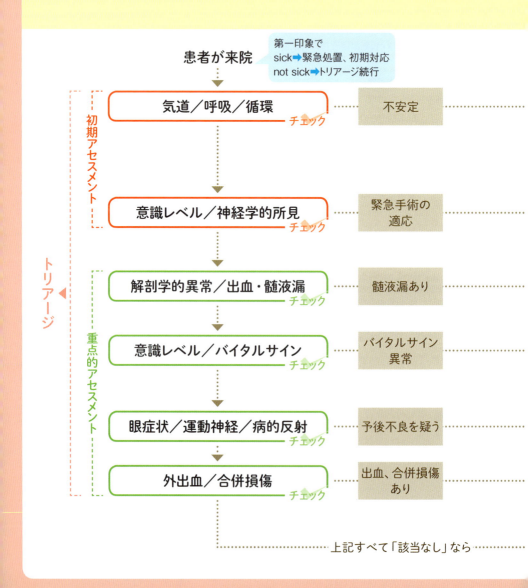

- 鼻出血は、突発性鼻出血と外傷性鼻出血の2種類に分けられる
- 外傷性の場合、気道閉塞やショック、頭蓋内出血という緊急度の高い状態に陥りやすい
- 約80%を占めるキーゼルバッハ部位からの出血は、比較的容易に圧迫止血が可能

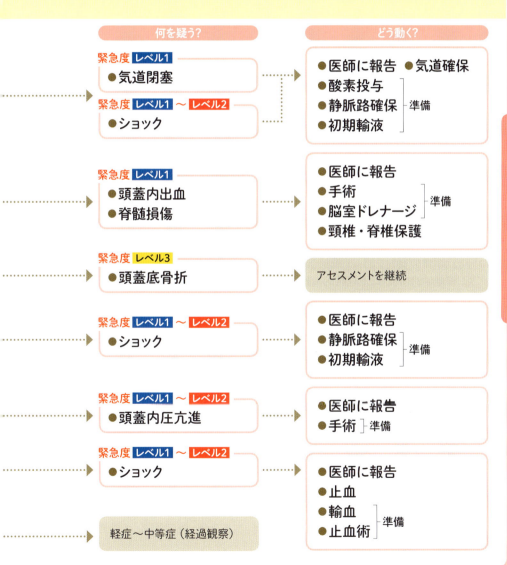

Part 2 ▶ 症状・外傷別 対応のポイント

緊急度の見きわめ
トリアージの視点

見きわめるべき重要な病態

- 気道閉塞 ● ショック ● 頭蓋内出血 ● 頭蓋底骨折 など

☑ 大量出血では、ショックと気道緊急（気道閉塞）に注意

- 鼻骨骨折、上顎骨骨折、頭蓋底骨折 P.50 では鼻出血を伴う。
  ➡ 特に、顎動脈領域の動脈（大口蓋動脈など）が損傷すると、大量出血をきたす。
- 大量出血の場合、鼻出血の咽頭流入による誤嚥の可能性がある。
  ➡ 誤嚥は気道閉塞という重篤な状態を引き起こす。
- 大量出血では、血圧が低下するため、早期の止血と初期輸液療法が必要である。

☑「頭蓋内出血」「顔面骨骨折」の可能性も考慮する

- 特に多いのは鼻骨骨折で、顔面骨折のうち1/3を占める。鼻骨骨折の場合、変性（鞍鼻、斜鼻など）や腫脹、疼痛とともに鼻出血を認めることが多い。
- 頭蓋底骨折、上顎骨骨折も鼻出血を伴う。
- 呼吸・循環の安定を図って低酸素血症を予防したうえで、意識レベルや生理学的所見、神経学的所見などを経時的に観察していくことが重要となる。

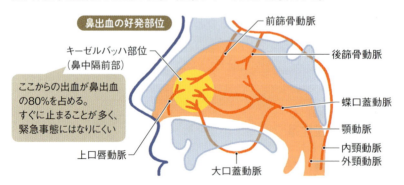

☑ 顔面以外の全身観察も忘れずに実施する

- 顔面外傷の場合、頭部外傷、頸椎・頸髄外傷、胸部外傷、腹部外傷、骨盤外傷の合併が多い P.50 。

| 重症度の見きわめ | # アセスメント |

こんなときは医師へ報告

緊急気道確保が必要な症状がある	●大量出血による誤嚥 ●気道閉塞 ●SpO$_2$（酸素飽和度）低下 ●意識レベル低下
緊急手術の適応となるような症状がある	●止血困難
予後不良を思わせる症状がある	●瞳孔不同/散大 ●四肢麻痺/片麻痺 ●けいれん/異常肢位

☑アセスメントは呼吸・循環が安定してから開始する

●今後「呼吸・循環の異常が生じる可能性があるか」を念頭に置いてアセスメントする。

　➡アセスメントのポイントは「ABCDと外見の異常の有無」である。

	みるべきこと	疑われること・注意点
A：気道 B：呼吸	気道の評価 ➡発声の有無 ➡呼吸困難の有無	●気道閉塞 ●誤嚥 ➡鼻腔後方からの出血が、咽頭へ流入すると誤嚥が起こる
C：循環	出血のコントロール 血圧 脈拍（数・緊張度） ショック症状	●ショックへの移行 ●血管迷走神経反射
D：意識・中枢神経	意識レベル 神経学的所見	●頭蓋内疾患の可能性 ➡進行性の意識障害や徐脈、血圧の上昇、呼吸の不整（失調性呼吸）などがあれば、頭蓋内疾患を考慮 ●頸椎保護をしながら観察する
外見	鼻の変形・動揺、摩擦音 鼻中隔血腫 その他の外傷	●鼻中隔血腫は、軟骨を破壊し鼻の変形をきたすので、早期の切開・ドレナージが必要 ●緊急性の高い損傷を考慮する

Part
2

鼻出血

Part 2 ▶ 症状・外傷別 対応のポイント

☑ 入院が必要な鼻出血もある

● ABC＋C（凝固）の異常がある場合には、入院や耳鼻科へのコンサルトが必要となる。

➡ 止血困難な場合は、院内に耳鼻科専門医がいなければ、耳鼻科専門医のいる総合病院への転院も考慮する。転院の際は、ABC（気道・呼吸・循環）を確保する。

ABC	気道	出血が咽頭後方へ流入し気道閉塞・誤嚥のリスク
	呼吸	気道閉塞・誤嚥による急性呼吸不全
	循環	ショック状態にて大量輸液・止血が必要な場合
C	凝固	凝固能異常（PT-INR、aPTTなど）

☑ 安易に鼻腔吸引・経鼻胃管チューブの挿入をしない

● 頭蓋底骨折の見きわめ P.50 が重要である。

● 頭蓋底骨折がある場合は、鼻腔吸引・経鼻胃管チューブ挿入を避ける。

➡ 鼻出血とともに髄液鼻漏が流出するため、頭蓋内感染症（髄膜炎など）を引き起こし、脳機能障害の後遺症を引き起こす可能性があるためである。

対象別の注意点

| 小児 | ● 突発性の鼻出血が多い
● 循環血液量が少ないため、少量の出血でもショックに陥りやすい
● 頭蓋内疾患を伴う場合は、顔色や活発性、啼泣なども指標となる |
| 高齢者 | ● 動脈硬化症や腎性、高血圧、血液疾患、がんが多い
● 出血性ショック状態でも、頻脈・冷汗・末梢冷感が現れにくい
● 抗凝固薬や抗血小板薬を内服している患者は止血困難の場合がある
● 寝たきりの場合、鼻出血を吐血 P.110 と間違える場合がある |

アドバイス

鼻出血の原因

● チョコレートやコーヒーは鼻出血の原因とはならない。医学的な根拠はなく都市伝説的といわれている。

● 高血圧だけが原因で鼻出血をきたすことは、まれだとされている。ただし、早朝や入浴後に鼻出血を繰り返している場合は、治療の必要な高血圧が隠れている可能性を考慮する必要がある。

ココだけおさえて　処置とケア

✅ 呼吸・循環の異常がある場合

行うこと	ポイントと注意点	
気道確保	●血液や吐物の誤嚥に注意 ●頸椎・頸髄損傷合併の有無を考慮	
	舌根沈下時	●下顎挙上法やエアウェイ挿入を実施 ➡頭蓋底骨折を疑う場合は経鼻エアウェイは禁忌
	鼻腔からの大量出血で気道閉塞の可能性が高い場合	●気道確保（吸引・気管挿管・外科的気道確保など）の準備
	口腔内腫脹、咽頭・喉頭浮腫、下顎骨骨折による気道閉塞の場合	●気管挿管 ➡不可能な場合は外科的気道確保（輪状甲状靱帯穿刺・切開）を行う必要がある
	意識障害が遷延し、呼吸障害がある場合	●気管挿管を考慮
酸素投与	●血液ガス結果に従い酸素投与を行う	
輸液	●大量出血によるショックの場合は、初期輸液療法を行う ➡ショックの継続・進行がある場合は、輸血・止血術を考慮	

✅ 止血処置

行うこと	ポイントと注意点
局所の処置	●出血の部位を確認する ➡突発性鼻出血の場合：患者を座位または半座位とする ➡キーゼルバッハ部位からの出血の場合：両側鼻翼をつまんで顔面を前方に向ける ➡出血点がわからない場合：鼻孔に綿球のみを挿入する ●血を口から出し、飲み込まないように指導する ●外傷性の場合、頭蓋内疾患や脊髄損傷の恐れがあるため、医師に確認する
止血処置	●骨折や血管損傷を伴う大量出血の場合、直視下での縫合止血の準備をしておく ➡大量出血により止血操作が困難な場合は、ガーゼパッキングやベロックタンポン（口腔内から詰めるタンポン）、バルーンカテーテルなどが用いられる ●上記の処置と初期輸液療法によってもショックから離脱できない場合は、動脈塞栓術（TAE）を行うこともあるため、準備しておく
患者指導	●帰宅後ガーゼを外すときに再出血が生じる可能性を説明しておく ➡再出血してもあわてずに、頸部前屈位で鼻翼圧迫すればよい ➡鼻をすすったり、血を飲み込んだりしないようにする ●1週間程度は、強く鼻をかむことや、脈圧が急激に上がる行為（例：咳、くしゃみ、怒責）は避ける ●突発性鼻出血が継続するようであれば、病院受診を勧める

（真子敬史）

文献
1. 岡本美孝, 西川佳友監修：ナースのためのやさしくわかる耳鼻咽喉科ケア. ナツメ社, 東京, 2016：94-95.
2. 笠原大輔：鼻出血. レジデントノート 2018；20（13）：2164-2170.

Part 2 鼻出血

Part 2 ▶ 症状・外傷別 対応のポイント

胸部の症状・外傷①

気道緊急

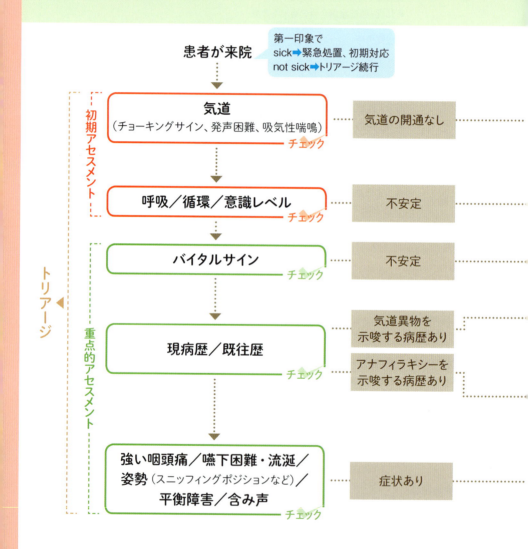

- 気道確保を最も優先させる
- 気道閉塞や高度な気道狭窄を示唆する場合、それ以上の問診や身体診察は行わず、ABC安定化のためすみやかに初期診療を開始できるよう調整する
- 問診や身体観察は、ABCの安定化が図れた後、もしくは初期診療と並行して行う

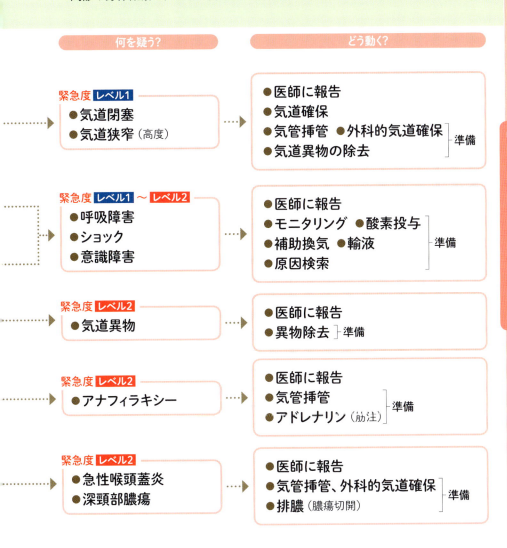

Part 2 ▶ 症状・外傷別 対応のポイント

緊急度の見きわめ　トリアージの視点

> **見きわめるべき重要な病態**
> - 気道異物　● アナフィラキシー　● 急性咽頭蓋炎
> - 深頸部膿瘍（扁桃周囲膿瘍、咽後膿瘍など）

☑ 気道閉塞が示唆されたら、蘇生レベル

- 気道閉塞に伴って酸素の供給が滞ると、約10秒で意識消失を起こし、約1分で脳に不可逆的な障害が生じる[1]。
- 完全な気道閉塞や、高度かつ長時間の気道狭窄では、チアノーゼやけいれん、意識消失をきたすこともある P22 。
  ➡ 適切な処置が遅れると、呼吸停止・心停止に陥る。
- 気道閉塞や高度な気道狭窄を示唆する所見を認めた場合、それ以上の問診や身体診察は行わず、すみやかに初期診療を開始できるよう調整を行う。

気道閉塞や高度な気道狭窄を示唆する所見	注意点
チョーキングサイン	● 世界共通の気道閉塞サイン ➡ 喉の周囲を両手で掻きむしるような仕草
発声困難	● 気道が完全に閉塞すると、声が出なくなる ➡ 発声には、発声器である喉頭、弦となる声門、空気を出し入れする肺、空気が通過する気道が必要である
吸気性喘鳴 （stridor）	● 上気道狭窄に起因する ➡ 聴診器を用いずに聴取できることもある ● 上気道狭窄に加え、喘息と同様の下気道の狭窄が生じた場合、呼気延長を伴う呼気性喘鳴（wheeze）を聴取することもある

☑ 喉頭蓋や口蓋扁桃は「気道の入口」

- 急性喉頭蓋炎や扁桃周囲膿瘍に伴う炎症の波及は、喉頭蓋や口蓋扁桃周囲を著しく腫脹させ、容易に気道閉塞に陥る。

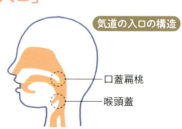

気道の入口の構造
口蓋扁桃
喉頭蓋

| 重症度の見きわめ | # アセスメント |

こんなときは医師へ報告

| 緊急処置を要する
症状がある | ● 心肺蘇生を要する症状（心停止、呼吸停止）
● チョーキングサイン、発声困難、吸気性喘鳴
● 意識消失 |

✓「呼吸状態の変化」に注意する

● 現病歴や身体所見からアセスメントを進める。

➡ 頻呼吸、低酸素症状、SpO_2低下、呼吸補助筋の使用に注意する P.90 。

確認すべきこと		疑われること・根拠・注意点
気道異物を 示唆する病歴	● 食事中に突然、咳漱や 呼吸困難が出現した ● 義歯が見当たらない	● 多量のアルコールを摂取した患者や、嚥下障 害のある高齢者などは、気道異物の可能性が 高まるため、特に注意が必要
アナフィラキシー を示唆する病歴	● アレルギー歴 ● 既往 ● 顔面や体幹の発赤・ 腫脹 ● 消化器症状 など	● アナフィラキシーは、原因（食事や蜂刺など） 曝露後15～30分で発症し、他のアレルギー 症状を伴いながら徐々に閉塞感が増悪する
気道緊急を示す 重要な所見	● スニッフィングポジション ➡ 鼻を上に向け、頭部 を軽く後屈し、顎を前 に突き出した体位 ➡ 何かのにおいをかい でいるような姿勢	● 気道確保（頭部後屈あご先挙上法）を行うと きの姿勢 ➡ 口から気管までを一直線にすることで、上気 道の開通を図る

P.62へ続く

Part
2

気道緊急

Part 2 ▶ 症状・外傷別 対応のポイント

P.61の続き

確認すべきこと		疑われること・根拠・注意点
急性喉頭蓋炎を示唆する症状	●嚥下困難なほどの強い咽頭痛＋発熱	●解熱鎮痛薬を服用している場合、痛みが軽快し、発熱を認めないこともある ➡内服歴も確認する ●咽頭痛の発現から呼吸状態の悪化まで24時間以内のものを劇症型と呼び、気道確保の適応となる[2]
	●流涎	●嚥下痛や、咽喉頭の腫脹による嚥下障害に起因する
	●含み声	●声の変化は急性喉頭蓋炎や咽後膿瘍を疑う ➡口の中に熱いポテトを入れたような声（hot potato voice）、モゴモゴした声（muffled voice） ●患者が自身の声の変化に気づいていないこともある ➡付添者がいる場合には声の変化について問診をする
	●開口障害	●最大開口量は、上下前歯の切端間の距離が約4cm（3横指）が正常 ●扁桃周囲膿瘍などが悪化し、咀嚼筋や顎周囲に感染が波及した際にみられる 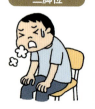

3横指＝約4cm

対象別の注意点

小児
- 気道異物：乳幼児では、突然驚いたり笑ったりした場合や、異物を口に含んで走り回って転倒した場合などが、気道異物の典型的な発症状況となる。乳児では飴やピーナッツ、乳幼児では玩具や硬貨などによる閉塞がある[3]
- 急性声門下喉頭炎（クループ症候群）：1〜3歳に多い急性上気道閉塞をきたす疾患。声門下の腫脹・狭窄に伴う犬吠様咳嗽、吸気性喘鳴、陥没呼吸などの症状が特徴的
- 小児の場合、スニッフィングポジションを保つため、三脚位（tripod position）を取ることがある
- 小児の気道閉塞や高度な気道狭窄を疑う場合、泣かせないよう注意する
  ➡啼泣により、さらに気道狭窄を進行させないよう、保護者からの別離は極力避け、SpO₂モニターの装着や呼吸音の聴取なども最低限に留める

三脚位

ココだけおさえて 処置とケア

✅ 気道確保

行うこと	ポイントと注意点	
気道異物への対応	●気道異物による気道閉塞の現場に居合わせた場合、すぐに応援要請し、強い咳を続けるよう促す	
	咳ができない場合[4]	●成人や1歳以上の小児：腹部突き上げ・胸部突き上げ・背部叩打を組み合わせて行う ●乳児：頭部を下げて背部叩打と胸部突き上げを組み合わせて繰り返す
安楽な姿勢の保持	●患者にとって最も安楽な姿勢を保持する ➡急性喉頭蓋炎の場合、仰臥位では腫大した喉頭蓋が気道閉塞を強くするため、患者は座位をとろうとする	
酸素投与	呼吸困難を呈する患者	●高濃度酸素投与を開始する
補助換気	上気道閉塞により呼吸停止が切迫している状況	●バッグバルブマスクを用意し、すみやかに補助換気へ移行できるよう準備を整える
気管挿管・気管切開	●緊急気道確保の際には、通常の気管挿管ではなく輪状甲状靱帯切開を含めた外科的気道確保が行われることもある ●気道の狭窄が中等度であっても、予防的に高度な気道確保を行うこともある	

✅ 特殊な処置を要する場合

行うこと	ポイントと注意点
アナフィラキシーへの対応	●すみやかにアドレナリン0.3～0.5mgを筋注できるよう準備する
当該科の医師によるサポート休制の整備	●救急科や耳鼻科、麻酔科など当該科の医師によるサポートが受けられる状態で、咽頭や喉頭所見を診察できるよう調整する ➡急性喉頭蓋炎は、不用意に咽頭に刺激を加えると気道閉塞を引き起こす危険性がある

（望月桂）

Part 2 気道緊急

文献
1. 阪本雄一郎：窒息・誤嚥. 臨牀と研究 2016；93(11)：1459-1463.
2. 池田勝久編：目でみる耳鼻咽喉科疾患. 文光堂，東京，2017：158.
3. 木下浩作：救急医療の現状と気道異物による窒息への対応. 耳鼻咽喉科展望 2014；57(2)：60-66.
4. 日本蘇生協議会監修：JRC蘇生ガイドライン2015. 医学書院，東京，2016：33-34.
5. 阿南英明：呼吸困難—窒息、その他上部気道閉塞—. 日本内科学会雑誌 2010；99(6)：1363-1365.

Part 2 ▶ 症状・外傷別 対応のポイント

胸部の症状・外傷②

胸痛

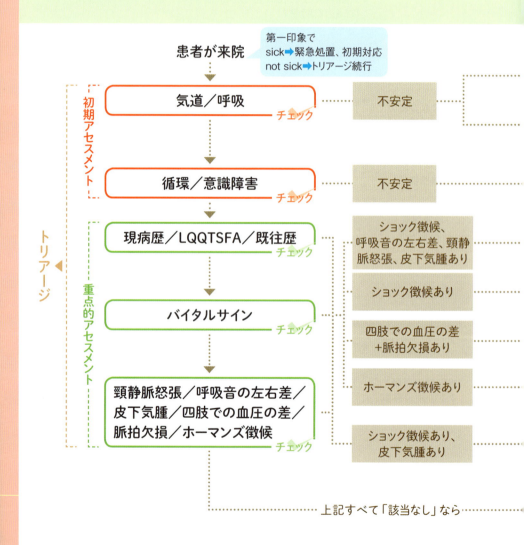

- ショックの5P P.222 を伴う胸痛患者には、緊急性の高い疾患が隠れていることを前提に、迅速な対応を行う ➡ 急変のリスクが高い
- 高血圧、高脂血症、糖尿病などの既往歴、喫煙歴がある場合、心血管系疾患の可能性を優先的に想起する
- 外傷後の胸痛では、緊張性気胸の可能性を考える。自然気胸から進行する緊張性気胸も存在するため、外傷歴だけでなく、身体所見から総合的に評価する

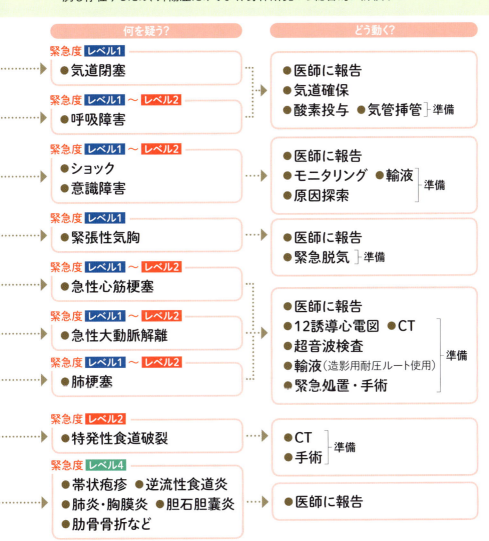

何を疑う？	どう動く？
緊急度 レベル1 ● 気道閉塞	● 医師に報告 ● 気道確保 ● 酸素投与　● 気管挿管] 準備
緊急度 レベル1 ～ レベル2 ● 呼吸障害	
緊急度 レベル1 ～ レベル2 ● ショック ● 意識障害	● 医師に報告 ● モニタリング　● 輸液] 準備 ● 原因探索
緊急度 レベル1 ● 緊張性気胸	● 医師に報告 ● 緊急脱気] 準備
緊急度 レベル1 ～ レベル2 ● 急性心筋梗塞	● 医師に報告 ● 12誘導心電図　● CT ● 超音波検査 ● 輸液（造影用耐圧ルート使用）] 準備 ● 緊急処置・手術
緊急度 レベル1 ～ レベル2 ● 急性大動脈解離	
緊急度 レベル1 ～ レベル2 ● 肺梗塞	
緊急度 レベル2 ● 特発性食道破裂	● CT ● 手術] 準備
緊急度 レベル4 ● 帯状疱疹　● 逆流性食道炎 ● 肺炎・胸膜炎　● 胆石胆嚢炎 ● 肋骨骨折など	● 医師に報告

Part 2 症状・外傷別 対応のポイント

Part 2 ▶ 症状・外傷別 対応のポイント

緊急度の見きわめ # トリアージの視点

見きわめるべき重要な病態

- ●ACS（急性冠症候群） ●急性大動脈解離 ●肺血栓塞栓症
- ●緊張性気胸 ●特発性食道破裂

☑ ABCの異常があったらすぐに初期対応を開始

- ●気道（A）、呼吸（B）、循環（C）の異常を認めた場合、それ以上の問診や身体観察は行わず、すみやかに初期診療を開始できるよう調整を行う。
  - ➡気道閉塞 P.58 、呼吸障害、ショック P.222 、意識障害 P.22 は、迅速な対応が必要となる。

☑ 胸痛の原因は、緊急性が高く致死的な疾患が多い

- ●第一印象から緊急性の有無を評価する。
  - ➡見きわめるべき重要な病態を想起しながら、それらを肯定もしくは否定するための問診や身体観察に進む。
- ●発症様式が「突然発症」であれば、「緊急性の高い疾患」に絞り込んでアセスメントすることが可能となる。
  - ➡痛みが出現してからピークに至るまでの時間が「数秒単位」の場合、突然発症と判断する。
  - ➡問診例：「痛みは、ある瞬間に、突然ドーンとピークが来ましたか？」

対象別の注意点

高齢者	●高齢者は、加齢に伴う自律神経機能低下により、カテコラミンの放出低下・感受性低下が生じ、痛みを感じにくい[2] ➡緊急性の高い疾患であっても、自覚症状が軽度で重症感がないことも多いため、注意を要する
糖尿病患者	●糖尿病はACS（急性冠症候群）のハイリスク因子である ●糖尿病の罹患期間が長くなると、典型的な症状（胸痛など）が現れない傾向があり、受診遅延の要因になる可能性がある[3] ➡既往歴に糖尿病をもつ患者の場合、受診時には病状がかなり進行していることも多い。非典型的な症状でもACSの鑑別は迅速かつ確実に行う必要がある
小児	●川崎病や心疾患の既往歴をもたない小児であれば、心原性胸痛の頻度は低く、原因不明の特発性胸痛が多くを占める[4]

重症度の見きわめ # アセスメント

こんなときは医師へ報告

予後不良を 思わせる症状がある	●呼吸状態の悪化 ●ショック徴候を伴うバイタルサインの悪化 ●重度の胸痛
緊急処置の適応と なるような症状がある	●胸部外傷後の胸痛 ●頸静脈怒張、胸郭運動左右差、皮下気腫、呼吸音の左右差

☑ 突然発症の胸痛は、緊急性が高い

●LQQTSFAの聴取によって得た情報から痛みの原因をアセスメントする。

	病歴聴取		痛みの原因	緊急度
L：部位	手掌大程度の広い範囲の痛み		心臓	レベル1 〜 レベル2
Q：性状	引き裂かれるような痛み 痛みが移動する		急性大動脈解離（特徴的）	レベル1 〜 レベル2
	片側もしくは両側の肩や胸への放散痛		急性心筋梗塞（特徴的）	
Q：程度	NRS（数値評価スケール）8点以上の重度 の疼痛		緊急性の高い疾患	レベル2
T：発症様式 経過	間欠痛		管腔臓器	レベル3 〜 レベル4
	持続痛		緊急性の高い疾患	レベル2 〜 レベル3
	疼痛の出現頻度の増強			
S：発症状況	食前もしくは食後で痛みが増強もしくは改善		消化器	レベル3 〜 レベル4
	外傷後の激しい胸痛（呼吸困難を伴う）		緊張性気胸を懸念	レベル1
	労作性		心臓	レベル2
	嘔吐後に出現した激しい胸痛		特発性食道破裂（特徴的）	レベル2
F：寛解因子・ 増悪因子	押すと痛む		筋骨格系もしくは胸膜	レベル3 〜 レベル4
	呼吸性に痛みが増強		胸膜	
	嘔吐後に痛みが軽快		消化器	
A：随伴症状	体表面の発疹、衣服の擦れで痛みが増強		皮膚疾患	レベル4
	嘔気・嘔吐、発汗を伴う痛み		緊急性の高い疾患	レベル1 〜 レベル2

Part
2

胸
痛

Part 2 ▶ 症状・外傷別 対応のポイント

☑ ACS（急性冠症候群）を疑ったら10分以内に12誘導

● 胸痛、胸部不快感を伴う息切れ、冷汗、嘔気、めまいなどが15分以上持続する場合は、ACS（急性心筋梗塞、不安定狭心症）を示唆する。

● 12誘導心電図の結果は、その後の診察のフローを大きく変える。

　➡ 医師がすぐに診察できないときは、看護師の判断で12誘導心電図を取り、医師に報告できるような体制を整えておくことが望ましい。

　➡ ACSのうち、ST上昇型心筋梗塞（STEMI）は、早期治療（再灌流療法）の効果が高いため、以下の目標[1]で初期診療に当たる。

再灌流療法の目標

30分以内	90分以内	120分以内
救急部門到着から血栓溶解薬静注	救急部門到着からPCI（経皮的冠動脈形成術）	発症から再灌流達成

☑ DVT（深部静脈血栓症）のリスクを把握する

● 肺血栓栓塞症の原因の多くは深部静脈血栓症である。

　➡ 問診や身体観察でDVTのリスクを評価することにより、肺血栓栓塞症の可能性を検討することができる。

DVT リスク 評価	活動性のがん（現在または6か月以内の治療中のがん、緩和療法中）	1点
	下肢の麻痺、ギブス固定	1点
	3日以上ベッド安静、12週以内に全身麻酔または局所麻酔での手術	1点
	深部静脈に沿った圧痛	1点
	下肢全長にわたる浮腫	1点
	ふくらはぎで健側より3cm以上太い下肢（脛骨粗面より10cm下で測定）	1点
	患肢のみの圧痕性浮腫（pitting edema）	1点
	側副路となる表在静脈の発達	1点
	DVTの既往	1点
	少なくともDVT以外の疾患も考えうる	2点

評価	合計点数	DVT発症率
低危険群	0点	5%
中等度危険群	1〜2点	17%
高危険群	>3点	53%

Wells PS, Anderson DR, Rodger M, et al. Derivation of a simple clinical model to categorize patients probability of pulmonary embolism: increasing the models utility with the SimpliRED D-dimer. *Thromb Haemost* 2000; 83（3）: 416-420.

| ココだけおさえて | 処置とケア |

✓ モニタリングと呼吸・循環の管理

行うこと	ポイントと注意点
12誘導心電図	●2つ以上の誘導に0.1mV以上のST上昇、あるいは、新しい左脚ブロックがあれば、STEMIと判断される ➡急性大動脈解離（Stanford A）の5％では冠動脈の閉塞を生じ、ST上昇を認めることがある[1] ●Ⅱ・Ⅲ・aVF誘導でST上昇を認めた場合、右冠動脈由来の下壁梗塞が疑われるため、右側誘導も記録する ST上昇　　　　左脚ブロック V₁　　V₆
末梢静脈路確保、採血	●循環動態の安定化が図れていても、末梢静脈路の確保は必要である ➡胸痛は、緊急性の高い疾患が隠れていることも多く、急変のリスクも高い ➡急性大動脈解離や肺血栓塞栓症の診断目的で、造影CT検査を行うことがあるため、造影用耐圧ルートで末梢静脈路を確保しておくことが望ましい ●緊急性の高い疾患を診断するために、血液検査（心筋マーカーやDダイマーなど）が有用となることから、末梢静脈路確保とともに採血を実施する
酸素投与	●低酸素状態であれば酸素投与が必要となる ➡SpO_2 94％以上が保たれていれば高濃度酸素投与は行わないことが推奨されている[5]
疼痛のモニタリング、鎮痛	●客観的スケール（NRSなど）を用いて、疼痛の程度を継時的にモニタリングする ●バイタルサインの変動に注意しながら、患者にとって安楽な体位の補正に努める ●冷汗を伴うような強い胸痛が持続し、改善しない場合には鎮痛薬が必要となることもあるため、下記の鎮痛薬のいずれかを準備する ①モルヒネ（1A＝10mg、麻薬）：2〜4mg静注、その後2mgずつ追加投与 ②ペチジン（弱ペチロルファン 1A＝35mg、麻薬） ③ブプレノルフィン（レペタン®1A＝0.2mg）

（望月桂）

文献
1. 日本救急医学会監修：救急診療指針 改訂第5版. へるす出版, 東京, 2018：290-295, 366.
2. 岩田充永：救急診療における高齢者のアセスメント・初期対応. 日本老年医学会雑誌 2011；48（4）：322-325.
3. DeVon HA, Hogan N, Ochs AL, et al. Time to treatment for acute coronary syndromes：the cost of indecision. J Cardiovasc Nurs 2010；25（2）：106-114.
4. Hambrook JT, Kimball TR, Khoury P, et al.：Disparities exist in the emergency department evaluation of pediatric chest pain. Congenit Heart Dis 2010；5（3）：285-291.
5. 日本蘇生協議会編：JRC蘇生ガイドライン 2015. 医学書院, 東京, 2016：305-306.

Part 2 ▶ 症状・外傷別 対応のポイント

胸部の症状・外傷③

不整脈

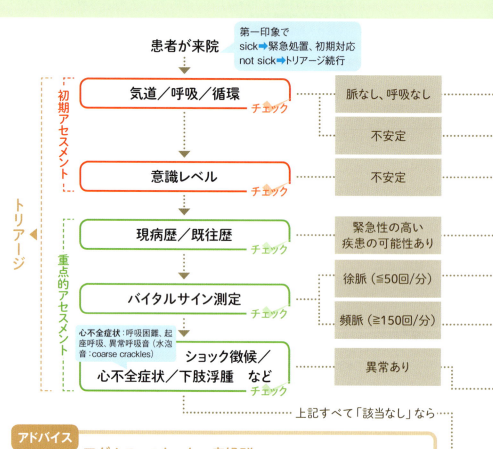

> アドバイス
>
> ### アダムス・ストークス症候群
>
> - 不整脈が原因で脳血流が低下することにより、めまいや失神、けいれんなどが引き起こされた状態を、アダムス・ストークス症候群という
> - めまいや失神、けいれんは、一見、中枢性疾患を想起させる症状であるが、不整脈の可能性も十分に検討する必要がある P.34

- 患者の訴えや救急隊の情報から、動悸や「脈が飛ぶ」、息切れやふらつき、失神など不整脈を示唆する症状を見逃さないことが大切
- 致死的不整脈の場合は、すみやかにBLSを開始する

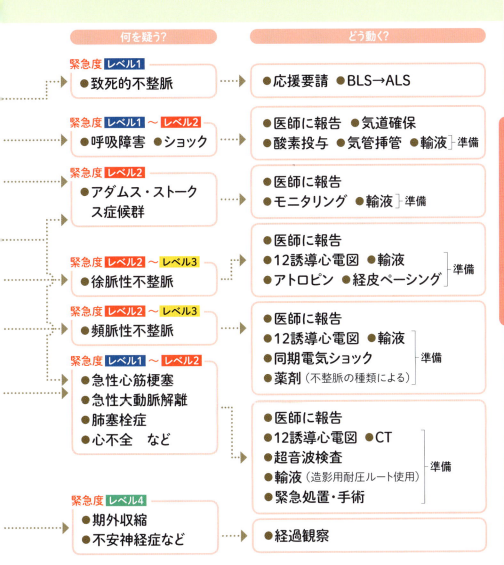

Part 2 ▶ 症状・外傷別 対応のポイント

緊急度の見きわめ　トリアージの視点

> **見きわめるべき重要な病態**
> - 致死的不整脈　● アダムス・ストークス症候群
> - 心血管性疾患（急性心筋梗塞、急性大動脈解離、肺塞栓症、心不全）

☑ 多様な症候から「不整脈の可能性」を想起する

- 不整脈が想起される際には、すぐに患者の橈骨動脈を触知し、脈の不整や速さ、強さを確認する。

不整脈を 想起する症候	● 動悸がする、ドキドキする ● 胸の違和感がある ● ふらつく、力が入らない ● 元気がない　など	● 息が切れる ● 脈が飛ぶ ● 失神した、失神しそう

☑ 致死的不整脈の場合は、すぐに初期対応を行う

- 心静止、心室細動（Vf）、心室頻拍（VT）、トルサード・ド・ポアン、3度房室ブロックといった致死的不整脈の場合は、それ以上の問診や身体観察は行わず、すみやかに初期診療を開始する。

心室細動（Vf）

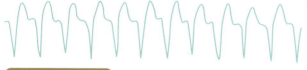

- 心臓が収縮できず震えている状態（心室の心筋細胞が、勝手に刺激を出してバラバラに興奮している）

心室頻拍（VT）

- 心室がいびつな収縮を行っている状態（心室内の心筋細胞が、勝手な刺激を出して興奮している）

トルサード・ド・ポアン

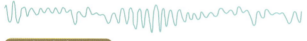

- 心室頻拍の一種で、もっとも危険度が高いもの

3度房室ブロック

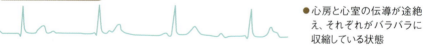

- 心房と心室の伝導が途絶え、それぞれがバラバラに収縮している状態

重症度の見きわめ アセスメント

こんなときは医師へ報告

予後不良を思わせる症状がある	●呼吸状態の悪化、ショック徴候、意識障害を伴う ●バイタルサインの悪化
緊急処置の適応となるような症状がある	●50回/分以下の徐脈　　●150回/分以上の頻脈 ●失神を伴う不整脈

☑ ショック徴候や心不全症状を見逃さない

●緊急性を判断するため、バイタルサイン測定と同時に問診を行い、ショック徴候や心不全症状の有無を観察する P226 。

緊急群 （不安定な徐脈、頻脈）	●持続する強い症状を伴う徐脈、または頻脈 ●ショック徴候を伴う不整脈 ●心不全症状を伴う不整脈
準緊急群	●発症後48時間以内の心房細動 ●心拍数150回/分以上の頻脈性不整脈 ●心拍数50回/分以下の徐脈性不整脈 ●貧血、甲状腺機能異常、感染、脱水、低血糖、低酸素、電解質異常、中毒など、何らかの基礎疾患に由来した不整脈
低緊急群	●心因性（不安、緊張など） ●症状が軽快している

対象別の注意点

高齢者	●不整脈の出現頻度は、加齢とともに増加する ➡加齢により、刺激伝導系や周辺組織の変性、繊維化による伝導障害が生じることによる ●加齢に伴い、動脈硬化や虚血性心疾患、膠原病などの全身疾患を合併する頻度も高くなる ➡原疾患による不整脈も増加する ●自覚症状が多様であるため、問診や身体観察から不整脈の可能性を想起することが重要である

Part 2 不整脈

Part 2 ▶ 症状・外傷別 対応のポイント

☑ 問診で得た情報から、不整脈の緊急性を判断する

①「失神」「けいれん」があった場合
➡ 徐脈性：洞停止＞3秒、洞性徐脈＜50回/分、洞房ブロックなど… ▶ 緊急

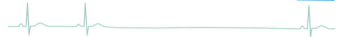

➡ 頻脈性不整脈：発作性上室性頻拍など … ▶ 準緊急

②「脈が飛ぶ」「動悸がする」場合
➡ 心室性期外収縮 … ▶ 準緊急 〜 緊急

「心疾患の既往がある」「回数が多い」「多形性」「連発」「連結期が短い」場合は要注意

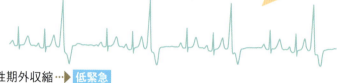

➡ 心房性期外収縮 … ▶ 低緊急

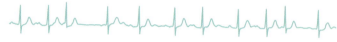

③ いつ始まり、いつ改善したかが明確（突然発症）な場合
➡ 発作性上室性頻拍（PSVT）… ▶ 準緊急

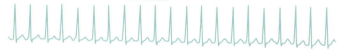

④ 動悸症状がいつ改善したか明確にわからない場合
➡ 発作性心房細動（Paf）… ▶ 準緊急

胸部圧迫感や胸痛などを訴えることもある

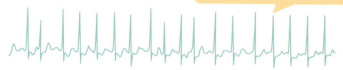

⑤「めまいがする」「だるい」場合
➡ 高度・完全房室ブロック … ▶ 緊急

「症状がある」もしくは「心不全合併」の場合は、必要に応じて体外式ペースメーカー挿入が必要

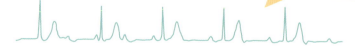

☑不整脈に至った原因についても検討する

● 何らかの疾患によって不整脈が引き起こされている場合、不整脈を治療することによって全身状態が悪化する可能性がある。

➡ 不整脈に至った原疾患に対する治療を行う必要がある。

徐脈の主な原因	心原性	心筋炎、急性下壁心筋梗塞、異型狭心症など
	代謝性疾患	甲状腺機能低下症
	電解質異常	高・低カリウム血症
	薬剤性	抗不整脈薬、降圧薬、抗精神病薬など
	環境因子	低体温
	自律神経反射	血管迷走神経反射（副交感神経の緊張）
	その他	加齢、脊髄損傷、頭蓋内圧亢進、終末期など
頻脈の主な原因[1]	心原性	急性心筋梗塞、感染性心内膜炎、弁膜症、WPW症候群など
	血管病変	急性大動脈解離、肺血栓塞栓症
	代謝性	甲状腺機能亢進症、褐色細胞腫、低血糖
	電解質異常	高・低カリウム血症
	薬剤性	抗不整脈薬、降圧薬、抗精神病薬、抗コリン薬、キサンチン製剤、覚醒剤、大麻など
	低酸素	低酸素血症
	感染	感染症、敗血症
	循環血液量の減少	出血、脱水
	心因性	パニック障害、うつ病など
	その他	運動、過労、ストレス、アルコール、カフェイン、喫煙など

Part
2

不整脈

Part 2 ▶ 症状・外傷別 対応のポイント

ココだけおさえて

処置とケア

☑ 確実な判別

行うこと	ポイントと注意点
モニタリング	●心電図や血圧、呼吸数などをモニタリングし、異常の早期発見に努める
12誘導心電図	●不整脈が持続している場合、すぐに12誘導心電図を実施する ➡不整脈の多くは一過性であり、非発作時の心電図では診断できない ➡今後の治療につなげるためにも、発作時の心電図が必要となる
末梢静脈路確保 採血	●不整脈に対する薬剤治療を要する可能性もある ●基礎疾患に由来する不整脈である場合には、その原因検索のための採血が必要となる

☑ 不整脈への対応

行うこと		ポイントと注意点	
除細動	不安定な徐脈	●完全房室ブロックなどにより循環動態が不安定となっている場合、経皮的ペーシングが必要になることがある ①鎮静薬を準備する ②経胸壁パッドを準備し、除細動をペーシングモードに切り替える	
	不安定な頻脈	●患者の脈が触れず、心室細動や無脈性心室頻拍を有する場合、非同期電気ショックが必要となる ➡医師がすぐに来られない場合にはAEDモードを用いることも可能 ●状態が不安定な頻脈と判断された場合、同期電気ショック	
薬剤準備[2]	徐脈	●アトロピン：初回0.5mg、総量3mgまで反復投与可 ●経皮ペーシングを施行した後、アドレナリン（2〜10μg/分）もしくはドパミン（2〜10μg/kg/分）投与	
	頻脈	VT	●単形性VT：アミオダロン（アンカロン®）、プロカインアミド（アミサリン®）、ニフェカラント（シンビット®）、β遮断薬 ●多形性VT：マグネシウム
		Af	●β遮断薬、Ca拮抗薬、ジギタリス
		PSVT、AFLなど	●ATP 10mgを急速静注 ➡効果がなければ20mgに増量し、2回まで実施可 ●洞調律に復帰しない場合、β遮断薬、Ca拮抗薬

（望月桂）

文献
1. 日本救急医学会編：救急診療指針 改訂第5版. へるす出版, 東京, 2018：296-302.
2. 日本蘇生協議会編：JRC蘇生ガイドライン 2015. 医学書院, 東京, 2016：92-99.
3. 後藤裕美：不整脈の総論 "どれが緊急" で "どれが待てるか" を判断するコツ. Medicina 2017；54（3）：424-427.
4. 新井康通：高齢者と不整脈. 救急医学 2015；39（1）：53-61.

76

> **ワンポイント**　ブルガダ症候群

- ブルガダ症候群は、1992年、ブルガダ兄弟によって報告された症候群である。
- 主に成人男性が、夜間や安静時に心室細動を引き起こす可能性のある症候群で、夜間突然死症候群（いわゆる「ぽっくり病」）の多くがブルガダ症候群によるともいわれている。
    - ➡ わが国のブルガダ症候群患者は、男性が94%と多く、16%の患者が突然死の家族歴をもつことが知られている[1]。また、心室細動の既往がある患者では年8〜10%、失神の既往がある患者では年0.5〜2%に重篤な心事故を発症する[2]。
- ブルガダ症候群の場合、12誘導心電図上で、右側胸部誘導（V_1〜V_3）に特徴的なST上昇所見（J点が0.2mV以上を示すST上昇）がみられる。
- 症状は、心室細動や心肺停止蘇生の既往、失神、めまい、苦悶様呼吸、動悸などであり、夜間に出現しやすく、就寝中、夕食や飲酒後など迷走神経緊張状態の際に多いとされる。
- 飲酒後のめまいや動悸などを訴え、夜間救急外来に来院する40歳代前後の男性をトリアージする場合、単純に「酩酊状態」や「アルコールによる影響」と判断してしまうことがある。しかし、ブルガダ症候群の可能性を予測し、早期に12誘導心電図を実施することが、患者の救命につながることもある。

（望月桂）

Brugada症候群の特徴的な心電図波形

タイプ1：coved型（弓状）

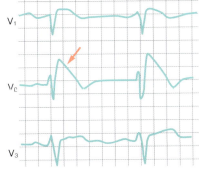

タイプ2：saddle back型（馬鞍）

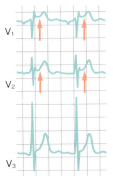

文献
1. 日本循環器学会,日本心臓病学会,日本心電学会 他編：QT延長症候群（先天性・二次性）とBrugada症候群の診療に関するガイドライン（2012年改訂版）. http://www.j-circ.or.jp/guideline/pdf/JCS2013_aonuma_d.pdf（2019.7.22アクセス）.
2. 村越伸行：Brugada症候群の疫学. 医学のあゆみ 2017；262（9）：759-762.

Part 2 ▶ 症状・外傷別 対応のポイント

胸部の症状・外傷④

失神

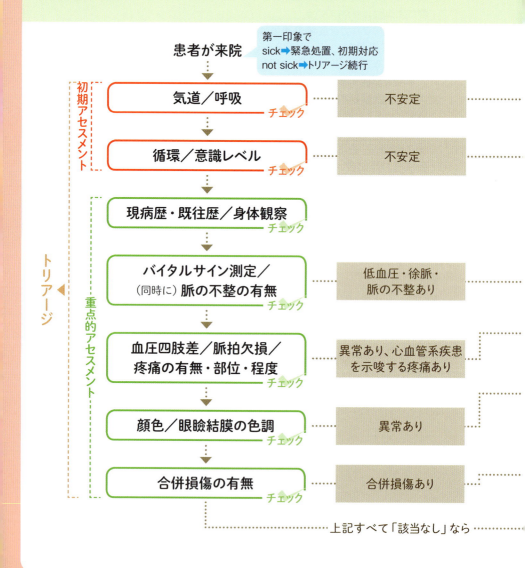

- 失神は、一過性に脳幹網様体や脳全体が虚血状態となることで生じる
- ほとんどの場合、救急外来に来たときには意識レベルが改善しているが、待合室で待機中に再度失神を起こすこともある。看護師の目の届くところでの待機を促す、あるいは観察ベッドでのモニタリングを開始するなどの対応が必要となる
- 本項では、特に危険な心血管性失神についてを述べる

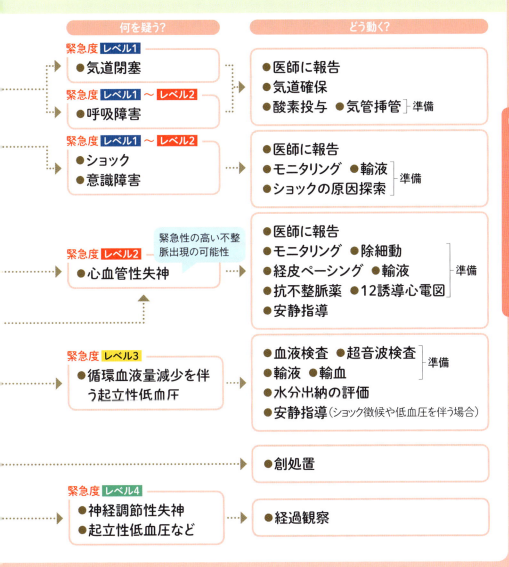

Part 2 ▶ 症状・外傷別 対応のポイント

緊急度の見きわめ
トリアージの視点

見きわめるべき重要な病態

● 心血管性失神　● 循環血液量減少を伴う起立性低血圧

☑ 危険な原因疾患（HEARTS）を疑う視点をもつ

● 心血管性失神の1年後死亡率は18～33％である[1]。

H	heart attack（AMI）	急性心筋梗塞
E	embolism（pulmonary thromboembolism）	肺血栓塞栓症
A	aortic dissection / Aortic Stenosis	大動脈解離、大動脈弁狭窄症
R	rhythm disturbance	不整脈
T	tachycardia（VT）	心室頻拍
S	subarachnoid hemorrhage	くも膜下出血

坂本壮：救急外来ただいま診断中！. 中外医学社, 東京, 2015：34. より引用

☑ 危険な失神に伴う症状を見逃さない

● バイタルサインや問診、身体所見の特徴をおさえておく。

「心血管性失神」の特徴		
バイタルサイン		● 徐脈、頻脈、低血圧、高血圧、頻呼吸
問診	発症の状況	● 明らかな誘因のない発症、労作時や仰臥位の発症 ● 発症時の動悸や胸痛、呼吸困難 ● 突然発症の頭痛や神経学的巣症状
	病歴や家族歴	● 心血管系疾患の既往歴、疑わしい病歴 ● 突然死の家族歴など
身体所見		● ショック徴候 ● 心血管系疾患を疑う所見：脈の不整、血圧の左右差、脈の欠損（四肢や頸部の動脈）など
「循環血液量減少を伴う起立性低血圧」の特徴		
バイタルサイン		● 頻脈、低血圧、頻呼吸
問診		● 消化管出血を疑う病歴：NSAIDsの内服歴、吐血、黒色便など ● 腹腔内出血を疑う病歴：肝硬変や肝細胞がんの既往、動脈瘤の指摘、異所性妊娠の既往、妊娠反応陽性、不正出血など
身体所見		● ショック徴候　● 心窩部痛、腹痛　● 貧血症状（顔色、眼瞼結膜色調など）

重症度の見きわめ

アセスメント

こんなときは医師へ報告

緊急処置の適応となるような症状がある	● バイタルサインの悪化 ● 心血管性失神や循環血液量減少を疑わせる症状がある

☑ 失神の病歴を確認し、緊急性を評価する

- 失神患者の1/4は「気が遠くなった」「めまいがした」「貧血になった」など、失神とは異なる症候により来院する[2]。失神か否かを判断することが重要である。
  - ➡ 目撃者の表現も「急に倒れた」「上を向いて反応が鈍くなった」「けいれんした」など多岐にわたる。

失神かどうかの判断	①突然発症	この3つを満たすのが失神
	②筋緊張の消失（立っていられなくなった）	
	③すみやかで自然な意識の改善	

- 緊急性の評価には「EGSYSスコア」を用いる。
  - ➡ EGSYSスコアで3点以上の場合、危険な心血管性失神の可能性が高いと考えられる。

EGSYSスコアの評価項目	動悸が先行する失神	4点
	心疾患の既往 and/or 心電図異常の指摘	3点
	労作中の失神	3点
	仰臥位での失神	2点
	増悪因子・環境因子（温感、混雑した場所、長時間の立位、恐怖、疼痛、感情）	−1点
	自律神経系の前駆症状（嘔気・嘔吐）	−1点

Del Rosso A, Ungar A, Maggi R, et al. Clinical predictors of cardiac syncope at initial evaluation in patients referred urgently to a general hospital: the EGSYS score. Heart 2008; 94: 1620-1626.

☑ 失神に伴う外傷は、頭部や顔面に好発する

- 失神を起こすと、全脳虚血となり、抗重力筋の緊張が低下して転倒する。そのため、「倒れた」「転んだ」などと訴え、外傷を理由に来院した患者に対しても、問診で「倒れたときの記憶はあるか」「意識はあったか」を患者本人や目撃者に確認する。
  - ➡ 患者本人や目撃者が「覚えていない」「意識がなかった」と答えた場合には、失神があったことを前提に、緊急度を検証する。

失神に伴う外傷の好発部位

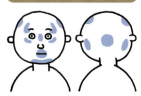

受け身が取れないため、頭部や顔面に好発する

Part 2 ▶ 症状・外傷別 対応のポイント

☑ 失神の分類を想起しながらアセスメントを進める

● 失神の多くは、緊急性が高くない。

➡ 緊急性が高いのは、心血管性失神と循環血液量低下を伴う起立性低血圧である。

分類		原因
心血管性失神	不整脈	徐脈性/頻脈性不整脈、薬剤性不整脈
	器質性心疾患	急性心筋梗塞、肺動脈血栓塞栓症 大動脈解離、大動脈弁狭窄症など
	その他	くも膜下出血
起立性低血圧	一次性自律神経障害	自律神経障害、パーキンソン病など
	二次性自律神経障害	糖尿病、尿毒症、アルコールなど
	薬剤性起立性低血圧	アルコール、降圧薬、利尿薬など
	循環血液量低下	出血、下痢、嘔吐など
神経調節性失神	血管迷走神経反射	神経性ストレス（恐怖、疼痛など）
	状況失神	排尿、排便、咳嗽、食後
	頸動脈洞症候群	髭剃り、きつめの襟元など

Moya A, Sutton R, Ammirati F, et al. Guidelines for the diagnosis and management of syncope (version 2009). *Eur Heart J* 2009; 30: 2631-2671.

☑ 神経調節性失神の場合は生活指導を実施

● 神経調節性失神の場合、必ずしも入院加療を要さない。患者が帰宅となる際には、以下の生活指導を行う。

①前駆症状として嘔気・冷汗・眼前暗黒感などを認めた場合、可能であれば仰臥位に、難しければその場に座り込むよう指導する。

②飲酒や入浴は失神の誘因となる。飲酒後の入浴は控え、しばらくは低温浴や短時間の入浴とするよう指導する。

対象別の注意点

高齢者	● 失神は、大脳全般の低灌流により、脳の自動調節能が障害されることで生じる ➡ 脳は、自動調節能によって灌流圧50〜150mmHg程度に保たれている ● 高齢者は自動調節能が成人と比較し鈍くなっているため、失神の頻度が高くなる
小児	● 小児の失神は頻度が高い ➡ 小児の15〜47%が1度は失神を経験する（思春期に近づくほど高頻度） ➡ 約8割は神経調節性失神だが、まれに心疾患などの重篤な疾患もある[1]

ココだけおさえて　処置とケア

✅ 緊急性の高い疾患の場合

行うこと	ポイントと注意点
12誘導心電図	● 急性心筋梗塞の鑑別には必須の検査 ➡ 医師の診察前に、看護師が心電図検査を実施し、早期診断につなげることもある ● 初回心電図検査によって診断に至る確率は4〜13%[5] ➡ 1回の心電図検査で異常がなかったとしても、症状出現時などに心電図検査を繰り返すこともある
モニタリング	● 心血管性失神や循環血液量減少を伴う起立性低血圧によって、呼吸状態、循環動態に変調をきたす可能性があるため、モニタリングは必須 ➡ 不整脈のモニタリングにも役立つ ● 心電図や血圧、呼吸数などをモニタリングし、異常の早期発見に努める
末梢静脈路確保	● 失神の原因が、心血管性失神でも、循環血液量減少を伴う起立性低血圧でも、末梢静脈路は必要 ➡ 原因検索のために造影CTを施行する可能性も考慮し、耐圧ルートによって末梢静脈路を確保する
除細動準備 抗不整脈薬準備 経皮ペーシング準備	● 心室細動などの致死的不整脈 P.72 、または150回/分以上の頻脈による循環動態悪化が失神の原因である場合 ➡ 電気ショックが第一選択 ● 徐脈に伴い循環動態の悪化をきたす場合 ➡ アトロピン投与の適応 ● 完全房室ブロックやモビッツ型Ⅱ度房室ブロックなどの徐脈が失神の原因である場合 ➡ 経皮的ペーシングの適応となることもある

✅ 事故予防

行うこと	ポイントと注意点
ケア・指導	● 起立時は看護師を呼ぶよう指導する

（望月桂）

文献
1. 坂本壮：救急外来ただいま診断中！. 中外医学社, 東京, 2015：34.
2. Brignole M, Alboni P, Benditt DG, et al. Guidelines on management (diagnosis and treatment) of syncope--update 2004. *Europace* 2004；6 (6)：467-537.
3. 坂本壮：「失神」診断の極意を教えてください. レジデントノート 2018；20 (5)：653-660.
4. 野原隆司編：失神を究める. メジカルビュー社, 東京, 2009：241.
5. 日本循環器学会, 日本救急医学会, 日本小児循環器学会, 他編：失神の診断・治療ガイドライン2012年改訂版. www.j-circ.or.jp/guideline/pdf/JCS2012_inoue_h.pdf (2019.8.2アクセス).

Part 2 ▶ 症状・外傷別 対応のポイント

胸部の症状・外傷⑤

胸部外傷

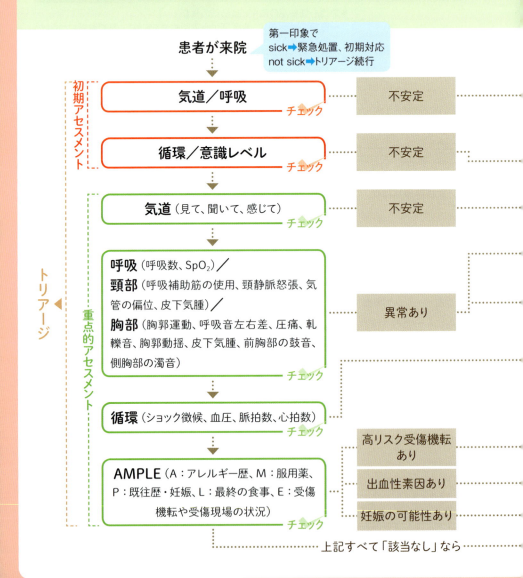

- 胸部の外傷は、呼吸・循環の障害を引き起こしやすい
  → 胸部には、気管や肺などの呼吸器系、心臓や大血管などの循環器系の臓器が位置しているため、胸部外傷は、これらの臓器損傷のリスクを伴うためである
- ショック状態に陥る場合も少なくないため、注意してかかわる

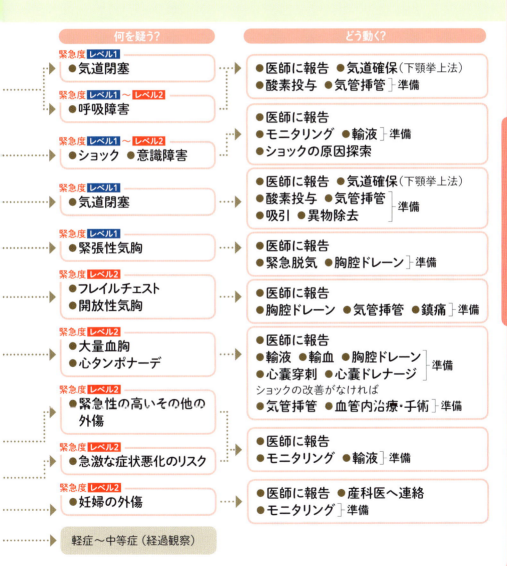

Part 2 ▶ 症状・外傷別 対応のポイント

緊急度の見きわめ　トリアージの視点

見きわめるべき重要な病態

● 気道閉塞　● 呼吸不全　● ショック

☑「ABCDEアプローチ」が最優先

● 生理的な機能に基づくABCDEアプローチを優先し、緊急性を判断する。

● バイタルサインや頸部・胸部の観察から緊急性の高い胸部外傷の有無を評価する。

観察のポイント		問題となる身体所見	予測される問題
気道	気道の開通性「見て」「聞いて」「感じて」	● 発語困難　　● 嗄声、いびき音、ゴロゴロ音 ● 聴診器を当てずに聞こえる気道狭窄音 ● 空気の出入りを感じない ● 気道緊急：無反応、無呼吸、瀕死の呼吸状態など、ただちに気道確保を要する状態[1]	● 顔面や頸部、胸部の外傷に伴う気道閉塞 ● 気道異物（血液、歯牙、吐物など） ● 意識レベル低下による舌根沈下 ● 不適切な頸部固定
呼吸	呼吸数 SpO$_2$	● 頻呼吸、徐呼吸　　● 低酸素状態	● 気道開通性や呼吸状態の異常 ● ショック　　● 呼吸中枢の障害
	視診	● 呼吸補助筋の使用	● 気道開通性や呼吸状態の異常 ● 低酸素状態
		● 胸郭運動の異常	● 横隔膜損傷　　● 血気胸 ● 開放性気胸、緊張性気胸 ● 肋骨骨折などによる疼痛 ● 脳幹損傷やショックに伴う呼吸中枢の障害 ● 頸髄損傷　　● フレイルチェスト
	聴診	● 呼吸音の左右差	● フレイルチェスト　　● 横隔膜損傷 ● 大量血胸　● 誤嚥　● 無気肺 ● 緊張性気胸、開放性気胸 ● 外傷後の肺水腫、肺挫傷
	触診	● 圧痛　● 軋轢音　● 胸郭の動揺	● フレイルチェスト　　● 肋骨骨折
		● 頸部や胸部の皮下気腫	● 気管・気管支損傷 ● 緊張性気胸、開放性気胸
	打診	● 前胸部の鼓音	● 緊張性気胸、開放性気胸
		● 側胸部の濁音	● 大量血胸
循環	血圧 脈拍数 視診 触診	● 低血圧、頻脈 ● ショック徴候：湿潤、冷感、脈拍触知微弱、虚脱症状、呼吸不全	● ショック 　➡ 頸髄損傷による神経原性ショックや、心損傷などによる心原性ショックの場合は、頻脈とならないこともある

86

| 重症度の見きわめ | # アセスメント |

こんなときは医師へ報告

緊急手術の適応と なるような症状がある	●致死的な胸部外傷（TAFXXX）を示唆する症状を有する ・心タンポナーデ　・気道閉塞　・フレイルチェスト ・開放性気胸、緊張性気胸　・大量血胸
予後不良を 思わせる症状がある	●呼吸状態不良 ●ショック徴候

☑ 身体所見から致死的な胸部外傷の有無を評価する

●TAFXXX[2]（致死的な胸部外傷）は身体所見から判断することが可能である。

	病態	特徴的な身体所見	処置
T	心タンポナーデ cardiac tamponade	●ベックの3徴候（Beck's triad） ➡頸静脈怒張、血圧低下、心音減弱 ●ショック徴候 ➡心外閉塞・拘束性ショック ➡鈍的心損傷により心原性ショックとなることもある	●心嚢穿刺 ●心嚢ドレナージ ●止血
A	気道閉塞 airway obstruction	●発語がない ●気道を「見て、聞いて、感じて」評価し、気道の開通性が保持されていない	●用手的気道確保 （下顎挙上法） ●確実な気道確保
F	肺挫傷を伴う フレイルチェスト flail chest	●奇異呼吸 ●フレイルセグメント：連続性の喪失	●確実な気道確保 ●陽圧補助換気（侵 襲的、非侵襲的）
X	開放性気胸 open pneumothorax	●胸壁開放創　●胸腔と体外との交通 ●胸部吸込創（Sucking chest wound）：開放創が大きくないとき、吸気時に創から血液と空気が胸腔内に吸い込まれる現象 ●患側の呼吸音減弱　●打診上鼓音	●胸腔ドレナージ ●胸腔ドレナージ後の 創閉鎖
X	緊張性気胸 tension pneumothorax	●頸静脈怒張　●気管の健側への偏位 ●頸部や胸部の皮下気腫　●胸郭運動の左右差 ●患側の呼吸音減弱　●打診上鼓音 ●ショック徴候（心外閉塞・拘束性ショック）	●胸腔穿刺 ●胸腔ドレナージ
X	大量血胸 massive hemothorax	●患側の呼吸音減弱　●打診上濁音 ●ショック徴候（循環血液量減少性ショック）	●胸腔ドレナージ ●止血

Part
2

胸部外傷

Part 2 ▶ 症状・外傷別 対応のポイント

☑️ 臨床的に問題となる胸部外傷の有無も評価する

- 臨床的に問題となる胸部外傷（PATBEDXX）[2]の可能性も想起する。

	PATBEDXX	特徴的な所見	治療
P	肺挫傷 pulmonary contusion	● X線画像で、肺の区域に従わない境界不明瞭な斑状、網状陰影、あるいは腫瘤様高濃度陰影 ➡️ 初期には異常陰影がないこともある	● 必要時、酸素投与 ● 不十分であれば人工呼吸管理
A	胸部大動脈損傷 aortic rupture	● 低血圧　● 両上肢の血圧左右差 ● 心タンポナーデを疑う三徴（頸静脈怒張、奇脈、心音微弱） ● 上肢と下肢の収縮期血圧の逆転　● 大量血胸 ● 胸郭出口の拡大する血腫 ● 胸部のシートベルトサイン	● 緊急開胸術
T	気管気管支破裂 tracheobronchial rupture	● 広範な皮下気腫や縦隔気腫 ● 虚脱の改善しない気胸と持続的空気漏出	● 損傷部の末梢への気管チューブ挿入（気管支鏡を用いて誘導することが安全） ● 呼吸状態を維持できなければECMO
B	鈍的心損傷 blunt cardiac contusion	● 12誘導心電図で、多発する心室期外収縮、洞性頻脈、心房細動、右脚ブロック、ST変化など ● トロポニンIの上昇　● 中心静脈圧の上昇 ● 他に明らかな原因のない低血圧	● 不整脈や心不全に対する治療 ● 必要時、外科的治療
E	食道破裂 esophageal rupture	● 嚥下困難　● 背部痛　● 吐血　● 口腔咽頭出血 ● 皮下気腫　● 縦隔気腫　● 血気胸　● 膿胸 ● 縦隔膿瘍の徴候	● 外科的治療 ● 胸腔・縦隔ドレナージ
D	横隔膜破裂 diaphragmatic rupture	● 横隔膜ヘルニアに伴う閉塞性循環不全 ● 消化管通過障害	● 必要時、外科的治療
X	気胸 pneumothorax	● 患側の呼吸音減弱　● 打診上の鼓音 ● 皮下気腫	● 胸腔ドレナージ
X	血胸 hemothorax	● 患側の呼吸音減弱　● 打診上の濁音	● 胸腔ドレナージ ● 適応時、外科的治療

対象別の注意点

乳児	● 鼻呼吸主体のため、血液などで鼻腔が閉塞し、気道閉塞症状を呈することがある
小児	● 後頭部が突出しているため、前屈位による気道閉塞をきたしやすい ➡️ 正中中間位を保ちながらタオルなどを肩〜後頸部に入れ、気道確保を図る ✕ 前屈位　　　◯ 気道確保の姿勢
出血傾向あり	● 軽微な胸部外傷でも止血が困難となり、容易に循環血液量減少性ショックに陥る ➡️ 重症化するリスクを考慮して、緊急度は高めに判定する
高齢者	● 呼吸機能の低下などにより、軽微な胸部外傷でも致死的となることがある

ココだけおさえて　処置とケア

☑ TAFXXXの場合

行うこと	ポイントと注意点
用手的気道確保	●気道閉塞を示唆する症状あり：用手的気道確保を実施し、気道の開通性を再度評価 ●頸椎の評価が不十分：頸椎の動揺を最小限に抑えるため、下顎挙上法を選択する ●用手的気道確保は一時的な蘇生処置 　➡確実な気道確保が必要となる可能性が高いため、気管挿管や輪状甲状靱帯切開の準備をしておく 【下顎挙上法】
酸素投与	●高エネルギー受傷機転 P.11 による胸部外傷患者や低酸素状態の患者には、高濃度酸素投与（100%10～15Lリザーバ付酸素マスク）を行う
末梢静脈路確保採血	●高エネルギー受傷機転 P.11 による胸部外傷患者やショック徴候のある患者には、ただちに末梢静脈路確保を行い、初期輸液療法を開始する ●緊急輸血の可能性に備え、血液型やクロスマッチなどの採血も準備
検査	●外傷初期診療におけるprimary surveyではFAST、X線検査が必要 　➡致死的な胸部外傷の診断のため、医師の診察開始後、迅速に準備する
胸腔穿刺胸腔ドレナージ	●緊張性気胸：一刻を争う病態。緊急脱気目的で胸腔穿刺を実施 ●開放性気胸、緊張性気胸、大量血胸：胸腔ドレナージが必要 　➡第5肋間中腋窩線より穿刺するため、患側の上肢を挙上する ●大量血胸：ドレナージされる血液の量や時間によって治療方針が左右されるため、継時的に排液量を確認する 　➡①胸腔ドレナージ施行時1,000mL以上の血液を吸引、②胸腔ドレナージ開始後1時間で1,500mL以上の血液を吸引、③2～4時間で200mL/時以上の出血の持続、④持続する輸血が必要な場合は開胸術の適応[2]
心嚢穿刺心嚢ドレナージ	●心嚢穿刺や心嚢ドレナージは一時的な症状改善のために実施 　➡心タンポナーデの原因となる心損傷に対しては、ただちに手術療法の準備
創処置	●外出血：止血処置を実施 ●開放性気胸による胸部吸込創：脱気前に閉鎖すると緊張性気胸を助長するため、胸腔ドレーン挿入前の創閉鎖は行わない
鎮痛	●フレイルチェスト：胸郭運動のたびに肋骨がずれ、強く痛む 　➡痛みによる換気障害が生じうる。気道・呼吸の管理を行いながら鎮痛薬を静注
不安の軽減	●胸部外傷を負うと、患者の不安が強くなりやすい 　➡呼吸困難を伴う場合、さらに不安が増強し、呼吸状態悪化を招きかねないため、不安軽減を図る看護ケアを実践する

（望月桂）

文献
1. 日本救急看護学会監修：外傷初期看護ガイドライン 改訂第4版. へるす出版, 東京, 2018.
2. 日本外傷学会, 日本救急医学会監修：外傷初期診療ガイドライン 改訂第5版. へるす出版, 東京, 2016：80.
3. 日本外傷学会監修：外傷専門診療ガイドライン 改訂第2版. へるす出版, 東京, 2018.

Part 2 ▶ 症状・外傷別 対応のポイント

胸部の症状・外傷⑥

呼吸困難

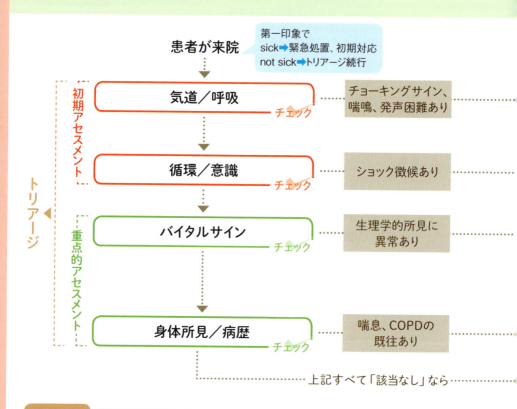

アドバイス
心停止を引き起こさない！

- 呼吸困難が急速に進むと、「呼吸停止」から「心停止」に至る場合がある。患者の呼吸状態や呼吸困難の程度、随伴症状などから、緊急度や重症度を見きわめ、どのような処置が必要かを冷静に判断しなければならない
- 呼吸困難の看護とケアは、原因や患者の病態・症状に応じて適切に行うことが重要である

- 呼吸困難は、化学的刺激や神経刺激、機械的刺激、情動不安などによって生じる「呼吸をする際に感じる不快感や努力感」の総称である
- 呼吸困難の表現は多様で、個人差がある。「息苦しい」だけでなく「動くと息苦しい」「喉が詰まる感じ」「空気が足りない」「息が吸えない」などと訴えることがある
- 呼吸不全がないのに呼吸困難が生じることはまれではない。患者が息苦しいと感じているならば何らかの対処が必要であり、呼吸器疾患に限定した臨床推論は禁忌である

何を疑う？	どう動く？

緊急度 レベル1 〜 レベル2
- 気道閉塞
- 呼吸不全
- ショック
- 意識障害

- 医師に報告
- 気道確保 ●CPR（心肺蘇生）
- 酸素投与 ┐準備
- 静脈路確保 ┘

緊急度 レベル2
- 急性喉頭蓋炎
- 緊張性気胸
- 肺塞栓症
- 急性冠症候群

- 医師に報告
- 気道確保 ●酸素投与 ┐
- 静脈路確保 ├準備
- 12誘導心電図 │
- 緊急脱気 ┘

緊急度 レベル3
- 喘息発作
- COPD急性増悪

- 医師に報告
- 吸入薬 ┐準備
- 体位管理（安楽な体位）

緊急度 レベル4
- COPD（診断前）
- 気管支喘息（非発作時）
- 慢性心不全
- 過換気症候群など

- 医師に報告

参考：酸素投与法と酸素濃度

投与法	経鼻カニューレ				酸素マスク			リザーバー付き酸素マスク		
酸素流量（L/分）	1	2	3	4	5	6	7	8	9	10
F_IO_2（%）	0.24	0.28	0.32	0.36	0.45	0.55	0.65	0.80	0.90	0.99

Part 2 症状・外傷別 対応のポイント

Part 2 ▶ 症状・外傷別 対応のポイント

緊急度の見きわめ # トリアージの視点

見きわめるべき重要な病態

- ●意識障害 ●呼吸停止 ●上気道閉塞・狭窄
- ●低酸素血症 ●ショック など

☑呼吸困難からの意識障害は、緊急度・重症度が高い

- ●低酸素血症やアシドーシスなどは意識障害を引き起こす P.22 。
- ●患者に声をかけ、不穏・錯乱状態にないか反応を確認する。
  - ➡反応がなければ、呼吸停止や死戦期呼吸を迅速に判断し、救急蘇生を実施する。

意識障害を疑う目安

PaO₂	30～40mmHg以下
PaCO₂	80～100mmHg以上
Hb	3～5g/dL以下
収縮期血圧	50～70mmHg
血糖値	50mg/dL以下、500mg/dL以上

☑上気道閉塞は緊急度が高い

- ●口腔・咽頭・喉頭に異物がないか様子や訴え（チョーキングサイン P.60 や喘鳴、発声困難など）から判断し、聴診で咽頭部狭窄音（喘鳴）を確認する。
  - ➡上気道狭窄では吸気時、下気道狭窄では呼気時の喘鳴をきたしやすい。
- ●小児や高齢者は、気道異物の頻度が高い。
  - ➡食事中の発症が多いが、玩具誤嚥や異食などもある。同伴者や目撃者からの情報収集も重要となる。
- ●異物があれば除去する。アナフィラキシーや急性喉頭蓋炎などによる上気道閉塞を疑う場合は、できる限り気道を確保し、医師へ報告する P.58 。
- ●アドレナリンの投与や外科的気道確保も視野に入れた準備を行う。

☑循環器系の疾患も想起する

- ●呼吸回数や呼吸深度、呼吸パターン、胸郭の動きなどを観察する。
- ●チアノーゼや末梢冷感、湿潤などのショック徴候を見逃さない P.222 。
- ●経時的な呼吸状態の観察が必要である。

重症度の見きわめ アセスメント

こんなときは医師へ報告

緊急処置の適応となるような症状がある	・上気道閉塞や狭窄を示唆する場合 ・SpO_2が90%未満の場合 ・ショック徴候ならびに不整脈や徐脈を認めた場合 ・意識障害がある場合

☑ 呼吸困難を引き起こす病態は、多岐にわたる

- 気道系・呼吸器系・循環器系・その他と分けて考える。

分類	緊急	準緊急～低緊急
A：気道系	気道異物 アナフィラキシー 急性喉頭蓋炎	扁桃炎 声門機能不全
B：呼吸器系	喘息（致死的・大発作） 緊張性気胸 COPD急性増悪	喘息（中発作） 気胸 肺炎 胸膜炎
C：循環器系	急性心不全 肺血栓塞栓症 急性冠症候群	慢性心不全 心膜炎
その他	糖尿病性ケトアシドーシス 腎不全 中毒、過換気症候群	貧血 腹水貯留 甲状腺機能異常

原因病態の頻度と重症度

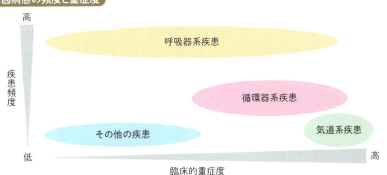

Part 2 ▶ 症状・外傷別 対応のポイント

☑ 発症経過は、原因の推測に有用

● 呼吸困難の発症経過（突然発症か、急に悪化したか、徐々に悪化したか）は、原因の推測に役立つため、問診で確認する。

分類	突発性、発作性	急性	慢性、急性増悪
A：気道系	気道異物 アナフィラキシー	急性喉頭蓋炎	―
B：呼吸器系	緊張性気胸 喘息（大発作）	ARDS 肺炎	COPD急性増悪
C：循環器系	肺血栓塞栓症	急性冠症候群 急性心不全	―
その他	過換気症候群 不安神経症	―	ケトアシドーシス 甲状腺機能亢進症 貧血

☑ 随伴症状も、原因の推測には欠かせない

● 発症経過と随伴症状を組み合わせると、ある程度、原因疾患を絞り込める。

視診	頸静脈の怒張		副雑音あり	心不全、ARDS
			副雑音なし	緊張性気胸、心タンポナーデ、急性肺血栓塞栓症
	蕁麻疹、口唇の腫脹、紅潮			アナフィラキシー
聴診	呼吸音減弱・消失、左右差			COPD、重症喘息、胸水、血気胸、緊張性気胸
	吸気性喘鳴			上気道閉塞
	副雑音	wheeze（細気管支狭窄）		気管支喘息、細気管支炎
		rhonchi（太気管支狭窄）		舌根沈下、痰貯留、気道異物
		fine crackles（捻髪音）		間質性肺炎、肺線維症
		coarse crackles（水泡音）		肺水腫
	胸膜摩擦音			胸膜炎
触診	皮下気腫			緊張性気胸、気道損傷
	浮腫			うっ血性心不全
	橈骨動脈微弱、低血圧			肺血栓塞栓症、心不全、敗血症
打診	鼓音			緊張性気胸、気胸、肺気腫
	濁音			血胸、胸水、無気肺　※左右差に注意
その他	前胸痛			急性冠症候群、肺血栓塞栓症
	咳・痰・発熱			肺炎、COPD急性増悪
	起坐呼吸、夜間呼吸困難			心不全、気管支喘息
	ピンク色泡沫状痰			心不全、肺水腫
	咽頭痛			急性喉頭蓋炎

| ココだけおさえて | 処置とケア |

✅ 適切な気道・呼吸管理がカギ

行うこと	ポイントと注意点	
気道確保 酸素投与	● 気道閉塞があると酸素の取り込みや二酸化炭素の排出が障害されるため、低酸素血症・高二酸化炭素血症となり、意識障害やチアノーゼ、血圧低下、瞳孔拡大、けいれん、呼吸停止、心停止といった切迫した状態となる ● 呼吸状態を観察すると同時に酸素化を測定し、換気状態を確認する	
	上気道閉塞 を疑う場合	● アナフィラキシーによる気道狭窄にはアドレナリン投与 ● 気道内異物があれば吸引やハイムリック法、背部叩打法による除去を試み、マギール鉗子による除去を検討する ● 上気道の異物が除去できない場合に備え、輪状甲状間膜穿刺や気管切開など外科的気道確保の準備をする
	意識がある 場合	● 適切な酸素濃度と$PaCO_2$上昇の危険性を考慮し、酸素投与を実施
	意識がない 場合	● バッグバルブマスクによる補助換気を開始し、気管挿管の準備をする ➡ 気管挿管の適応 ・換気不十分 ・酸素化不十分 ・呼吸不全（$PaO_2<70mmHg$、$PaCO_2>60mmHg$） ・呼吸数30回/分以上 ・過剰な呼吸努力・気道確保（GCS 8点以下、口腔出血、吐血）
体位管理	● 安楽な体位がとれるように調整する	

Part 2 呼吸困難

水平位

● 肩の下に枕を入れると頸部が伸び、舌根沈下による気道閉塞が緩和され、気道確保につながる

起座位

● 横隔膜の圧迫を除去するとともに、肺の伸展運動を促して呼吸を楽にする
● 下肢への血流量を増大させ、うっ血を軽減する

ファーラー位

● 腹壁の緊張を和らげる
● 腹水など横隔膜や肺の拡張を阻害する疾患に有効である

（山浦章平）

文献
1. 日本内科学会：内科救急診療指針. 日本内科学会、東京、2011：42-51.
2. 田中和豊：問題解決型 救急初期診療 第2版. 医学書院、東京、2011：261-273.

Part 2 ▶ 症状・外傷別 対応のポイント

胸部の症状・外傷⑦

喀血

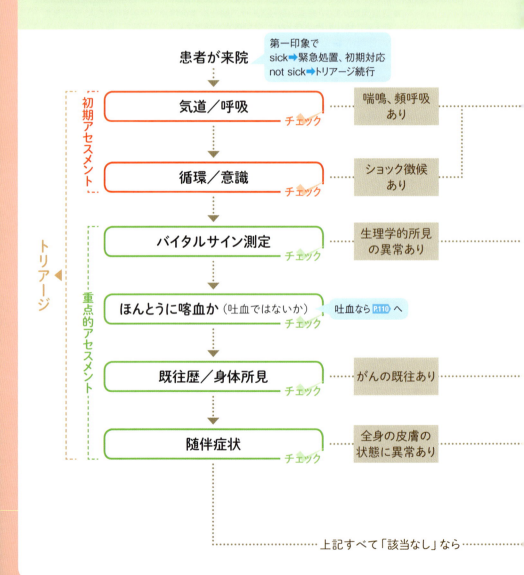

- 喀血は、咽頭より下位の気道（気管支〜肺胞）からの出血である
- 血痰（喀痰に血液が混じった状態）は、喀血の前駆症状として出現することもあるが、そのほとんどが出血量もわずかで、軽症である場合が多い

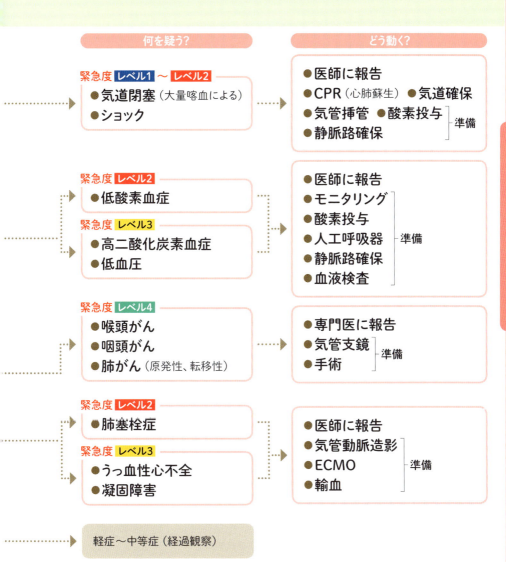

Part 2 ▶ 症状・外傷別 対応のポイント

緊急度の見きわめ
トリアージの視点

見きわめるべき重要な病態

● 気道閉塞 ● 大量喀血 ● ショック など

☑「標準感染予防策＋結核」を念頭に置く

● 血液・飛沫物への曝露や飛沫感染を防ぐため、個人防護具（マスク・エプロン・ゴーグル・手袋など）を装着して対応する。

● 結核の場合、隔離など個室対応を要する場合もあることも念頭に置く。

☑ 気道閉塞をきたす大量喀血は、重症度も緊急度も高い

● 大量喀血の死亡率は50％と高く、致命的なので対応を急ぐ必要がある P.58 。

➡ 大量喀血に至るのは1.5％

● 喀血が持続すると、大量喀血に至る可能性もあることを念頭に置く。

➡ 1日あたり600mLは重症、1日あたり15〜30mLは軽症とされる。

喀血量のめやす

少量	ティッシュペーパーに付着する程度
中等量 （軽症）	コップ1杯程度
大量 （重症）	洗面器1杯程度（400〜600mL/日）

☑ 大量喀血では、気道の評価と確保が最優先

● 大量喀血の責任血管は90％以上が気管支動脈である。喀血が肺胞内や気道に流入すると、ガス交換能の障害やショックが生じる P.222 。

➡ 低酸素と頻脈が強くても、不穏状態から高血圧となる場合が多い。

➡ 最初から低血圧を呈している場合は、肺炎や肺膿瘍による敗血症、僧帽弁膜症による心不全、消化管出血による吐血などの合併を疑う。

評価項目	みるべきこと	
A：気道	● 喀血が持続しているか ● 自己喀出ができているか	● 口腔内に血液の貯留があるか ● 喘鳴が聴こえるか
B：呼吸	● 呼吸が促迫していないか ● 呼吸補助筋を使った努力呼吸を呈していないか	● チアノーゼの出現はないか
C：循環	● 末梢冷感や湿潤はないか ● 顔面蒼白はないか	● 橈骨動脈は触知できるか、強さはどの程度か
D：意識	● 不穏状態か	● 虚脱症状がないか

| 重症度の見きわめ | # アセスメント |

こんなときは医師へ報告

| 緊急処置の適応となるような症状がある | ● 喀血が持続している場合
● 呼吸障害を認める場合
● 循環動態が不安定な場合 |

☑ 喀血の原因は、呼吸器疾患だけではない

● 喀血の原因は、呼吸器疾患、循環器疾患、外因性などさまざまである。
● 救急隊や前医、本人や家族などからの情報収集が、スムーズな治療のカギとなる。
  ➡ 喀血の発症機序である、①損傷（外傷、異物、医原性）、②炎症、③腫瘍、④出血性素因の有無を確認する。

呼吸器系	● 気管支や肺胞などが、何らかの原因で損傷し、出血する ➡ 例：気管支炎、肺がん、肺結核など
循環器系	● 気管支動脈や肺動脈が、肺静脈への血流の貯留や血栓によって詰まり、肺野に血液が漏れ出る ➡ 例：心不全など
外因性	● 気管支や肺胞が損傷し、出血する ➡ 例：外傷

☑ 喀血と吐血の見きわめが重要

● 既往歴や身体所見、排出物の色調や性状から、喀血と吐血 P.110 を鑑別する。
  ➡ 気道が確保されていれば、鼻出血や上部消化管出血を喀血と誤ることがある。嚥下した喀血を嘔吐したものを、吐血と誤ることもある。

鑑別のポイント	喀血	吐血
排出方法	咳嗽による（主に肺からの出血）	嘔吐による（主に消化管からの出血）
性状	泡沫様、痰の混入あり	塊様、血塊や食物残渣の混入あり
色調	多くは鮮紅色	暗赤色、茶褐色、黒色（コーヒー残渣様）
性質	中性～アルカリ性	酸性
出血後の状態	血痰がみられる	タール便がみられる

Part
2

喀
血

Part 2 ▶ 症状・外傷別 対応のポイント

☑ 身体所見や既往歴から、危険な原因疾患を見抜く

- 既往歴や基礎疾患、治療歴なども、原因鑑別に必要な情報である。

部位	原因となる疾患・病態	既往歴	自覚症状、身体所見
上気道	● 上気道炎：咽頭炎、喉頭炎 ● 鼻出血 ● 歯肉出血	● 線状の血液が混じった血痰 ● 鼻出血の誤嚥 ● 歯科治療	● 発熱、扁桃腺腫脹 ● 鼻腔出血 ● 口腔出血
下気道 〜肺胞	● 気管支炎、肺炎 ● 気管支拡張症 ● 肺結核、非定型型抗酸菌症 ● 肺アスペルギルス症 ● 肺膿瘍	● 線状の血液が混じった血痰 ● 居住歴（結核罹患率の高い地域） ● 職業歴（工業地帯など）	● 急性の発熱、咳 ● るいそう ● coarse crackles ● 片方の呼吸音消失
異物 外傷	● 異物誤飲 ● 気道外傷：気道損傷 ● 肺挫傷	● 認知機能の低下 ● 外傷、胸部打撲	● 喘鳴 ● 局所疼痛、打撲痕、皮下出血
循環器系	● 肺塞栓 ● 胸部大動脈瘤破裂 ● 左心不全：うっ血性 ● 僧房弁狭窄症：肺静脈圧上昇 ● 肺動静脈奇形、気管動脈瘻 ● 気管粘膜下毛細血管拡張症	● 意識障害（低酸素血症） ● 突然発症の胸痛 ● 易疲労感 ● 労作時呼吸困難 ● 起座呼吸	● チアノーゼ、下肢腫脹 ● 上肢血圧の左右差 ● 下腿浮腫 ● 拡張期心雑音 ● I音III音亢進 ● 毛細血管拡張
凝固障害	● 抗血小板薬 ● 抗凝固薬 ● 肝硬変 ● DIC（播種性血管内凝固症候群） ● 血小板機能障害	● アスピリン、クロピドグレル、ワルファリンカリウムなど ● ウイルス性肝炎の既往 ● アルコール摂取歴 ● 治療中の基礎疾患	● 皮下出血斑 ● 皮膚紫斑 ● 皮膚黄染、黄疸 ● 点状出血
がん	● 肺がん（原発性、転移性） ● 咽頭がん、喉頭がん ● 白血病治療：肺胞出血	● 40歳以上 ● 喫煙歴 ● 原発巣の存在 ● 骨髄移植や化学療法中	● 繰り返す血痰 ● 大量喀血
その他	● 寄生虫：肺吸虫症 ● 医原性：気管支鏡、カテーテルなど ● コカイン吸入	● 海外渡航歴・居住歴 ● 気管支鏡検査後	● 喀血、発熱、気胸、胸水 ● 気道粘膜びらん ● 毛細血管拡張所見

ココだけおさえて　処置とケア

☑ 呼吸・循環動態の安定化

行うこと	ポイントと注意点
気道確保	●頭部後屈あご先挙上法による気道確保を実施 ●気道閉塞の危険性がある場合や、急速に低酸素が進行する場合は気管挿管を実施 ➡気管支鏡による治療を行うため8mm以上の気管チューブを選択
酸素投与	●酸素化能に応じて酸素投与方法を検討 ➡経鼻カニューレ、酸素マスク、リザーバー付き酸素マスク P.91 ●換気不全を認める場合は、バッグバルブマスクによる補助換気を実施
静脈路確保	●細胞外液（生理食塩液、リンゲル液）を選択 ●20G以上の太い留置針で2ルート確保

☑ 健側肺の保護

行うこと	ポイントと注意点
体位管理	●全身状態が許せば、患側肺を下にした側臥位を実施 ➡健側肺への血液の流れ込みを抑える ●出血側が不明、あるいは患者が望むなら座位を継続 ➡仰臥位や頭低位では、凝血塊により気道閉塞をきたす危険性がある
人工呼吸管理	●気管挿管されている場合は、気管支鏡ガイド下で、健側に片側挿管し、分離肺換気を実施

☑ 出血のコントロール

行うこと	ポイントと注意点
薬剤投与	●不穏状態にあり、血圧が上昇している場合：鎮静薬を使用 ●ワルファリンカリウム服用などで凝固障害がある場合：凍結血漿やビタミンKの投与 ●原疾患にかかわらず、感染により喀血が誘発される場合：広域スペクトルの抗菌薬を投与
気管支動脈塞栓	●大量喀血や呼吸不全を伴う場合は第一選択 ➡血管増生、拡張、濃染、動脈瘤などの所見を目標に出血部位を推定し、ゼラチンスポンジやコイルなどで塞栓する方法
感染防御	●多量の血液を浴びる危険性があるため、マスク・ゴーグルなどの個人防護具を装着

（山浦章平）

文献
1. 樫山鉄也,清水敬樹編：ER実践ハンドブック. 羊土社,東京,2015：62-63.
2. 日本内科学会：内科救急診療指針. 日本内科学会,東京,2011：42-51.
3. 田中和豊：問題解決型 救急初期診療 第2版. 医学書院,東京,2011：255-260.

Part 2　喀血

Part 2 ▶ 症状・外傷別 対応のポイント

腹部の症状・外傷①

腹痛

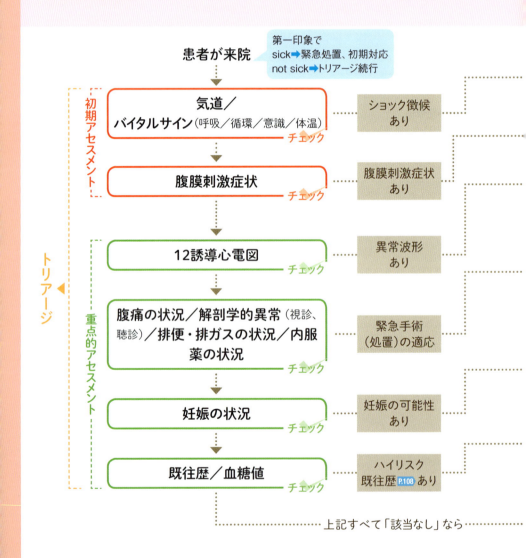

- 腹痛は、消化器系疾患だけでなく心血管系、婦人科系、泌尿器科系、糖尿病系疾患などでも生じる
- 腹痛があるときは、解剖学的に（臓器の位置で）原因を考えるが、心筋梗塞と虫垂炎が落とし穴になる

何を疑う?

緊急度 レベル1 ～ レベル2
- 出血性ショック

緊急度 レベル2
- 腹膜炎

緊急度 レベル2
- 心筋梗塞

緊急度 レベル2
- AAA（腹部大動脈瘤）破裂
- 肝細胞がん破裂 ● 腸管虚血
- 重症急性膵炎 ● 精巣・卵巣捻転
- 絞扼性イレウス ● 消化管穿孔
- AOSC（急性閉塞性化膿性胆管炎）

緊急度 レベル2
- 子宮外妊娠破裂
- 常位胎盤早期剥離

緊急度 レベル3
- 糖尿病性ケトアシドーシス
- 腹膜炎のない虫垂炎
- 胆管・尿管結石

緊急度 レベル4
- 虫垂炎 ● 急性膵炎
- 胆石・胆嚢炎 ● 胃十二指腸潰瘍
- 胃腸炎など

どう動く?

- 医師に報告
- 酸素投与 ● 静脈路確保 ┐
- モニター心電図 ├ 準備
- 超音波検査 ┘

- 医師に報告
- 腹部超音波 ● 造影CT ┐
- 手術 ┘ 準備

- 医師に報告
- 静脈路確保 ● 血管造影 ┤準備

- 医師に報告
- 腹部超音波 ● 造影CT ┐
- 腹部X線 │
- 手術 ● IVR（透視下治療）├ 準備
- カテーテル塞栓術 ┘

- 医師に報告
- 腹部超音波 ● 造影CT ┐
- 腹部X線 ● 手術 ┘ 準備

- 医師に報告
- 輸液 ● インスリン ┐
- 抗菌薬 ● 内視鏡 ┘ 準備

- 医師に報告

Part 2 症状・外傷別 対応のポイント

Part 2 ▶ 症状・外傷別 対応のポイント

緊急度の見きわめ　トリアージの視点

見きわめるべき重要な病態
- ショック（血管・臓器の破裂など）
- 腹膜炎（消化管穿孔、虫垂炎など）
- 心筋梗塞 など

☑ 循環血液量減少性ショックを示す徴候を見逃さない

- AAA（腹部大動脈瘤）破裂、肝細胞がん破裂、子宮外妊娠による卵管破裂、常位胎盤早期剥離、急性膵炎などでは、大量出血や、相対的な脱水による循環血液量減少が生じる。
- ➡ 初回接触時、徴候からショックの存在を認知する P.232 。

評価項目	みるべきこと
ショック徴候	● 顔面・皮膚蒼白　● 不穏　● うつろな表情　● 無関心 ● 反応性の低下　● 皮膚冷感・湿潤　● 弱く速い脈拍　● 頻呼吸

☑ 高齢者の場合は、心筋梗塞に注意する

- 突然発症し、6時間以上続く腹痛は、緊急度の高い疾患（裂ける・破れる・詰まる・ねじれる）を想起する。
- 高齢者の場合、疼痛閾値が上昇しており、疼痛を自覚しない場合がある。腹痛を訴える高齢者に対しては、必ず心筋梗塞の評価（12誘導心電図におけるST変化、超音波検査）を行う P.64 。
- ➡「胃痛で来院した高齢者が、じつは心筋梗塞だった」こともある。

心筋梗塞によるST変化

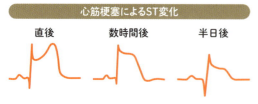

直後　　数時間後　　半日後

ST上昇が心筋梗塞の特徴とされる（STEMI）が、ST上昇がみられない心筋梗塞（NSTEMI）もある

心筋梗塞の超音波所見

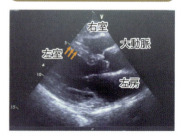

前下降枝の閉塞による、心室中隔（矢印部分）の壁運動の低下がみられる

☑ 腹膜刺激症状を見逃さない

● 腹膜刺激症状は、腹部付近の臓器の炎症が、腹壁および臓側腹膜・腸間膜などに波及し、体性知覚神経を刺激して生じる。腹部全体が揺さぶられると痛みが増強することを理解しておく。

➡ そろそろと歩く様子や、咳嗽時に腹部をかばう様子は、腹膜刺激症状による腹痛を反映している。

評価項目	みるべきこと・注意点
硬さ・膨隆	● 腹壁の筋性防御（板状硬）、進行する腹部の膨隆を観察する ➡ 反跳痛（ブルンベルグ徴候）による診察は患者の苦痛が強いため、トリアージでは歩行時や咳嗽時に痛みが増強するか確認できればよい
カーネット徴候	● 仰臥位で、検者の手を疼痛最強点に置いたまま、頭部・肩を挙上させ、腹部圧痛が増強するか観察する ➡ カーネット徴候は、腹痛の原因が腹壁（腹筋・皮膚など）にあることを意味する ➡ 虫垂炎など重篤な腹腔内の疾患を除外できる 最も痛む部位に手を置く　　首・肩を挙げる 痛みが増したら腹壁が原因

Part 2 腹痛

対象別の注意点

高齢者	● 胆道疾患、イレウス、がんによる腹痛が多い ● 虫垂炎が重篤化しやすいため注意する ● 加齢により疼痛の閾値が上がることを考慮しておく
小児	● 虫垂炎、精巣捻転（男児）、便秘による腹痛が多い
女性	● 妊娠前期（～13週6日）では子宮外妊娠、妊娠後期（28週～）では常位胎盤早期剥離を想起する ● 妊娠の可能性などの情報収集では、プライバシーに配慮しつつ「最終月経と性交渉歴」を確認する
手術・治療の既往あり	● 腹部の手術部位に線維組織が癒着し、イレウスを生じる ● 胆管ステント挿入後に胆管閉塞を生じる
精神疾患、アルコール多飲	● 疼痛の閾値が上がることを考慮しておく

Part 2 ▶ 症状・外傷別 対応のポイント

重症度の見きわめ # アセスメント

こんなときは医師へ報告

ショック徴候がある	●心筋梗塞（心原性ショック P.226 ） ●腹膜炎（敗血症性ショック P.238 ） ●腹部大動脈瘤破裂／子宮外妊娠破裂（出血性ショック P.232 ）
緊急手術の適応と なる症状がある	●腹膜刺激症状 　　　●輸液に反応しないショック ●アシドーシスの進行

☑LQQTSFAに沿った問診で、危険な疾患を絞り込む

●まずは「腹痛のある部位（L）」を確認する。
　➡腹痛のある部位から、ある程度、原因疾患を推測できる。
　➡放散痛や移動する痛みも確認する。
●腹痛の性状や程度、随伴症状など（LQQTSFA）についても確認する。

	みるべきこと	疑われること・注意点
L	**部位**	
Q	**性状** ➡体性痛か内臓痛か	●腹膜炎：体性痛（鋭い痛み） ●絞扼性イレウス：内臓痛（鈍い痛み） ●腹膜炎のない胆石症：内臓痛（鈍い痛み）
Q	**程度** ➡疼痛の強さ	●急性腹症：突然発症の激しい痛みは、緊急度が高い
T	**発症様式・経過** ➡持続痛か間欠痛か	●腹膜炎：持続痛 ●絞扼性イレウス、腹膜炎のない胆石症：間欠痛
S	**発症状況** ➡何をしていたときに腹痛を自覚したか	●腹壁損傷：デッドボールなど外傷によるもの 　➡スポーツ選手に多い
F	**寛解因子・増悪因子** ➡嘔吐や体動による影響	●絞扼性イレウス：食事で増強、嘔吐で軽減 ●腹膜炎：体動で増強するため、ゆっくり動く ●腸管虚血、尿管結石：激痛でじっとしていられない
A	**随伴症状** ➡嘔気や嘔吐、便秘、排ガス、口渇	●絞扼性イレウス：嘔気・嘔吐・便秘あり、排ガスはなし ●糖尿病性ケトアシドーシス：口渇あり（高血糖による）
その他	**解剖学的異常の有無** ➡視診：黄疸、腹部膨隆、皮下出血、腹部の皮疹 **聴診** ➡腹部蠕動音	●AOSC：胆管閉塞・黄疸あり（胆汁うっ滞による） ●絞扼性イレウス：腹部膨隆・高調の蠕動音あり ●急性膵炎：臍周囲（カレン徴候）、側腹部（グレイ・ターナー徴候）などが発症48時間以降にみられる ●AAA破裂：側腹部（グレイ・ターナー徴候） ●帯状疱疹：視診を行わないと見落とすことがある

106

腹痛の部位と疑われること

肩・歯への放散痛
心筋梗塞

肩・背部への放散痛
急性膵炎

背部への放散痛
腹部大動脈瘤破裂

右季肋部痛
AOSC（胆石症）

心窩部痛
心筋梗塞
虫垂炎初期
胃潰瘍

臍周囲痛
消化管穿孔
AAA破裂

上腹部痛
急性膵炎

**心窩部から右下腹部
へ移動する痛み**
虫垂炎

**上腹部から左季肋部
へ移動する痛み**
急性膵炎

腹部全体の痛み
汎発性腹膜炎
絞扼性イレウス
腸管虚血

正中下腹部痛
消化管穿孔
尿管結石

**下腹部痛
（McBurney圧痛点）**
子宮外妊娠破裂
卵巣捻転
AAA破裂
虫垂炎

Part
2

腹痛

Part 2 ▶ 症状・外傷別 対応のポイント

☑ 虫垂炎を見逃さない

- 腹痛患者における虫垂炎の頻度は高い
  ➡ 初診時に3割程度が見逃されるともいわれている。
- 特に高齢者・小児・妊婦・免疫低下状態にある患者では、MANTRELS score（Alvarado score）を活用し、見逃しを防ぐ必要がある。

M	痛みの移動	1
A	食欲不振	1
N	嘔気・嘔吐	1
T	右下腹部の圧痛	2
R	反跳痛	1
E	体温上昇（口腔温≧37.3℃）	1
L	白血球増多（WBC>10,000/μL）	2
S	白血球左方偏位（好中球>75%）	1

合計≧7点のとき、虫垂炎の可能性が高い
（感度81%、特異度74%、陽性尤度比3.1）

Curless R, French J, Williams GV, et al. Comparison of gastrointestinal symptoms in colorectal carcinoma patients and community controls with respect to age. *Gut* 1994; 35: 1267-1270.

☑ 高齢者では、腹痛を引き起こす既往歴も確認する

確認すべき既往	疑われること
高血圧	● AAA破裂
肝硬変	● 肝細胞がん破裂
糖尿病・人工透析	● 糖尿病性ケトアシドーシス ● NOMI（非閉塞性腸管虚血）
心房細動	● 上腸間膜動脈閉塞
手術・治療	● 腹部手術後：絞扼性イレウス
	● 胆管ステント留置後：AOSC（急性閉塞性化膿性胆管炎）

アドバイス 腹痛に関連する医療訴訟

- 近年、医療界における紛争件数は増加してきている。
- 救急外来でも医師だけでなくチーム全体で情報を共有し、訴訟に発展させない対応が求められているが、そのような救急外来で腹痛を主訴に来院する患者は実に多い。
- 1965～2011年までの裁判例のうち、特に、絞扼性イレウス、心筋梗塞、腹部大動脈瘤などは訴訟件数順の上位に位置している。これらは腹痛を主訴に来院する場合もあることから、確実に除外したい疾患であるといえよう。

ココだけおさえて 処置とケア

☑ 呼吸・循環の維持

行うこと		ポイントと注意点
確実な 気道確保	気道確保	● 頭部後屈あご先挙上法による気道確保を行う ➡ 頚部の外傷が疑われる場合は、下顎挙上法を選択する
	気管挿管	● 男性なら7.5〜8.5mm、女性なら6.5〜7.5mmの挿管チューブを準備する ➡ 挿管後の呼吸管理のために、人工呼吸器も準備しておく
ショックへの 対応	酸素投与	● ショック時には重要臓器の酸素供給が低下するため、ショック徴候があれば高濃度酸素（100％：10Lリザーバーマスク）投与を行う
心筋梗塞への 対応	モ ナ MONA	● 心負荷の軽減・梗塞範囲の拡大防止のために、M：モルヒネ（鎮痛）、O：O_2（酸素）、N：ニトログリセリン（血管拡張）、A：アスピリン（抗血小板作用）を投与する ➡ 鎮痛、血管拡張作用による血圧低下に注意が必要

☑ 腹痛時の検査

行うこと	ポイントと注意点
採血	● 血算、電解質、肝酵素、腎機能、炎症反応、心筋逸脱酵素、血糖などをチェックするため、一般採血を行う ➡ 膵炎疑いでは膵酵素、心筋梗塞疑いではトロポニンT、感染症疑いではHCV抗体、肝細胞がん疑いではHBs抗原などを追加する
腹部X線	● 立位では、フリーエアで消化管穿孔、鏡面（ニボー）像でイレウスを確認できる ➡ 症状により立位が取れない場合、左側臥位で撮影すると、フリーエアを確認できる（デクビタス撮影）
超音波検査	● 腹部超音波検査を行うと、出血の部位・量を非侵襲的に確認できる（精度も高い） ➡ ショック徴候がある場合、迅速に検査を実施すべきだが、腹部・下腹部を露出するため、プライバシーへの配慮が必要である
腹部CT	● すべての急性腹症患者がCTの適応となりうるが、超音波検査などの先行検査で診断が明らかになった場合は省略することもある ➡ 造影CTの場合、アレルギー歴、喘息、腎機能障害の有無などを事前に確認する

（森口泰相）

文献
1. 佐藤憲明編：急変対応のすべてがわかるQ&A，照林社，東京，2011：74-75．
2. 林寛之編著：Dr.林のワクワク救急トリアージ．メディカ出版，大阪，2014：150．
3. 生坂政臣：めざせ！外来診療の達人 第3版．日本医事新報社，東京，2010．
4. 寺沢秀一編：研修医当直御法度 第4版．三輪書店，東京，2007．
5. 上田剛士：ジェネラリストのための内科診断リファレンス．医学書院，東京，2014．

Part 2 ▶ 症状・外傷別 対応のポイント

腹部の症状・外傷③

吐血・下血

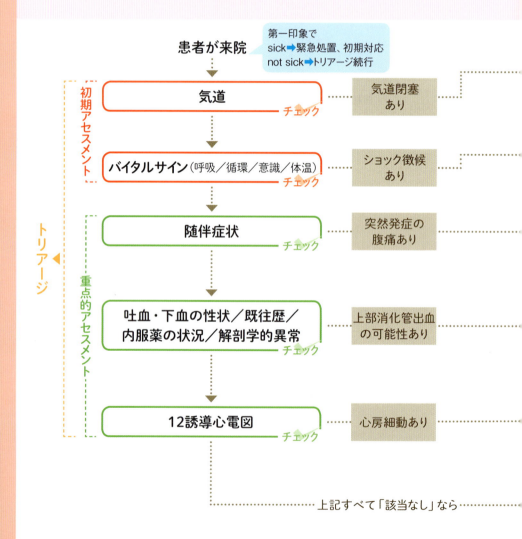

- 消化管内の血液が、口から排出されたのが吐血、肛門から排出されたのが下血である
  - ➡ 最も多いのが、消化管出血である
- 吐血患者は、肝炎ウイルスを保持している可能性があるため、標準予防策を遵守する
- 吐血・下血で来院する患者では、ショックへの進行を警戒し、予測性をもってケアを行う

何を疑う？	どう動く？
緊急度 レベル1 ● 気道閉塞	● 医師に報告　● 気道確保 ● 吸引　● 気管挿管 ｝準備
緊急度 レベル1 〜 レベル2 ● ショック	● 医師に報告 ● 酸素投与　● 静脈路確保 ｜ ● 超音波検査　　　　　　　 ｝準備 ● 心電図モニター　● 輸血 ｜
緊急度 レベル2 ● 腹部大動脈瘤破裂	● 医師に報告 ● 造影CT　● 手術 ｝準備
緊急度 レベル2 ● 出血性胃・十二指腸潰瘍 ● 胃・食道静脈瘤破裂 ● 特発性食道破裂 ● マロリーワイス症候群	● 医師に報告 ● S-Bチューブ　● 手術 ● 内視鏡的止血術 　EVL（内視鏡的静脈瘤結紮術）｝準備 　EIS（内視鏡的静脈瘤硬化術） ● IVR（透視下治療）
緊急度 レベル2 ● 腸管虚血 　（上腸間膜動脈閉塞）	● 医師に報告 ● 手術 ｝準備
緊急度 レベル3 ● 鼻腔・口腔内出血 ● AGML（急性胃粘膜病変） ● 痔出血（まれに大量出血を生じる） ● 腸炎（大腸炎・憩室炎）	● 保存的治療 ・内視鏡　・バイタルサイン管理 ・内服管理（H_2ブロッカー、PPI） ・輸液管理　・疼痛管理 ・抗菌薬投与　・腹部症状の管理

Part 2 症状・外傷別 対応のポイント

Part 2 ▶ 症状・外傷別 対応のポイント

緊急度の見きわめ

トリアージの視点

見きわめるべき重要な病態

● 気道閉塞　● ショック　● 出血性胃・十二指腸潰瘍　● 胃・食道静脈瘤など

☑ 吐血の場合、まず「気道の開通状況」を確認する

● 血液や飲食物による気道閉塞 P.58 の可能性を常に念頭に置く。

みるべきこと	注意点
気道閉塞	● 消化管出血、呼吸器出血、口腔・鼻腔出血は、気道閉塞を引き起こす ➡ 迅速に対応するため、気道確保、補助換気の準備を行う

☑ 出血性ショックの徴候を見逃さない

● 十二指腸潰瘍、胃食道静脈瘤、腹部大動脈瘤破裂、痔核からの大量出血により、循環血液量減少性ショック P.232 が生じる。

➡ 初回接触時の徴候から、ショックの存在を認知する。

みるべきこと	注意点
呼吸 循環 意識レベル	● ショック徴候（頻呼吸、末梢冷感、冷汗、弱くて速い脈拍、うつろな表情、意識レベルの低下など）を評価する ● バイタルサイン測定後は、ショック指数（ショックインデックス：SI）」も評価する 　➡ SIは、循環血液量減少性ショックの出血量を推測する指標 計算式 $SI = 心拍数 ÷ 収縮期血圧$ 　　$SI ≒ 1 ⇒ 約1,000mL$ 　　　　$1.5 ⇒ 約1,500mL$ ─の出血の可能性あり 　　　　$2.0 ⇒ 約2,000mL$

☑ 単一のキーワードだけでトリアージを進めない

● すぐに消化管出血とは決めつけず、吐きはじめたときの症状、最初から血液を吐いていたかなどの情報収集やバイタルサインを関連づける必要がある。

みるべきこと	注意点
バイタルサイン 病歴	● 頭蓋内圧亢進による頻回の嘔吐の結果、食道など消化器官を損傷し、吐血が見られることもある（マロリーワイス症候群） ● 下血患者が発熱している場合、感染性腸炎の可能性も考慮する

| 重症度の見きわめ | **アセスメント** |

こんなときは医師へ報告

気道閉塞の徴候がある	●吐血による気道閉塞
ショック徴候がある	●大量出血
緊急内視鏡検査の適応となる症状がある	●新鮮血の吐血 ●失神症状（起立性低血圧）

☑ 吐血か喀血か鑑別する

● 吐血と喀血では、血液の性状が異なる P.96 。

☑ 突然の腹痛を伴う致死的疾患の存在を考慮する

● 突然の激しい腹痛は、腹部大動脈瘤破裂や腸管虚血を示唆する。
● 特に「新鮮血の吐血」では、緊急性の高い疾患を想起する。

想起すべき疾患	注意点
腹部大動脈瘤破裂	●突然発症した激しい腹痛 P.102 （または腰背部痛 P.136 P.142 ）は緊急性が高い ●消化管に瘻孔を形成し、吐血が生じる　●緊急手術の適応となる
腸管虚血 （上腸管膜動脈閉塞）	●高齢者の腹痛を伴う下血では注意 ●腸管壊死など、場合によっては手術

対象別の注意点

小児	乳幼児	●腸重積による血便（イチゴジャム状）の存在を疑う ➡腸蠕動に伴う間欠性の腹痛のため、間欠性啼泣を伴うことがポイント（これらがすべて揃わないこともあるため注意）
	幼児期〜学童期の男児	●メッケル憩室による鮮血便を考える
女性		●不正出血や尿道からの出血など、消化管以外の出血を下血と間違えて受診することがある
高齢者		●高齢者は便の色を確認していない場合がある。「下痢気味」と言って救急外来を受診した場合、下血の可能性もあるため注意が必要 ●腹痛を伴う場合、腸管虚血による腸炎を疑い、緊急性が高まる

Part 2
吐血・下血

113

Part 2 ▶ 症状・外傷別 対応のポイント

☑「新鮮血の吐血」「黒色便」は上部消化管出血を示唆する

● 吐血や下血の色調を確認することで、疾患の絞り込みができる。

➡ 出血の量や、血液が消化管内に停滞した時間により、血液内のヘモグロビンが酸化され、色調が変化する。

吐血の性状	コーヒー残渣様		上部消化管出血 ➡ 内視鏡による止血が必要
	鮮血〜暗赤色 (多量吐血)		食道静脈瘤破裂 ➡ S-Bチューブ挿入または内視鏡による止血が必要
下血の性状	タール便		緩やかな上部消化管出血 ➡ 内視鏡による止血が必要
	鮮血便		下部消化管出血 ➡ 多量の鮮血便で、バイタルサインが不安定な場合は、 　上部消化管出血を疑う

☑ 吐血前の状況を確認する

● 病歴や吐血前の状態を知ることも、原因検索に重要である。

確認すること	疑われること
頻回の嘔吐後の吐血	● アルコール多飲なら特発性食道破裂、マロリーワイス症候群 ● 脳出血
消化性潰瘍の既往	● 出血性胃・十二指腸潰瘍
空腹時の心窩部痛	● 出血性胃・十二指腸潰瘍
消炎鎮痛薬 (NSAIDs、アスピリン) の多用	● 出血性胃・十二指腸潰瘍
肝疾患 (肝硬変) の既往	● 胃・食道静脈瘤破裂
不整脈 (心房細動) の既往	● 腸管虚血 (上腸間膜動脈閉塞)

☑ 視診による解剖学的異常を確認する

● 疾患特有の所見を見逃さないようにする。

みるべきこと	疑われること
鼻腔・口腔内の出血	● 鼻腔・口腔内出血
手掌紅斑 腹部のクモ状血管腫 男性の女性化乳房	● 胃・食道静脈瘤破裂 (肝硬変)
痔核・裂肛	● 痔核出血、裂肛出血

| ココだけおさえて | 処置とケア |

止血を要する場合

行うこと	ポイントと注意点
経鼻胃管挿入 ➡胃内の出血確認	●出血あり:胃洗浄→内視鏡検査へ ●出血なし:肛門鏡、S状結腸鏡による検査へ(下部消化管出血の確認) 　➡胃・食道静脈瘤を疑う場合は要注意(禁忌ではない)
S-Bチューブ挿入 ➡内視鏡検査までの 一時的止血	●食道静脈瘤破裂による出血は致死的となるため、緊急内視鏡の準備が 整うまで、S-Bチューブで一時的に止血する 　➡止血率は高いが、再出血率も高い 　➡S-Bチューブ使用時の「2−3・4−5ルール」 　　①胃バルーンに空気を200mL入れる 　　②食道バルーンに30〜40mmHgの圧力をかける 　　③500gの重りで牽引する
内視鏡的止血術	●「ペースメーカー植込み患者か」確認する 　➡ペースメーカー植込み患者への高周波による止血の安全性は確立され ていない(致死的不整脈による死亡例もあり)

Part 2 吐血・下血

| アドバイス |

「帰宅可能な消化管出血か」の判断

●ショックを伴わない軽症の消化管出血の患者で、帰宅可能かどうかを判断する際に参考になるのが、mGBS(修正グラスゴー・ブラッチフォードスコア)である。
●0〜1点のとき、再出血のリスクは5%、死亡率は0.5%とされ、帰宅可能と判断できると考えられる。

項目	内容		スコア
BUN (mg/dL)	≧18.2	<22.4	2
	≧22.4	<28.0	3
	≧28.0	<70.0	4
	≧70.0		6
男性Hb (g/dL)	≧12	<13	1
	≧10	<12	3
	<10		6
女性Hb (g/dL)	≧10	<12	1
	<10		6

項目	内容	スコア
収縮期 血圧 (mmHg)	100〜109	1
	90〜99	2
	<90	3
その他	脈拍≧100回/分 黒色便あり	1
	失神発作あり 肝疾患　心不全	2

Blatchford O, Murray WR, Blatchford M. A risk score to predict need for treatment for upper-gastrointestinal haemorrhage. *Lancet* 2000; 356: 1318-1321.

(森口奏相)

文献
1. 日本救急医学会監修:救急診療指針 改訂第4版. へるす出版, 東京, 2011:323.
2. 佐藤憲明編:急変対応のすべてがわかるQ&A. 照林社, 東京, 2011:74-75.
3. 長谷川耕平, 岩田充永:内科救急見逃し症例カンファレンス. 医学書院, 東京, 2012:110-116.
4. 林寛之編著:Dr.林のワクワク救急トリアージ. メディカ出版, 2014:150.

Part 2 ▶ 症状・外傷別 対応のポイント

腹部の症状・外傷③

嘔気・嘔吐、消化管異物

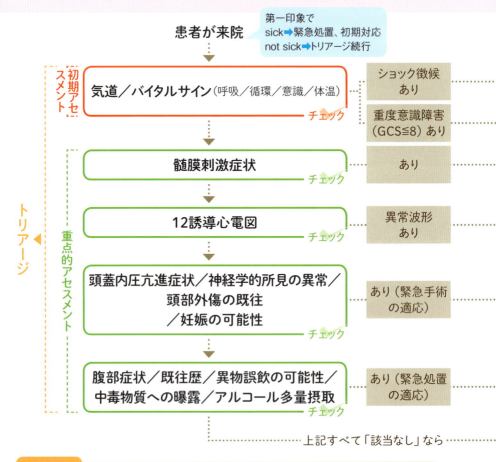

アドバイス
感染症を疑ったら…
- 嘔気・嘔吐を主訴に来院した患者の場合、感染症の流行状況を確認することも必要となる
  ➡ 必要時には、部屋隔離についても考慮する

- 嘔気・嘔吐を引き起こす疾患は、消化管疾患だけではないことを意識して対応する
- 消化管異物では、誤飲した異物によっては機械的刺激または科学的刺激による消化管の穿孔・出血などを惹起するため、病歴聴取が重要になる

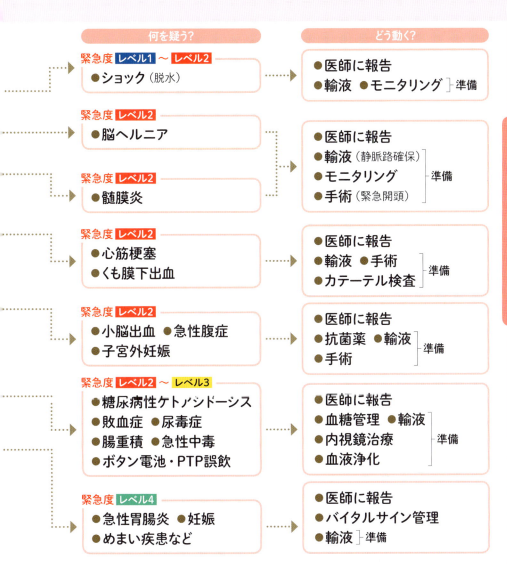

Part 2 ▶ 症状・外傷別 対応のポイント

緊急度の見きわめ　トリアージの視点

見きわめるべき重要な病態

- 気道閉塞　● 心筋梗塞　● 脳出血　● 髄膜炎　● 消化管穿孔
- イレウス　● 急性中毒 など

☑ まずは気道開通状況を評価する

- 意識障害 P.22 がある患者は、気道閉塞 P.58 を訴えることができないため、必ず気道閉塞の有無を評価する。
  - ➡ 吐物や異物などによる気道閉塞に対応できるように、吸引、マギール鉗子による異物除去、バッグバルブマスクによる補助換気、気管挿管による気道確保の準備を行う
  - ➡ 嘔吐が持続している場合、気道閉塞を防ぐため、回復体位をとる

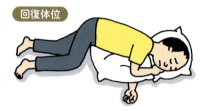

回復体位

☑ 心筋梗塞の随伴症状としての嘔気・嘔吐に注意する

- 嘔気・嘔吐は、心筋梗塞発症時の胸痛に随伴して出現する。
  - ➡ 冠動脈閉塞による左室壁の伸展受容体が刺激され、迷走神経反射を生じるためである。
- 心血管系疾患（心筋梗塞など）による心原性ショック P.226 や、頻回の嘔吐による循環血液量減少性ショック P.232 を評価する。
  - ➡ 血圧低下、立ちくらみ、頻脈や徐脈はショックを疑う所見である。
  - ➡ 心原性ショック（心筋梗塞）：場合によっては緊急カテーテル検査が必要となる。

☑ 嘔吐の場合、感染防御対策を徹底する

- 吐物の付着や持参がある場合は、ウイルスや中毒物質に曝露している可能性があるため、取り扱いには十分に注意する。
  - ➡ 感染症流行中なら感染性腸炎を疑う：感染管理を徹底する。
  - ➡ 意識障害を伴う嘔吐の集団発生では薬物中毒を疑う：中毒物質による医療者の二次被害に注意する。病院前での除染や適切な換気を行う P.16 。

重症度の見きわめ # アセスメント

こんなときは医師へ報告

気道確保が必要な症状がある	●吐物による気道閉塞　●意識障害	
緊急手術（治療）の適応となる症状がある	●多量の冷汗　　　●激しい頭痛　　　●激しい腹痛 ●意識障害	

☑ 随伴症状から緊急度を評価する

●嘔気・嘔吐の原因は、消化器疾患だけではなく、全身にわたる。

　➡随伴症状は、危険な原因疾患を見抜くヒントとなる。

危険な原因疾患	注意点
心筋梗塞 （心血管系疾患）	●冷汗、胸痛、胃痛に注意 　➡心筋梗塞患者の1/4は、嘔気やめまいなど胸痛以外を主訴に来院する（下壁梗塞による迷走神経反射の結果、嘔吐を生じるとされる） 　➡緊急カテーテル検査が必要
くも膜下出血、 慢性硬膜下血腫、 小脳出血、髄膜炎 （中枢神経系疾患）	●頭痛、感染症、めまいに注意 　➡激しい頭痛（人生最大の痛み）：くも膜下出血を疑う。その場合、12誘導心電図を必ず確認する 　➡3週間～3か月前の頭部外傷の既往：慢性硬膜下血腫を疑う 　➡急性発症の歩けない・座っていられないほどのめまい：小脳出血（梗塞）を疑う 　➡激しい頭痛＋発熱（先行する感染症）：髄膜炎を疑う
急性腹症 （消化器疾患）	●激しい腹痛、腹膜刺激症状、便秘、下痢に注意 　➡急性腹症：消化管穿孔、急性膵炎、急性虫垂炎、胆嚢・胆管炎、絞扼性イレウス、上腸間膜動脈閉塞、腸重積など。場合によっては緊急手術が必要 　➡痛み止めを使用しeven改善しない腹痛は要注意 　➡小児でイチゴジャム様の下痢を伴えば腸重積を考慮する
子宮外妊娠 （婦人科疾患）	●生理の遅れ、激しい下腹部痛、性器出血に要注意 　➡下腹部痛がなければ、重症妊娠悪阻の可能性もあるため継続観察
精巣捻転、鼠径ヘルニア （泌尿器疾患）	●腹部膨隆、下腹部痛（陰嚢痛）に注意 　➡下着をずらして目視による確認を行う
糖尿病性ケトアシドーシス （内分泌疾患）	●口渇、脱水徴候、腹痛に注意 　➡既往歴に糖尿病がなくても、体調不良に伴い発症する可能性がある
胆嚢・胆管炎や腎盂腎炎 などによる敗血症 （感染症）	●発熱、qSOFAスコア陽性に注意 　➡救急外来や一般病棟で敗血症を疑うツールとして、qSOFA P.150 を活用する

Part 2
嘔気・嘔吐、消化管異物

119

Part 2 ▶ 症状・外傷別 対応のポイント

☑ 12誘導心電図の異常では、脳血管障害も疑う

● 12誘導心電図で異常波形があるときは、現病歴によっては脳血管障害による心電図変化の可能性も考慮する。

確認事項	疑われること
陰性T波、ST上昇または下降、陽性U波、Q波、QT延長など **P.70**	● 心筋梗塞：嘔吐＋異常波形＋胸痛（胃痛）＋冷汗 ● くも膜下出血：嘔吐＋異常波形＋突然の人生最大の頭痛

☑ 服毒を疑ったら、なるべく多くの情報を集める

● 家族や救急隊から、可能な限り多くの情報を集める。

 ➡ 吐物の色やにおい、毒物の服用・吸引を行った形跡はあるか、症状出現までのエピソードは、大切な情報となる。

確認事項	疑われること
排気ガスの吸引 室内での練炭の使用 など	● 一酸化炭素中毒 ➡ 高濃度酸素投与
青緑色の吐物 農薬の服毒 など	● 有機リン中毒 ➡ ショック状態または低酸素血症を認めるまで、酸素投与は禁忌

☑ 消化管異物では"何の誤飲か"を必ず確認する

● 患者が何を誤飲したかわからない場合は、家族などから情報収集する。

確認事項	疑われること
異物誤飲までのエピソード 患者本人の自己申告 家族の目撃情報（今まであったものがなくなったなど）	● PTP誤飲：出血・穿孔リスク ➡ 咽頭・食道・胃内なら内視鏡下で除去 ● ボタン型電池：誤飲後4～8時間で消化管穿孔リスク ➡ 食道にあれば2時間以内に除去 ➡ 上記以外で24時間以上同じ場所（胃、メッケル憩室）に留まっている場合も必ず除去

対象別の注意点

小児	● 小児は嘔吐による脱水を生じやすいため、常に脱水の危険を念頭に置く ● 新生児では腸捻転・肥厚性幽門狭窄症、乳児～幼児では髄膜炎・腸重積・感染性腸炎、幼児～学童期では鼠径ヘルニア、虫垂炎、精巣捻転、糖尿病性ケトアシドーシスなどによる嘔吐を考えるが、すべての時期で虐待の可能性も考慮する
女性	● 制吐薬は、授乳婦や妊婦でないか確認したうえで使用する
高齢者・糖尿病患者	● 疼痛の閾値が低下しており、心筋梗塞では胸痛を自覚せず、嘔気・嘔吐やめまいを主訴に来院することがあるため注意が必要

ココだけおさえて　処置とケア

✓ 気道確保を要する場合

マギール鉗子

行うこと	ポイントと注意点
気道確保	●頭部後屈あご先挙上法による気道確保を行う ➡頸部の外傷が疑われる場合は下顎挙上法を選択
異物除去	●異物除去ではマギール鉗子が有用

✓ ショック（脱水）への対応を要する場合

行うこと	ポイントと注意点
輸液	●循環虚脱徴候（CRT>2秒や四肢末梢の冷感、脱力、意識障害）を認めた場合、細胞外液（生理食塩液、乳酸リンゲル液：ラクテック®など）の急速輸液を行う ➡輸液による低体温を予防するため、37℃程度に加温しておく

✓ 急性中毒の治療を要する場合

行うこと	ポイントと注意点
胃洗浄	●適応：服毒1時間以内、大量服毒の疑い、摂取物の毒性が強い場合 ➡ただし、禁忌と合併症に注意すること ●禁忌：強酸・アルカリ、揮発性物質（灯油・ガソリン） ●合併症：誤嚥、食道・胃損傷
活性炭投与	●禁忌例（イレウス、消化管穿孔）を除き、活性炭に吸着しない物質以外の全例で使用が推奨される ➡吸着しない物質：強酸、強アルカリ、エタノール、鉄、リチウム、ヒ素、カリウムなど

✓ 消化管異物の摘出を要する場合

マグネットチューブ

行うこと	ポイントと注意点
フォーリーカテーテルマグネットチューブ内視鏡	●PTPや魚骨、義歯などの鋭的異物は内視鏡による回収を行う ●硬貨や電池などの鈍的異物は、透視下でフォーリーカテーテルやマグネットチューブを使用して回収する ➡マグネットチューブは異物摘出に有用

（森口泰相）

文献
1. 佐藤憲明：急変対応のすべてがわかるQ&A. 照林社, 東京, 2011：74-75.
2. 日本救急医学会編：救急診療指針改訂第4版. へるす出版, 東京, 2011：323.
3. 林寛之編著：Dr.林のワクワク救急トリアージ. メディカ出版, 大阪, 2014：150.
4. 寺沢秀一編：研修医当直御法度第4版. 三輪書店, 東京, 2007.
5. 上田剛士：ジェネラリストのための内科診断リファレンス. 医学書院, 東京, 2014.

Part 2 嘔気・嘔吐、消化管異物

Part 2 ▶ 症状・外傷別 対応のポイント

腹部の症状・外傷④

腹部外傷

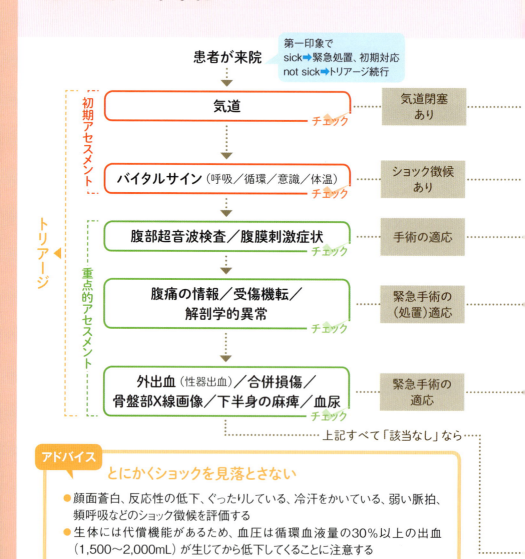

アドバイス
とにかくショックを見落とさない
- 顔面蒼白、反応性の低下、ぐったりしている、冷汗をかいている、弱い脈拍、頻呼吸などのショック徴候を評価する
- 生体には代償機能があるため、血圧は循環血液量の30％以上の出血（1,500～2,000mL）が生じてから低下してくることに注意する

- 腹部には実質臓器と管腔臓器があり、実質臓器の損傷による腹腔内出血（後腹膜出血）の早期発見と、管腔臓器の損傷による組織汚染（腹膜炎）のコントロールが重要である
- 外傷初期診療 P.16 では、ショックは死につながる主要な病態の1つ。来院時より迅速な評価と対応が必要とされる

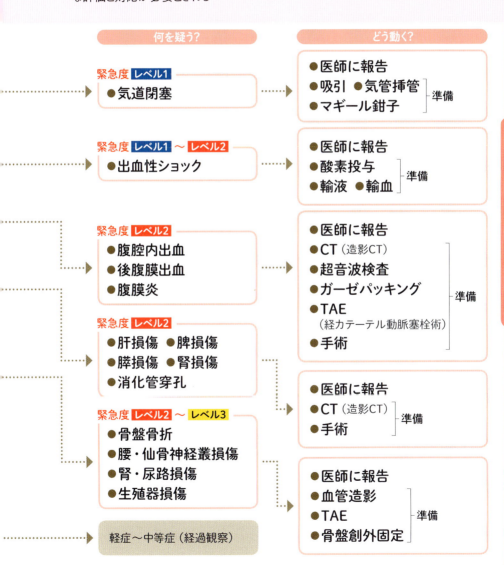

Part 2 ▶ 症状・外傷別 対応のポイント

緊急度の見きわめ

トリアージの視点

見きわめるべき重要な病態

● 出血性ショック　● 腹腔内出血　● 後腹膜出血　● 腹膜炎　● 臓器脱出
など

☑ PTD（防ぎえた外傷死）＝出血性ショックを見逃さない

● 外傷初期診療は、PTDすなわち出血性ショック P.232 の回避を目指す。
　➡ 出血性ショックによる死は、十分な対応で回避することができる。
● ショックを伴う腹腔内出血では、受傷から1時間以内（ゴールデンアワー）の止血が求められるため、迅速に医師の診療につなげる。
　➡ 出血性ショックの重症度は、バイタルサインから推測する。クラスⅢに至らないと血圧低下は生じないことに注意する。

出血性ショックの重症度

	クラスⅠ	クラスⅡ	クラスⅢ	クラスⅣ
出血量（mL）	<750	750〜1,500	1,500〜2,000	>2,000
出血割合（%）	<15	15〜30	30〜40	>40
脈拍（回/分）	<100	>100	>120	>140か徐脈
血圧	不変	拡張期血圧↑	収縮期血圧↓ 拡張期血圧↓	収縮期血圧↓ 拡張期血圧↓
呼吸数（回/分）	14〜20	20〜30	30〜40	>40か無呼吸
意識レベル	軽度不安	不安	不安、不穏	不穏、無気力

American College of Surgeons Committee on Trauma: Trauma Evaluation and Management (TEAM); Program for Medical Students; Instructor Teaching Guide. American College of Surgeons, Chicago, 1999.

☑ 腹膜刺激症状は消化管穿孔による腹膜炎を反映する

● 消化管損傷による腹膜炎では、受傷から6時間以内の手術が推奨される。
　➡ 体性痛（持続痛）、腹部圧痛、反跳痛、筋性防御、板状硬などを評価する P.105 。
　➡ 腹膜刺激症状に加えてショック徴候がある場合、敗血症性（血液分布異常性）ショックを疑い、迅速に医師の処置へつなげる。

☑ 外出血があったらトリアージと併行して止血を行う

- 持続する出血によるショックへの進展、アシドーシスの助長を目的として止血処置を実施する。
  - ➡ 四肢の出血を伴い、圧迫によって止血ができない場合は止血帯を使用する。その際は、30分〜1時間ごとに10分の血流再開を行い、末梢組織の虚血、再灌流時の不整脈、腎機能障害などの発生を防ぐ。

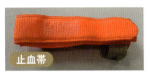
止血帯

対象別の注意点

小児	● 初期診療の流れは同じだが、使用する物品は発達段階に応じて、適切なサイズを準備する ● 虐待を疑う所見（出血、やけど、不自然な打撲痕など）の有無を確認する
女性	● 妊婦は循環血液量が増加する ➡ ショック指数（SI）1＝1.5L、SI1.5＝2.5Lとして、出血量を予測する ● 腹部外傷は妊娠中期の常位胎盤早期剥離を惹起するため、下腹部痛、性器出血の有無を確認する
高齢者の場合	● 予備能が低いこと、鈍的外傷が多いことから、急激な変化が生じる可能性がある ● 慢性疾患に対する投薬（抗血小板薬）状況を必ず確認する

アドバイス 「MIST」による情報伝達の例

- 救急車で来院する患者の情報は、現場の緊急性によっては非常に少なく、救急隊へ詳細を問いただす時間的余裕もないことが多い。
- このような外傷患者の情報を収集・整理するために「MIST」を活用し、チーム内での情報共有を図る。

救急隊連絡時の活用例

M	軽自動車と普通自動車の正面衝突です。
I	軽自動車運転手の腹部にシートベルト痕を認め、同部位の強い疼痛を訴えています。活動性出血は認めません。
S	呼吸促拍、末梢冷感・湿潤、脈拍微弱などショック徴候がみられています。
T	全身固定、高濃度酸素を投与しています。病院到着まで10分です。

↓

以上の情報から「腹腔内出血によるショック状態」が存在する可能性があることをチーム内で共有し、受け入れ準備を進めていく

Part 2 腹部外傷

Part 2 ▶ 症状・外傷別 対応のポイント

重症度の見きわめ

アセスメント

こんなときは医師へ報告

ショック徴候がある	●腹腔内出血　●後腹膜出血
緊急手術（治療）の適応となる症状がある	●腹膜刺激症状　●臓器脱出 ●増悪する腹部所見（腹部膨隆、腹痛、皮下出血斑）

✓「FAST」で、腹腔内出血の有無をみる
　　　　ファスト

●FAST（迅速簡易超音波検査法）を行って、体液貯留の有無を調べる。

➡体液貯留＝腹腔内出血なので、腹腔内臓器損傷と判断される。場合によっては、TAE
　または緊急手術の適応となる。

FASTで観察する部位（画像はすべて正常像）

➡ みるべきところ

胸腔

右　肝臓　横隔膜

左　脾臓　横隔膜

心嚢　肝臓　心臓

脾周囲　脾臓　腎臓

モリソン窩　肝臓　腎臓

ダグラス窩（膀胱直腸窩）　膀胱　膀胱

126

☑ 外出血があったらトリアージと併行して止血を行う

- 持続する出血によるショックへの進展、アシドーシスの助長を目的として止血処置を実施する。
  - ➡ 四肢の出血を伴い、圧迫によって止血ができない場合は止血帯を使用する。その際は、30分〜1時間ごとに10分の血流再開を行い、末梢組織の虚血、再灌流時の不整脈、腎機能障害などの発生を防ぐ。

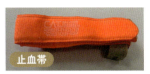
止血帯

対象別の注意点

小児	●初期診療の流れは同じだが、使用する物品は発達段階に応じて、適切なサイズを準備する ●虐待を疑う所見（出血、やけど、不自然な打撲痕など）の有無を確認する
女性	●妊婦は循環血液量が増加する 　➡ショック指数（SI）1＝1.5L、SI1.5＝2.5Lとして、出血量を予測する ●腹部外傷は妊娠中期の常位胎盤早期剥離を惹起するため、下腹部痛、性器出血の有無を確認する
高齢者の場合	●予備能が低いこと、鈍的外傷が多いことから、急激な変化が生じる可能性がある ●慢性疾患に対する投薬（抗血小板薬）状況を必ず確認する

アドバイス 「MIST」P.11による情報伝達の例

- 救急車で来院する患者の情報は、現場の緊急性によっては非常に少なく、救急隊へ詳細を問いただす時間的余裕もないことが多い。
- このような外傷患者の情報を収集・整理するために「MIST」を活用し、チーム内での情報共有を図る。

救急隊連絡時の活用例

M	軽自動車と普通自動車の正面衝突です。
I	軽自動車運転手の腹部にシートベルト痕を認め、同部位の強い疼痛を訴えています。活動性出血は認めません。
S	呼吸促迫、末梢冷感・湿潤、脈拍微弱などショック徴候がみられています。
T	全身固定、高濃度酸素を投与しています。病院到着まで10分です。

↓

以上の情報から「腹腔内出血によるショック状態」が存在する可能性があることをチーム内で共有し、受け入れ準備を進めていく

Part 2 ▶ 症状・外傷別 対応のポイント

重症度の見きわめ # アセスメント

こんなときは医師へ報告

ショック徴候がある	●腹腔内出血　●後腹膜出血
緊急手術（治療）の適応となる症状がある	●腹膜刺激症状　●臓器脱出 ●増悪する腹部所見（腹部膨隆、腹痛、皮下出血斑）

☑「FAST」で、腹腔内出血の有無をみる
ファスト

- FAST（迅速簡易超音波検査法）を行って、体液貯留の有無を調べる。
  - ➡体液貯留＝腹腔内出血なので、腹腔内臓器損傷と判断される。場合によっては、TAEまたは緊急手術の適応となる。

FASTで観察する部位（画像はすべて正常像）

➡ みるべきところ

胸腔

心嚢
肝臓　心臓

右
肝臓
横隔膜

左
脾臓
横隔膜

脾周囲
脾臓　腎臓

モリソン窩
肝臓　腎臓

ダグラス窩（膀胱直腸窩）
膀胱　膀胱

☑「軽症にみえるから」と油断はしない

●解剖学的異常や受傷機転によっては、軽症にみえるが緊急性の高い病態もある。

	みるべきこと	疑われること・注意点
解剖学的異常	●腹部膨隆 ●皮下出血 ●シートベルト痕	●腹腔内出血　●肝損傷 ●脾損傷　　　●膵損傷 ●腎損傷　　　●消化管穿孔 ➡ショック、腹膜炎を合併していたら緊急手術
受傷機転	●自動車事故：車内の変形>45cm、車外放出、同乗者死亡、自動車同士の衝突など ●バイク事故：時速30km以上など ●墜落外傷：成人>高さ6m、小児>高さ3mなど	●腹腔内出血　●腹腔内臓器損傷 ●骨盤内臓器損傷 ➡ショック、腹膜炎を合併していたら緊急手術

☑胸部や背部の受傷でも、腹部外傷を疑う

●胸部・背部に打撲痕があったら、腹部外傷を疑ってアセスメントする。

みるべきこと	疑われること
右胸部〜右上腹部の打撲痕	●肝損傷　　　●十二指腸穿孔
左胸部〜左上腹部の打撲痕、左側胸部・腹部痛	●脾損傷　　　●膵損傷
腹部後面の打撲痕	●腎損傷

☑下腹部の外傷では、骨盤内臓器の損傷を疑う

●骨盤骨折による出血も疑ってアセスメントする。

	みるべきこと	疑われること・注意点
骨盤骨折	●受傷機転（下腹部〜骨盤） ●腰痛 ●下肢長差 ●骨盤部X線画像	●後腹膜出血 ➡ショックを伴う場合、緊急TAEまたは手術
骨盤付近の神経損傷	●下肢麻痺　●肛門括約筋の麻痺	●腰仙神経叢損傷
骨盤内臓器	●腹膜刺激症状 ●肉眼的血尿 ●性器出血	●消化管穿孔　●腎・泌尿器損傷 ●生殖器損傷 ➡下血か性器出血かをしっかり区別する

Part 2 ▶ 症状・外傷別 対応のポイント

ココだけおさえて

処置とケア

☑ 迅速な対応で外傷死を防ぐ

行うこと	ポイントと注意点
初期輸液療法	● 初期輸液量は治療と同時に、輸液に対する反応からショックの程度を評価する目的ももつ ➡ 加温した細胞外液（乳酸または酢酸リンゲル液など）を1,000〜2,000mL（小児では20mL/kg×3回）を全開投与 ● 初期輸液に反応しない場合（non-responder）は緊急止血術が必要 ➡ 輸液で血圧が上昇する場合はresponder、上昇するが一過性の場合はtransient responderと呼ぶが、いずれも止血術は必要としないことが多い
外傷時の手術	● 出血コントロールが困難な重症例などでは、致命的な損傷部位の修復だけを短時間で行う「ダメージコントロール手術（DCS）」が選択される
保温	● 外傷死の3徴（低体温、アシドーシス、凝固異常）の悪循環を断つため、保温が重要となる ➡ 毛布（電気毛布）、加温した輸液（39〜42℃）、室温調整などにより保温する

☑ 心理的ケア

行うこと	ポイントと注意点
患者のケア	● 外傷では、突然の身体の部分的な喪失や、永続的な機能障害により、精神的なダメージを受けることが多い ➡ 家族と連絡が取れない場面も多く、外傷患者の心理を理解し、接する（危機介入する）必要がある ● 看護師には受傷直後から始まる①衝撃、②反動、③心的外傷期の3つの時期でそれぞれ表出される防衛機制に対し、理解・支持していく態度が求められる
家族のケア	● 突発的に生じた外傷は、患者だけでなく、家族にも衝撃と混乱をもたらす ➡ 看護師は、家族の心理を理解し、急激に変化する初療の場面においても、家族のケアを同時進行的に対応していく能力が求められる ● 家族の来院後は、治療経過を段階的に伝えながら、できるだけ早期に面会できるよう調整を行っていく

文献
1. 日本救急看護学会監修：外傷初期看護ガイドラインJNTEC 改訂第3版. へるす出版, 東京, 2014：38.
2. 日本救急医学会監修：標準救急医学 第5版. 医学書院, 東京, 2014：403.
3. 林寛之編著：Dr.林のワクワク救急トリアージ. メディカ出版, 大阪, 2014.

128

> **アドバイス**
>
> # 多発外傷に対するDCS（ダメージコントロール手術）

- 多発外傷は、身体の2部位以上に重症外傷が存在する状態で、多部位損傷（軽症を含む外傷が複数部位に存在する状態）と区別して考えられている。
- DCSは、主に多発外傷の患者に対して、救命を最優先とした治療戦略のことで、以下の3つの要素から構成される。
  - ①蘇生目的の初回手術（出血のコントロール）
  - ②全身の安定化を図る集中治療
  - ③修復・再建手術
- 複数部位からの出血がある場合、以下に示す優先順位[1]に沿って止血処置が行われる。
  - ①胸腔（胸腔内の活動性出血、心タンポナーデの解除）
  - ②腹腔（腹腔内出血）
  - ③骨盤腔（骨盤出血）
  - ④四肢（四肢外傷の出血）
  - ⑤頭部（頭蓋内損傷）
  - ⑥脊髄（脊髄損傷）
- DCSが実施されるまでの骨盤骨折患者では、特に不用意な体位調整による骨折面からの出血助長に注意したい。
  - ➡ X線撮影時などには、人員確保した後、フラットリフトでX線カセットを挿入するなどの対応が必要となる。

文献
1. Peitzman AB, Schwab W, Yealy DM, et al. The Trauma Manual: Trauma and Acute Care Surgery 3rd ed. Lippincott Williams & Wilkins, Philadelphia, 2008: 71-80.

（森口奏相）

Part 2 ▶ 症状・外傷別 対応のポイント

腰背部の症状・外傷①

脊椎・脊髄損傷

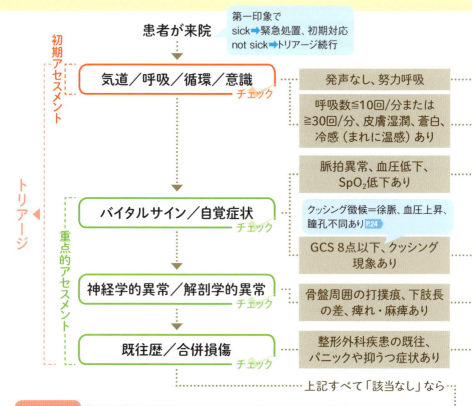

アドバイス　高エネルギーの受傷機転の場合の「意識」の見かた

- ERや救急外来には、意識障害を伴う高エネルギー受傷機転 P.11 の外傷患者が搬送されてくることがある
- 脊髄損傷によって麻痺が生じている場合、四肢・胸骨への痛み刺激には反応しないため、鎖骨より頭側に対する痛み刺激への反応によって意識障害の有無を判断する

- 高エネルギーの受傷機転では、救急隊が頭部〜体幹部〜両足をバックボードで全身固定し、救急搬送されてくる
- 受傷後に手の痺れを感じ、ウォークインで来院される頸髄損傷の患者もいるため、症状や受傷に至る経緯、既往歴の情報は必須である
- 受傷後で意識が清明な患者は、頸髄損傷による麻痺の出現で不安を感じ、精神的危機に至る可能性が高い

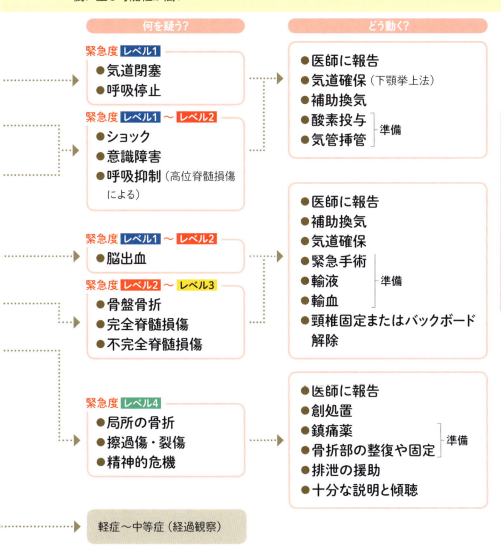

Part 2 ▶ 症状・外傷別 対応のポイント

緊急度の見きわめ　トリアージの視点

見きわめるべき重要な病態
- 呼吸障害
- 血液分布異常性ショック（神経原性ショック）
- 循環血液量減少性ショック（出血性ショック）
- 脳出血

☑「全身の臓器へのダメージ」を常に念頭に置く

- 高エネルギーの受傷機転では、脊椎・脊髄だけでなく、全身の臓器がダメージを受けている可能性を考えながら観察する。

評価項目	みるべきこと・注意点
A：気道	●発声が可能であるか確認する ●いびき様の呼吸や痰の貯留がないか確認する
B：呼吸	●成人では、呼吸数12回/分以下・20回/分以上で異常ありと評価 ➡呼吸が浅いときや遅いときには、バッグバルブマスクで呼吸を補助する
C：循環	●両上肢を触知し、末梢冷感や湿潤の有無をみる ●橈骨動脈で、脈の速さと強弱をみる
D：意識・中枢神経	●呼びかけに対する反応をみる ●反応が悪ければ、痛み刺激による反応をみる

☑ 脊髄損傷ではショック徴候が現れないこともある

- 脊髄損傷では、ショックであるにもかかわらず、ショック徴候（ショックの5P P.222）である頻拍や皮膚冷感が出現しないことがある。
  ➡ 上位胸髄より高位の脊髄神経が損傷されると、交感神経が障害され、副交感神経が優位となる。
  ➡「徐脈」となり、血管が拡張することで「末梢は暖かい」が「血圧は低下している」という状態になる。

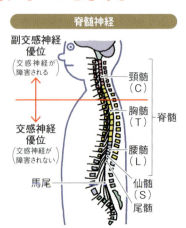

脊髄神経

| 重症度の見きわめ | # アセスメント |

こんなときは医師へ報告

| 緊急対応の適応となる症状がある | ●呼吸が浅く速い　●血圧が低い
●徐脈・頻脈がある　●身体の感覚がない
●意識レベル低下　●チリチリとした痛みを訴える |

☑ 呼吸抑制があったら、第4頸髄以上の損傷を疑う

- 頸椎・頸髄損傷のうち、高位損傷（第4頸髄以上の損傷）では、呼吸抑制をきたす。
  ➡ 呼吸回数や深さ、腹式呼吸の有無に注意する。

☑ 脊髄の障害部位は、デルマトームを用いて評価する

- 神経学的異常は、皮膚の痛覚領域と、知覚・運動麻痺によって評価する。
  ➡ デルマトーム（皮膚分節）は、脊髄の障害部位と対応している。

デルマトーム

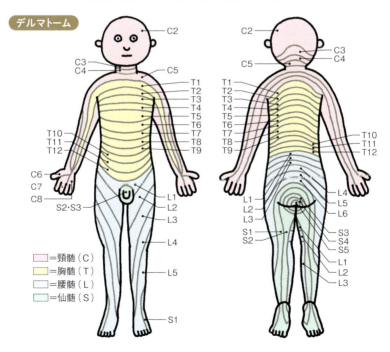

=頸髄（C）
=胸髄（T）
=腰髄（L）
=仙髄（S）

Part 2 ▶ 症状・外傷別 対応のポイント

☑ 脊髄損傷の重症度も評価する

- 麻痺の程度の評価には、フランケル分類やASIA分類（フランケル分類の改良型）が用いられる。
  - ➡ ASIA分類は「GradeA＝S4〜S5の障害」と定義していること、GradeC〜Dの評価にMMT3以上か未満か（自分で四肢を動かせるか）」を用いていることが特徴である。

Grade	フランケル分類	ASIA分類
A	**完全麻痺** ● 損傷部以下の運動・知覚の完全麻痺	**完全麻痺** ● S4〜S5髄節まで運動・知覚が完全に喪失
B	**運動喪失・知覚残存** ● 損傷部以下の運動は完全に失われているが、仙髄域などに知覚が残存するもの	**不完全麻痺** ● 損傷部以下の運動完全麻痺 ● 知覚は障害レベル以下（S4〜S5髄節まで）残存
C	**運動残存（非実用的）** ● 損傷部以下にわずかな随意運動機能が残存しているが、実用的運動（歩行）は不可能なもの	**不完全麻痺** ● 損傷部以下の運動機能は残存しているが、筋力はMMT（徒手筋力テスト）3/5未満である
D	**運動残存（実用的）** ● 損傷部以下に、かなりの随意運動機能が残存し、歩行も補助員の要否にかかわらず可能	**不完全麻痺** ● 損傷部以下の運動機能は残存しており、筋力もMMT3/5以上である
E	**回復** ● 神経脱落症状を認めない（反射異常は残ってもよい）	**正常** ● 運動・知覚ともに正常

日本救急看護学会編：外傷初期看護ガイドラインJNTEC 改訂第4版. へるす出版, 東京, 2018：96. より引用

対象別の注意点

高齢者	● 「転倒して顎を打った」「頭を低い天井にぶつけた」という受傷機転で頸髄損傷が生じる ➡ 後縦靭帯骨化症や脊柱管狭窄の既往があり、頸髄が圧迫されているケースが多い
小児	● 骨格の柔軟性が高いため、脊椎には骨折を生じず、ダメージが脊髄にのみ加わり、脊髄損傷が発症する ➡ X線やCTでも異常がみられない
精神疾患、アルコール摂取後	● 正確な所見が取れない可能性がある ➡ 頸椎カラーは装着したままにして、画像診断で確定されるのを待つ

| ココだけおさえて | 処置とケア |

☑頸椎を保護しながらの処置・ケア

行うこと	ポイントと注意点
気道確保	●頸部を過伸展にしないように、下顎挙上法（両下顎角を引き上げる方法）で行う ➡気管挿管を行うときは、患者の顔の正面から、両手で頭部を保持し、頭が動かないように固定する
バックボード除去	●患者が暴れないことを確認したのちに解除する ➡頭部固定をしたまま体幹部を解除すると、スネーキング（不意に体幹部が動き、頸髄にダメージを与えること）が生じうるため、必ず頭側の固定から解除していく ●画像検査が終わるまで、頸椎カラーは装着しておく
排泄の援助	●肛門括約筋が弛緩している場合はオムツを装着する ●尿閉や失禁があれば膀胱留置カテーテルを留置する
検査・手術の準備	●頸椎側方の撮影時には、第7頸椎が肩で隠れないようにする　X線 ➡患者の両手を前面で尾側に引っ張り、肩関節が写り込まないようにする ➡「気をつけ」の姿勢を保てるようにするのがポイント
褥瘡の予防	●感覚が麻痺すると褥瘡が発生しやすい ➡骨突出部など圧迫によるずれ力が生じやすい箇所は除圧を行い、皮膚の状態を観察する
精神的危機への援助	●意識が清明な患者であれば、麻痺や感覚鈍麻に対する悲観や不安を抱きやすい ➡言動や行動に注意し、状況をわかりやすく説明したり、専門家の介入や家族への介入を行う

（橋口佳慎）

文献
1. 日本救急看護学会編：外傷初期診療ガイドラインJNTEC 改訂第4版．へるす出版，東京，2018：98-104，205-207．
2. 鳥越一郎：脊髄損傷．整形外科看護 2015：249（春季増刊）：76-80．
3. 清末定美，山勢善江編：救命救急ディジーズ．学研メディカル秀潤社，東京，2015：212-225．

Part 2 脊椎・脊髄損傷

Part 2 ▶ 症状・外傷別 対応のポイント

腰背部の症状・外傷②

腰痛

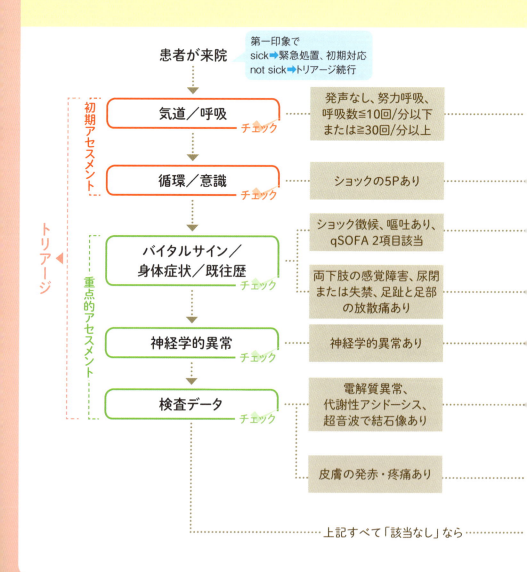

- 急激な発症で安静時も持続する疼痛に加え、ショック徴候を呈する場合は、血管・内臓系疾患を考える
- 内臓系疾患で敗血症を併発している可能性もあるため、qSOFAを使用する
- 重篤な脊椎疾患の合併を疑うため、red flags（危険な徴候）P.145 が出現していないか、といった情報を得る必要がある

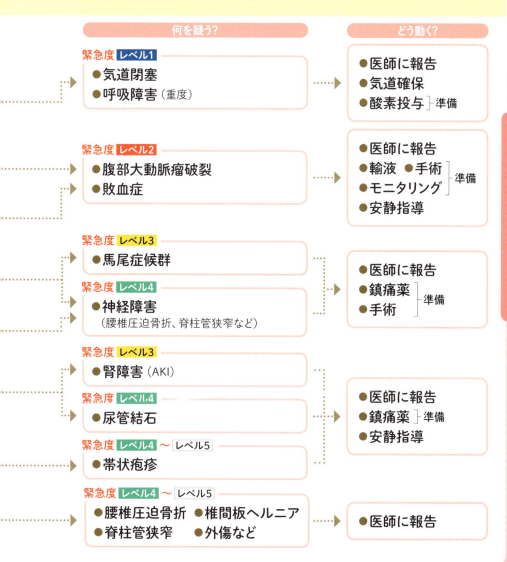

Part 2 ▶ 症状・外傷別 対応のポイント

緊急度の見きわめ

トリアージの視点

見きわめるべき重要な病態

● 腹部大動脈瘤破裂　● 敗血症　● 馬尾症候群 など

☑ 危険な腰痛患者のほとんどは、ウォークインで来院する

● ショックの5P（蒼白、冷汗、虚脱、脈拍微弱、呼吸不全）が1つでもあれば、観察室へ移動し、急変に備えてモニタリングを行い、観察する。

➡ 待合室で、そのまま待たせるようなことをしてはいけない。

● ぐったりして反応が鈍い、すぐに眠り込むなどの症状があれば「意識レベル低下」とみなす。

➡ 腹部大動脈瘤破裂に伴う大量出血では、循環血液量が減少する。血圧を維持し、主要臓器に酸素を供給するために、末梢血管が収縮する。それに伴い、皮膚冷感・冷汗が生じる。

➡ 切迫破裂の場合は、上記の徴候が、後から出現してくることがある。

➡ 敗血症では皮膚が温かいショックになることがある P.238 。これは感染により血管拡張物質が大量に産生されるためである。この状態は一時的であり、数時間で末梢冷感を伴う重篤なショックへと移行する。

評価項目	みるべきこと・注意点
呼吸	● 肩で呼吸をしている ● 「息が苦しい」と訴える
循環	● 両上肢の皮膚を触り、冷汗と冷感の有無をみる ● 橈骨動脈の触知で、脈の速さと強弱をみる
意識	● 呼びかけに対する反応をみる 　➡ 難聴の場合もあるため、耳元で話しかける

対象別の注意点

小児	● 激しい運動や打撲がないかを聞き取ることが重要 ● 子供の成長曲線に当てはめ、逸脱がないかを確認する
がん患者	● 痛みが続く場合には、骨転移の可能性が高い
妊婦	● 膀胱の圧迫により腎盂腎炎を起こしやすいため、尿の性状や発熱の有無を確認する

重症度の見きわめ # アセスメント

こんなときは医師へ報告

緊急手術の適応と なる症状がある	●急激な疼痛の発現　●バイタルサインの悪化　●嘔吐 ●腹部膨満感　　　　●下肢の感覚麻痺・運動障害 ●失禁・尿閉　　　　●24時間以内に出現した両下肢麻痺
予後不良を 思わせる症状がある	●頻拍　　　　　●脈拍触知不良　　　●呼吸困難 ●血圧低下　　　●意識レベルの低下

☑ 腰痛患者であっても「呼吸数と体温」は必ず確認する

●腰痛は、内臓系疾患によって起こることも少なくない。敗血症が隠れている可能性もあるため、呼吸数と体温は必ずチェックする。

➡ 感染が疑われた場合には、qSOFA P.150 を用いた敗血症のスコアリングも実施する。

みるべきこと	疑われること
血圧低下はないか	●ショック
22回/分以上の呼吸はないか	●ショック ●敗血症（2〜2.5秒で1呼吸は異常）
体温上昇はないか	●敗血症

☑ 「腰の重だるさ」がないか、患者に確認してみる

●原因の明らかな腰痛は、以下の3つが代表とされる。

①がん（原発、転移性）
②感染（化膿性、脊椎カリエス）
③外傷（椎体骨折）

●原因不明の腰痛（非特異性腰痛）は、脊椎由来、神経由来、内臓由来、血管由来、心因性の5つに大別され、消化器症状や発熱を伴う場合や、腰痛を「腰の重だるさ」として訴える患者もいる。

➡ ウイルスなどによる感染症の流行時期に、非特異性腰痛の患者が来院した場合、実は生命を脅かす疾患が隠れていることに気づかないケースもある。

●最悪のケースを防ぐためには、LQQTSFA P.32 などを用いた問診を行い、痛みに関する詳しい情報を収集しアセスメントすること、常にショック徴候（今後出現する可能性）を念頭に置き、全身を継続的に観察していくことが重要である。

Part
2
腰痛

Part 2 ▶ 症状・外傷別 対応のポイント

☑ 既往歴と随伴症状から「危険な病態」を見抜く

● 緊急度の高い病態は、既往歴と随伴症状である程度絞り込める。

	みるべきこと	疑われる危険な病態
既往歴	● 高血圧症 ● 動脈硬化症 ● 腹部大動脈瘤	● 腹部大動脈瘤破裂 ● 腹部大動脈瘤切迫破裂 ➡ 特に男性、65歳以上、喫煙歴、家族歴があると、腹部大動脈瘤の可能性が高くなる
随伴症状	● 急激な疼痛 ● 安静時も持続する疼痛 ● 腹部膨満感	
随伴症状	● 尿閉 ● 残尿感 ● 血尿 ● 発熱 ● 急激な疼痛（激痛）	● 腎梗塞 ● 腎盂腎炎などによる敗血症
随伴症状	● 両下肢の感覚障害・麻痺 ● 尿閉・失禁 ● 足部や足趾の放散痛	● 馬尾症候群 ➡ 脊髄神経根の束が圧迫され神経障害が生じる病態 ● 腰椎椎間板ヘルニア ➡ SLR（下肢伸展挙上）テストやFNS（大腿神経伸展）テストが陽性となる

馬尾　仙髄　尾髄

アドバイス

SLRテストとFNSテスト

● SLRテストは、仰臥位で、膝を伸展させたまま、下肢を30〜60度挙上したときに、坐骨神経痛があるかどうかをみるテストである
　➡ 坐骨神経痛が出現したら陽性となり、腰椎椎間板ヘルニアが疑われる（感度73〜98%、特異度11〜61%）
● FNSテストは、腹臥位で、膝を90度屈曲させたまま、下肢を上方に引き上げたときに、下肢の痺れ・痛みが出現するかどうかをみるテストである
　➡ 痺れ・痛みが出現したら陽性となり、腰椎椎間板ヘルニアが疑われる

ココだけおさえて　処置とケア

☑ 呼吸の安定化

行うこと	ポイントと注意点
気道確保	● 舌根沈下時は、頭部後屈あご先挙上法や下顎挙上法を実施する ● 浅い呼吸のときは、バッグバルブマスクで補助換気を行う

☑ 検査・処置準備

行うこと	ポイントと注意点
輸液の準備	● 細胞外液（生理食塩液、リンゲル液）が選択される ➡ 静脈路確保時は、輸血や大量輸液投与に備えて、18〜20Gの径が大きい留置針を使用する ● 循環作動薬や麻薬系鎮痛薬の使用に備えて、2ルート確保する
検査・手術の準備	● 造影剤の必要量を計算するために、体重の測定値が必要となる ● 糖尿病治療薬（ビグアナイド系）を内服していると、乳酸アシドーシスを起こし、腎機能に影響があるため、必ず医師・放射線技師へ報告する ● 腎機能への影響があるため、血清クレアチニン値・eGFRをチェックする
薬剤の準備	● 降圧薬や昇圧薬、麻薬鎮痛薬を投与するため、精密持続シリンジポンプが必要となる ● 敗血症対策として、抗菌薬を早期に使用する際には、アナフィラキシーに注意する

☑ 病態別の処置とケア

病態	行うことと注意点
腹部大動脈瘤破裂	● 保存的加療では降圧薬・鎮痛薬が投与されるため、静脈路を2ルート確保しておく ● 不必要に血圧を上昇させることがないよう、環境調整や疼痛・排便コントロール、ケア実施前の言葉がけが重要となる
腎梗塞	● 腎以外の臓器も血栓による梗塞を起こしている可能性がある ➡ 呼吸困難やSpO_2低下の有無を観察する ➡ 四肢末端の皮膚色に不良がないことも確認する
馬尾症候群	● 麻痺の範囲や触覚の感度を評価するために、ピンなどを用いて観察する

（橋口佳慎）

文献
1. 日本整形外科学会,日本腰痛学会監修：腰痛診断ガイドライン. 南江堂,東京,2012：26-28.
2. 日本集中治療医学会編：日本版敗血症診療ガイドライン. 日本集中治療医学会雑誌 2017：24（suppl 2）：S1-19.
3. 日本救急医学会監修：救急診療指針改訂第4版. へるす出版,東京,2011：338-341.

Part 2
腰痛

Part 2 ▶ 症状・外傷別 対応のポイント

腰背部の症状・外傷③

背部痛

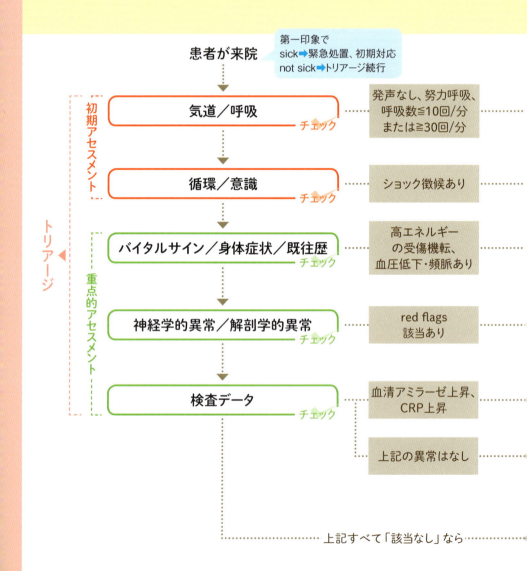

- 臨床的には筋骨格系疾患による背部痛が多いが、致死的胸部疾患の場合もあるため、注意深く観察する必要がある
- 重篤な脊椎疾患の合併を疑うため、red flags P.145 の情報を得る必要がある
- 急性大動脈解離は冬場の午前6〜12時に発症することが多い。発症のピークは、男女とも70歳代とされる[1]

何を疑う?	どう動く?

緊急度 レベル1
- 気道閉塞
- 呼吸障害（重度）

→
- 医師に報告
- 酸素投与 ⎤
- 気道確保 ⎦ 準備

緊急度 レベル2
- 急性大動脈解離
- 緊張性気胸
- 肺塞栓症
- 特発性食道破裂

→
- 医師に報告
- 安静指導 ●鎮痛
- 検査 ●手術
- 薬剤（降圧薬、鎮痛・鎮静薬、抗凝固薬） ⎤ 準備
- 緊急脱気 ●モニタリング ⎦

緊急度 レベル4 〜 レベル5
- 椎体骨折
- 脊柱管狭窄
- 硬膜外血腫・膿瘍

→
- 医師に報告
- 手術 ⎤ 準備
- 鎮痛薬 ⎦
- 安静指導

緊急度 レベル4
- 急性膵炎

緊急度 レベル4 〜 レベル5
- 脊椎炎 ●帯状疱疹
- 転移性腫瘍

→
- 医師に報告
- 輸液管理
- 薬剤（鎮痛薬、タンパク分解酵素阻害薬） ⎤ 準備
- 安静指導

緊急度 レベル4 〜 レベル5
- 腰椎圧迫骨折 ●椎間板ヘルニア
- 脊柱管狭窄 ●外傷など

→
- 医師に報告
- 鎮痛薬 ⎤ 準備
- 安静指導

Part 2 症状・外傷別 対応のポイント

Part 2 ▶ 症状・外傷別 対応のポイント

緊急度の見きわめ　トリアージの視点

見きわめるべき重要な病態

- 急性大動脈解離　● 緊張性気胸　● 肺塞栓　● 特発性食道破裂
- 膵炎　● 神経障害 など

☑ まずはショック徴候の有無を確認する

- 致死的胸部疾患を見逃さないために、ショック徴候（ショックの5P）を早期に確認して対応する P.222 。
- 急激に状態が悪化する可能性を予想し、呼吸回数や脈拍数、血圧などのバイタルサインを継時的に観察していくことが重要となる。

☑ 危険な病態は、「呼吸・循環・意識」の異常として現れる

- 致死的胸部疾患を見逃さないよう注意して確認する。

みるべきこと			疑われること・注意点
呼吸関連	呼吸困難 頸静脈怒張 呼吸数 咳嗽 呼吸音の左右差	緊張性気胸	● 呼吸音の左右差、ショック徴候あり ● 緊急脱気が行われる
		肺塞栓	● 呼吸困難感あり ● 肥満と長時間の同一姿勢で発症する可能性が高い ● 血栓溶解療法や、下大静脈フィルターなどの治療が行われる
循環関連	末梢冷感 冷汗 血圧低下と左右差 頸静脈怒張	急性大動脈解離	● 状況によっては緊急手術、または安静と降圧療法が行われる
		急性冠症候群	● 心臓カテーテル検査が行われる
意識レベル	声かけへの反応 刺激に対する反応		● ショックによる虚脱、低酸素症の場合、高度な気道確保や酸素投与が行われる ● 人工呼吸器が装着される場合もある

重症度の見きわめ アセスメント

こんなときは医師へ報告

緊急手術の適応と なる症状がある	● 呼吸困難を訴える ● 血圧低下がある ● 腹部膨満感がある ● 痛みの場所が移動する ● 左右の血圧に差がある ● 意識レベルが悪い

✓ 疼痛レベルや部位を継時的に評価し、症状の変化をみる

- 高齢者や糖尿病性神経障害がある患者は、痛みの感じ方が鈍い場合もあるため、十分に注意する。

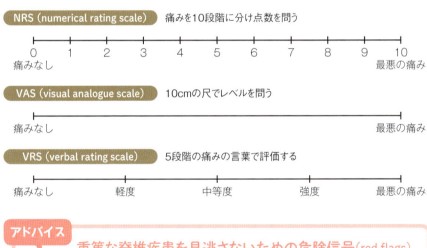

アドバイス　重篤な脊椎疾患を見逃さないための危険信号 (red flags)

- 発症年齢が20歳以上55歳以下
- 時間や活動性に関係のない腰痛
- 胸痛
- がん、ステロイド治療、HIV感染の既往
- 栄養不良
- 体重減少
- 広範囲におよぶ神経症状
- 発熱
- 構築性脊椎変形（脊柱側弯症や後弯症）

Part 2 ▶ 症状・外傷別 対応のポイント

☑ 既往歴と随伴症状から病態を考える

● 緊急度の高い病態は、既往歴と随伴症状である程度絞り込める。

	みるべきこと	疑われること
随伴症状	● 頻回の嘔吐後に疼痛が出現	特発性食道破裂
既往歴	● 食道潰瘍 ● バレット食道	➡ 縦隔炎に移行する可能性があるため、発症後24時間以内の手術が必要となる
随伴症状	● 食後に疼痛が出現 ● 嘔吐	急性膵炎
既往歴	● 脂肪食が多い ● アルコール摂取 ● 胆石	➡ 胆石の有無をCTや超音波で確認し、必要時ドレナージが行われる
随伴症状	● 動くと疼痛が増強 ● 発熱 ● 下肢の感覚麻痺 ● 膀胱直腸障害	椎体骨折 脊椎炎 血腫・血管病変
既往歴	● 重いものを持った	
随伴症状	● 背部の皮膚の発赤・水疱	帯状疱疹

☑「致死的胸部疾患の関連痛」「鈍的内蔵外傷」の可能性も考慮する

● 背部痛を訴える患者の多くは、転倒や打撲による背部の外傷や、激しい運動後に疼痛が出現した患者である。

　➡ これらは、筋骨格系に関連した疾患が多く、徐々に軽快する。

● 受傷機転で「高エネルギー事故」という情報が加われば、胸部大動脈損傷や気管損傷をはじめとする鈍的内臓外傷を合併している可能性も高くなる。

　➡ そのため、状態が急変する可能性が高いことを念頭に置く必要がある。

● 胸痛 P.64 を主訴とする致死的胸部疾患（心筋梗塞や胸部大動脈解離、緊張性気胸）の患者が、背部痛を主訴に来院することもある。

　➡ 単に筋骨格系疾患として観察するのではなく、LQQTSFA P.32 などの問診法を用いて疼痛に関連した情報をアセスメントし、全身を観察する必要がある。

ココだけおさえて　処置とケア

☑ 呼吸の安定化

行うこと	ポイントと注意点
気道確保	● 舌根沈下時：頭部後屈あご先挙上法や下顎挙上法を実施 ● 浅い呼吸のときは、バッグバルブマスクで補助換気を行う ● 気道内分泌物があれば吸引で除去する
緊急脱気	● 患側の第2肋間鎖骨中線上に18G以上の留置針を穿刺する ● 脱気後に第4・5肋間中腋窩線で穿刺し、胸腔ドレナージを行う

☑ 全身管理

行うこと	ポイントと注意点
輸液の準備	● 晶質液（生理食塩液、乳酸加リンゲル）が選択される ● ショック徴候があるときは、輸血や大量輸液投与に備えて、18〜20Gの径が大きい留置針を使用する
検査・手術の準備	● 単純X線検査や超音波検査、単純CTが行われる ● 追加検査でMRIや造影CTなどが行われる ● 骨転移の可能性があれば骨シンチグラフィーを行う
安静指導	● ベッド上での排泄となるため、安静の目的と対応方法について説明する。排泄時には羞恥心に配慮した対応を行う ● 高齢者は廃用症候群になりやすいため、安静度の指示範囲内で予防を行う

☑ 病態別の処置とケア

病態	行うことと注意点
食道破裂	● 造影検査が行われるため、造影剤アレルギーの情報を問診で得ておく ➡ 検査中は、アナフィラキシーの出現に注意して観察する ● 嘔吐による誤嚥を防ぐため、チューブが留置されることが多い ➡ 固定位置の確認や事故抜去防止対策が必要となる
急性膵炎	● メインの輸液以外にも単独投与の輸液があるため、2ルートは確保する ● 絶飲食になることが多いため、患者には十分に説明しておく必要がある
帯状疱疹	● 医師の指示により、疼痛レベルを評価しながら鎮痛薬を使用する ● 皮膚の経過を写真で残し、変化を評価する

（橋口佳慎）

Part 2 背部痛

文献
1. 日本循環器学会,日本医学放射線学会,日本胸部外科学会他編：大動脈瘤・大動脈解離診療ガイドライン 2011年改訂版.
http://www.j-circ.or.jp/guideline/pdf/JCS2011_takamoto_h.pdf（2019.8.2アクセス）.
2. 森脇龍太郎,伊良部真一郎：背部痛. 診断と治療 2014；102（増刊号）：54-58.
3. 日本救急医学会監修：救急診療指針改訂第4版. へるす出版,東京,2011：338-341.

Part 2 ▶ 症状・外傷別 対応のポイント

その他の症状・外傷①

発熱

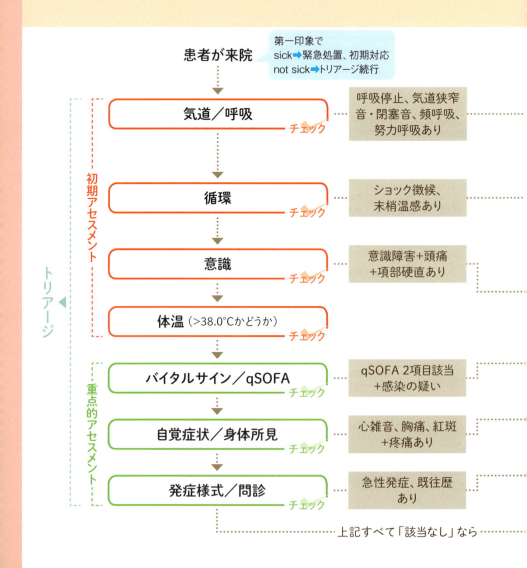

- 発熱は最もありふれた症候であるが、重篤な疾患が隠れている場合がある。重症感やバイタルサインから緊急度や重症度を判断する
- 重要なポイントは「発熱＋○○」の随伴症状である。発熱が問題なのではなく、発熱の原因病巣を考えて観察や問診をすることが大切である

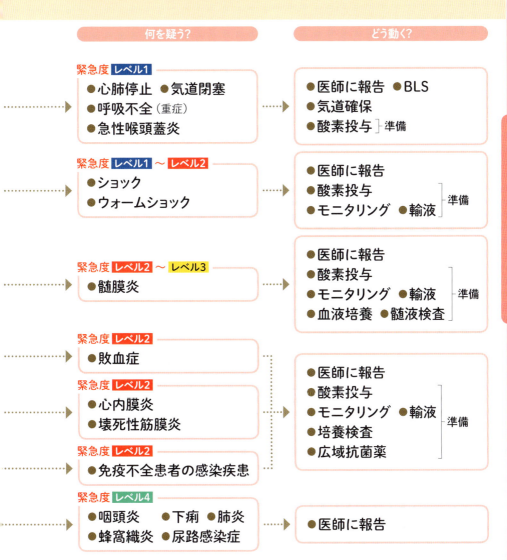

Part 2 ▶ 症状・外傷別 対応のポイント

緊急度の見きわめ

トリアージの視点

見きわめるべき重要な病態

- 敗血症　● 髄膜炎　● 心内膜炎　● 重症感染（免疫不全）
- ウォームショック P.240

☑「重症感+qSOFA」で敗血症を見抜く

- qSOFAの評価と同時に、その他のバイタルサインやショック徴候の有無を評価し、緊急度を判断する。

みるべきこと	注意点
qSOFA[1] ①呼吸回数≧22回/分 ②収縮期血圧≦100mmHg ③意識の変容	● 外観から重症感を感じた場合、バイタルサインを測定し、qSOFAを評価 　➡ 2項目を満たせば敗血症を疑い、緊急度は高くなる 　➡ 呼吸回数の上昇は、呼吸不全や換気不全だけでなく、代謝性アシドーシスに対する呼吸性代償でも生じるため、重要な指標となる ● 敗血症は、生命を脅かす感染に対する生体反応。組織障害や臓器障害をきたす致死性の高い病態で、早期発見が重要となる
バイタルサイン ショック徴候	● 末梢冷感を伴わないショックは、敗血症によるウォームショックを疑う。コールドショックへ移行しないように早期に対応する

☑「発熱+随伴症状」で緊急度が高い病態を見抜く

- バイタルサインに加え、随伴症状や病歴を確認し、緊急疾患を探す。

確認すべき随伴症状	疑われる危険な病態・既往歴
悪寒・戦慄	敗血症
頭痛+項部硬直+意識障害	髄膜炎
嚥下困難な強い咽頭痛	急性喉頭蓋炎 扁桃周囲膿瘍
心雑音+歯科治療歴	感染性心内膜炎
全身紅斑+ショック	TSS（トキシックショック症候群）
蜂窩織炎様紅斑+罹患部の激痛+水疱	壊死性筋膜炎
免疫不全の可能性	免疫不全状態 　➡ 白血病、化学療法、がん、糖尿病、ステロイド、HIV感染、血液透析、脾摘後

重症度の見きわめ # アセスメント

こんなときは医師へ報告

緊急対応が必要な 症状がある	●呼吸不全　●ウォームショック　●ショック ●悪寒戦慄　●意識障害

☑ 危険な「感染性疾患」は急性発症が特徴である

● 感染性疾患の場合、緊急性の高い疾患（敗血症など）の可能性がある。

➡ 非感染性疾患には、がん、自己免疫疾患が含まれる。

確認すること	感染性疾患	非感染性疾患
発症様式	急性	経過が穏やか
発症日	特定可能	特定不可能
受診のタイミング	発症1〜2日程度が多い	発症から日数が経過

☑ 症状・身体所見から「原因病巣」を検討する

● 発熱の原因として最も多いのは感染症である。まずはオープンクエスチョンで患者の訴えを聴取し、関連する症状や身体所見を観察し、アセスメントを進める。

みるべきこと	疑うこと
頭痛、項部硬直、意識障害 P.22 P.28	髄膜炎、脳炎
副鼻腔叩打痛、後鼻漏	副鼻腔炎
外耳牽引痛	中耳・外耳炎
咽頭発赤、扁桃腫脹、リンパ節腫脹、歯肉腫脹	咽頭痛・歯肉炎
咳、鼻汁、咽頭痛	かぜ症候群
かぜ症状、関節痛、筋肉痛	インフルエンザ
咳、痰、副雑音、呼吸困難 P.00	肺炎
心雑音、胸痛、息切れ P.64	感染性心内膜炎、心筋炎
心膜摩擦音	急性心膜炎
腹痛、腹部圧痛 P.102	胆嚢胆管炎、膵炎、腸炎、虫垂炎、腹膜炎、骨盤内炎症性疾患、腸管壊死
下痢、嘔気・嘔吐 P.116	腸管感染症
腹痛、黄疸 P.102	急性閉塞性化膿性胆管炎
混濁尿、CVA（肋骨脊柱角）叩打痛	尿路感染症
精巣腫大、圧痛 P.192	精巣上体炎

Part 2

発熱

151

Part 2 ▶ 症状・外傷別 対応のポイント

☑病歴から、発熱の原因をアセスメントする

問診内容	ポイント・注意点
既往歴の有無	結核や心疾患、免疫不全疾患などは要注意
人工物植込みの有無	人工血管、人工弁など感染源の有無
服薬の有無	新規の薬剤、ステロイド、免疫抑制薬、抗菌薬、抗甲状腺薬
感染症の流行状況	学校や職場などの流行状況、多人数との接触の機会など
予防接種歴	小児期のワクチン、マラリア予防薬内服など
旅行歴	国内・海外の旅行の有無、山間部や温泉に入ったか、現地の流行疾患の有無
性生活	不特定多数との性交渉、風俗店の利用、パートナーの性感染症の有無
動物との接触	ペットの飼育状況や出産状況、動物咬傷 P.198 や糞便接触など
家族歴	がん、膠原病、感染症など
嗜好歴	飲酒、喫煙、薬物依存など

対象別の注意点

生後3か月未満の乳児	●母乳から得る免疫により、原則、この時期に発熱はしない ➡発熱があったら細菌感染を疑い、入院精査が必要となる
高齢者・小児	●予備能が低いため、短時間で状態が悪化しやすい
基礎疾患がある患者	●血液疾患、がん、糖尿病、肝硬変、アルコール依存症、脾摘後、慢性呼吸不全、慢性心不全の患者は発熱のハイリスク
内服薬	●副腎皮質ステロイド、免疫抑制薬

アドバイス

発熱と高体温の違いに注意

- ●体温の調節中枢は視床下部にあり、セットポイント（設定温度）を定め、熱産生と熱放散のバランスで体温調整をしている。
- ●発熱は、感染などの原因により、セットポイントが上昇した状態である。
- ●高体温は、熱放散のメカニズムの障害や熱産生過多により体温が上昇した状態（セットポイントは正常）。
  - ➡高体温で見逃してはいけない疾患：熱中症、悪性症候群、甲状腺機能亢進症、セロトニン症候群

152

ココだけおさえて # 処置とケア

✓ 呼吸の維持

行うこと	ポイントと注意点
気道確保	●舌根沈下時：頭部後屈顎先挙上法や下顎挙上法を実施 ●急性喉頭蓋炎の場合は、気管挿管や気管切開の準備が必要
酸素投与	●呼吸不全の場合、動脈血ガス分析結果に従い酸素を投与 ➡酸素投与（経鼻カニューレ、酸素マスク、リザーバーマスク） ➡気管挿管し、人工呼吸器管理を使用

✓ 感染症への対応

行うこと	ポイントと注意点
輸液投与	●脱水から循環血液量が減少している可能性があるため輸液を行う ●敗血症性ショック時には、初期輸液に加えて昇圧薬投与も行う ➡心臓超音波検査で心機能評価を行い、血管内容量減少時は初期輸液で細胞外液を30mL/kg以上の十分な輸液投与を行う ➡昇圧薬の第一選択はノルアドレナリン ➡十分な輸液・ノルアドレナリンに反応がない場合は、病態を考慮しアドレナリン、バソプレシン、ドブタミンを使い分ける
培養検体の採取	●血液培養2セットを採取 ➡心内膜炎を疑ったら血液培養3セット採取 ●疑う感染症に応じて髄液・喀痰・尿などの培養検査を実施
感染巣の特定	●造影CT検査を行うため、腎機能やアレルギーの有無を確認し検査の準備を行う
広域抗菌薬の投与	●敗血症の場合、認識後1時間以内に投与を開始する
感染巣コントロール	●感染巣のコントロールを早期に十分かつ可能な限り低侵襲で行うため、処置の準備を行う
苦痛の緩和	●発熱による苦痛がある際は、患者本人と相談し、クーリングを行う ●感染による発熱の場合、解熱薬が有効 ➡感染源の特定ができていない患者や全身状態不良な患者では解熱薬の使用を避ける

（片岡美香）

Part 2 発熱

文献
1. 日本集中治療医学会,日本救急医学会編：日本版敗血症診療ガイドライン2016. http://www.jaam.jp/html/info/2016/pdf/J-SSCG2016_ver2.pdf（2019.8.2アクセス）.
2. 林寛之：Dr.林のワクワク救急トリアージ. メディカ出版,大阪,2014：81-92.
3. 伊藤敬介,大西弘高：ナースのための臨床推論で身につく院内トリアージ. 学研メディカル秀潤社,東京,2016：163-178.
4. 神戸市立中央市民病院編：研修医のための救急トリアージ. メジカルビュー社,東京,2007：42-47.
5. 中村春香,本郷偉元：発熱. レジデントノート 2012；14（1）：43-51.

153

Part 2 ▶ 症状・外傷別 対応のポイント

その他の症状・外傷②

低体温

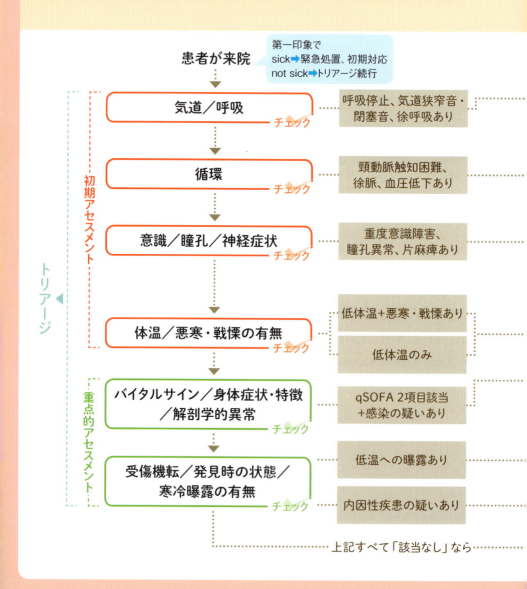

- 寒冷曝露や熱産生障害によって熱喪失＞熱産生となり、深部体温が35℃以下に低下した場合を低体温という
- 低体温は、一次性（低温環境への曝露による体温低下）と二次性（内因性疾患による体温低下）に分かれる
- 低体温により生じる生体の障害を、低体温症または偶発性低体温症という

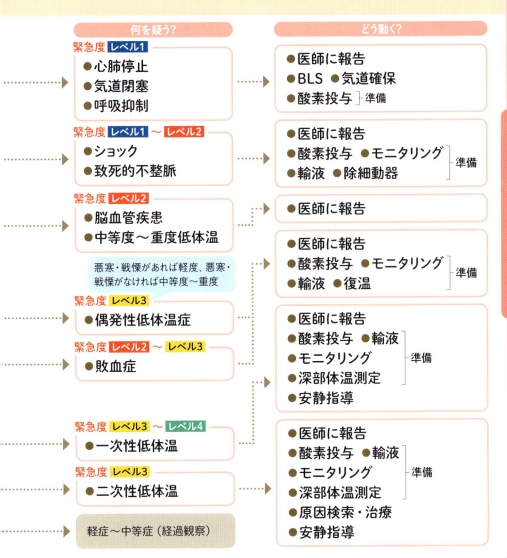

Part 2 ▶ 症状・外傷別 対応のポイント

緊急度の見きわめ　トリアージの視点

見きわめるべき重要な病態

● 重度～中等度低体温（徐呼吸、徐脈、致死的不整脈）　● ショック　● 敗血症

☑ 重度低体温では「悪寒・戦慄」が消失する

- トリアージで深部体温を測定することは不可能である。
  - ➡ 緊急度判断のコツは「悪寒・戦慄の有無」となる。
- 重度～中等度低体温の場合、悪寒・戦慄は消失し、徐呼吸、徐脈や不整脈、重度の意識障害を伴う。
  - ➡ 呼吸・循環の安定化を図り、深部体温の測定やモニター装着を行い、復温をめざす。

深部体温		32～35℃	30～32℃	30℃未満
分類		軽度低体温	中等度低体温	重度低体温
悪寒・戦慄		あり	なし	なし
神経・筋	意識障害	軽・中等度	重度	深昏睡
	腱反射	亢進	低下	消失
	筋緊張	軽度低下	高度低下	消失
環境	心拍数	頻脈	徐脈	徐脈
	血圧	上昇または低下	低下（40%減）	著明な低下
	心電図	正常	心房細動、心室期外収縮、J波（オズボーン波）出現	収縮不全 心室細動 心静止
呼吸	呼吸数	減少	45%減少	50%減少 呼吸停止

☑ 低体温を引き起こす「重要な病態」を見逃さない

- ショック P.222 や敗血症では、組織の低酸素・低還流により代謝が低下し、低体温が生じる。
  - ➡ 低体温は臓器障害の発生や死亡率が高く、予後不良因子とされる。そのため、ショックや敗血症を疑う場合は緊急事態ととらえ、早期介入を行う。

重症度の見きわめ # アセスメント

こんなときは医師へ報告

緊急で処置が必要な症状がある	●呼吸抑制　●ショック　●致死的不整脈 ●低血糖　●けいれん
緊急手術の適応となる症状がある	●脳ヘルニア　●瞳孔不同　●片側性の麻痺・神経症状 ●重症外傷

☑ 隠れた内因性の原因病態を見逃さない

- 一般的に、体温が低下すると、徐々に意識レベルも低下する。
- 何らかの病態や要因により、意識障害 P.22 や動けない状況に陥った結果、低体温症に陥ることもある。
  - ➡ 発見時の状況や環境から低体温症以外の病態の可能性を考慮し、重大な病態が隠れていないか観察する。

	みるべきこと	低体温の原因
体温調節機能の低下	対象の生理的特徴	高齢者、新生児
	飲酒状況・アルコール臭、内服薬	酩酊、鎮静薬・鎮痛薬
	血糖値	低血糖、脊髄障害、中脳障害など
	神経症状、麻痺、瞳孔所見	
	全身観察・外傷	
熱産生の低下	バイタルサイン	ショック
	栄養状態・BMI	飢餓（低栄養）
	既往歴の確認	下垂体機能低下症、甲状腺機能低下症など
寒冷刺激（逃げられない）	飲酒状況・アルコール臭 薬物中毒（空包・空き瓶、異臭など） 瞳孔・神経所見	意識障害を伴う場合：アルコール中毒、薬物中毒、頭部外傷、脳血管障害、代謝性昏睡など
	感染・吐下血の有無 全身観察（下肢外傷・脊髄損傷など） 寝たきり、独居など	衰弱して動けない場合：重症感染症、消化管出血など 体動困難な場合：寝たきり、外傷など
	季節にそぐわない衣服、不自然な外傷	子どもや高齢者の場合：虐待・ネグレクト
その他	感染症の有無、既往歴の確認 全身観察（外傷など）	敗血症、膵炎、がん、尿毒症 血管虚脱、外傷

Part 2 低体温

157

Part 2 ▶ 症状・外傷別 対応のポイント

☑ 低体温による悪影響を把握する

● 低体温になると、全身へのさまざまな影響が生じる。

低体温による影響	みるべきこと	疑われること・注意点
血液の濃縮に よる粘性亢進	Ht（ヘマトクリット）、 Hb（ヘモグロビン）上昇	● 脱水による循環血液量の減少 ● 正常Hb値は貧血を示唆
脂質代謝の亢進	動脈血ガス 代謝性アシドーシス	● 血液ガス値は測定温度によって異なる ● 低体温ではガスの補正はしない
利尿	電解質異常 低カリウム血症 低リン血症 低マグネシウム血症	● 不整脈の誘発 ● 循環血液量の減少
出血傾向	凝固異常 血小板減少・機能障害	● 出血傾向に注意 ● DIC（播種性血管内凝固症候群）に注意
免疫反応と 炎症反応を抑制	WBC（白血球）減少 好中球・マクロファージ 機能抑制	● 易感染性 ● 炎症反応が抑制されているため、感染の可能性 を否定できない

> 低体温による利尿は心房性ナトリウム利尿ペプチド上昇、抗利尿ホルモン上昇、尿細管機能障害、静脈還流量増加による

対象別の注意点

小児	● 新生児は、体温調節機能が未熟であり、体の大きさに対する体表面率の比率が大きく、皮下脂肪も少ないため低体温症を起こしやすい ● 乳児は、環境温度に合った衣類を着ていないと寒冷曝露で容易に低体温症を起こす
高齢者	● 低体温症は圧倒的に高齢者に多い ● 発症環境は、熱中症の傾向と似ている（屋外より屋内での発症が多いとされる） ● 独居や何らかの障害を有する高齢者の発症が多く、環境要因、身体要因、社会要因が複雑に関連して低体温症を発症する特徴がある

アドバイス

低体温、出血傾向、代謝性アシドーシスは「外傷死の3徴」

● 外傷患者の体温が急速に短時間で低下するのは、以下の要因による。
　①受傷時の環境　②脱衣による熱の放散　③大量輸液・輸血
● 上記に加え、組織の低酸素・低還流によって代謝が抑制されると、さらに低体温の悪化を招く。
● 「外傷死の3徴」は、生命を脅かす危険な因子であり、早急な体温管理が必要となる。

ココだけおさえて　処置とケア

✅ 全身管理

行うこと	ポイントと注意点
気道 呼吸管理	●意識障害による舌根沈下や呼吸抑制：確実な気道確保と人工呼吸器管理 ●酸素投与
循環管理	●輸液：40〜42℃に加温された細胞外液の投与 ●心電図モニター装着、致死的不整脈に備え除細動器の準備 ●電解質や血糖値の確認・補正 ●PCPS（経皮的心肺補助装置）挿入：循環不全や心室細動への対処 　➡中心部体温30℃未満では復温を優先 ●心停止：通常のCPR（30℃に復温するまでは除細動1回、アドレナリン投与1回にとどめる） 　➡低体温では酸素消費量抑制、脳保護作用があり、長時間の心停止でも回復する可能性がある
安静管理	●移動や体位変換など些細な刺激で致死的不整脈をきたす可能性があるため、無用な刺激を避け、細心の注意を払う

✅ 深部体温に基づく復温

行うこと		ポイントと注意点
体温管理		●直腸、膀胱または食道に体温モニターを挿入 　➡深部体温を持続的にモニタリング
復温	目標： 深部 体温 35℃	●重度低体温（30℃未満）：中心加温 　➡42〜46℃の加温加湿した酸素吸入、加温輸液、消化管加温（食道・胃洗浄、大腸洗浄）、腹腔洗浄、PCPS（体外循環式復温）、血管内加温 ●中等度低体温症（30〜32℃）：表面加温 　➡電気毛布、温水（温風）ブランケット ●軽度低体温症（32〜35℃）：保温 　➡毛布、暖かい室温設定、十分な加湿（すべての低体温患者に適応）
	注意 事項	●after-drop：復温過程で深部体温がさらに低下する現象。体表近くの冷たい血液が循環の回復に伴って体深部に還流するため生じる ●rewarming shock：低体温により循環血液量が減少し心機能が低下しているところに体表の加温により末梢血管が拡張し血圧低下をきたす 　➡after dropと相まって致死的不整脈・心停止の危険性が高まる

（片岡美香）

文献
1. 日本救急医学会熱中症に関する委員会編：本邦における低体温症の実際—Hypothermia STUDY2011最終報告—. http://www.jaam.jp/html/nettyu/20130822_teitaion_houkoku.pdf（2019.8.2アクセス）.
2. 日本救急医学会監修：救急診療指針改訂第5版. へるす出版、東京, 2018：541-542.
3. 日本救急看護学会監修：外傷初期看護ガイドラインJNTEC改訂第4版. へるす出版、東京, 2018：173-175.

Part
2

低体温

Part 2 ▶ 症状・外傷別 対応のポイント

その他の症状・外傷③

尿量減少

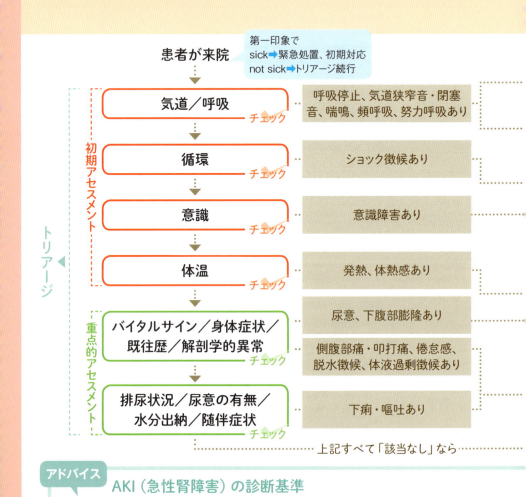

アドバイス AKI（急性腎障害）の診断基準

- KDIGOガイドラインでは以下のいずれか1つを満たす場合がAKIと診断している
  ① 48時間以内の血清クレアチニン値0.3mg/dL以上の上昇
  ② 7日以内の血清クレアチニン値の基礎値から1.5倍以上の上昇
  ③ 尿量0.5mL/kg/時未満が6時間以上持続

- 尿量減少（0.5mL/kg/時未満）では、尿閉か、乏尿・無尿かの鑑別が重要となる
  - ➡ 尿閉は、腎臓で尿が生成され、膀胱内に貯留しているが、尿が排出されない状態
  - ➡ 乏尿は尿量400〜500mL/日以下、無尿は尿量100mL/日以下
- 乏尿・無尿は、原因（腎前性、腎性、腎後性）によって対応が異なる
- 尿量減少を伴う患者の多くは腎機能障害を伴う。早期の対応が予後に影響を及ぼす

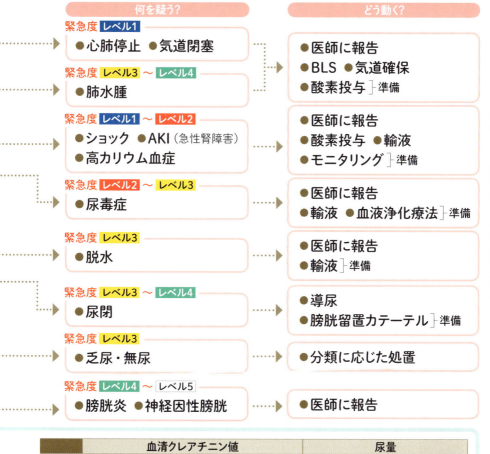

	血清クレアチニン値	尿量
Stage1	基礎値から0.3mg/dL以上または1.5〜1.9倍上昇	0.5mL/kg/時未満6時間以上持続
Stage2	基礎値から2.0〜2.9倍上昇	0.5mL/kg/時未満12時間以上持続
Stage3	基礎値から4.0mg/dL以上または3.0倍以上の上昇、または腎代替療法導入	0.3mL/kg/時未満24時間以上持続または12時間以上の無尿

AKI（急性腎障害）診療ガイドライン作成委員会編：AKI（急性腎障害）診療ガイドライン2016. 日腎会誌 2017；59（4）：419-533. より引用

Part 2 ▶ 症状・外傷別 対応のポイント

緊急度の見きわめ

トリアージの視点

見きわめるべき重要な病態

●ショック ●AKI（急性腎障害） ●尿毒症 ●高カリウム血症

☑ 尿量減少は、呼吸・循環の危機的状況を反映する

●尿量減少（0.5mL/kg/時未満）は、ショックの診断項目にもなる重要な症候である。
　➡ショック徴候を認めるときは、呼吸・循環の安定化を図る。
　➡浮腫のある患者では、尿量が循環血液量の指標とはならない。
●呼吸・循環・意識に異常がある場合、AKI（急性腎障害）や尿毒症を疑う。
　➡早期に原因に対処し、腎血流を確保することが重要となる。
　➡尿毒症の場合、血液浄化療法が必要となる。

☑ まずは「尿閉」の可能性を除外する

●下記の症状を認める場合、尿閉と判断する。

評価項目	みるべきこと（身体所見や情報）
下腹部の所見	●下腹部膨隆　　●恥骨上部痛
尿意	●強い（急性尿閉）●軽度〜なし（慢性尿閉）
その他の症状	●苦痛が強い　　●冷汗 ●溢流性尿失禁あり（慢性尿閉）

対象別の注意点

小児	●乏尿：尿量200〜250mL/日以下、または0.5〜1mL/kg/日未満 ●無尿：乏尿よりさらに極端に尿量が減少した状態 ●小児は成人と比べて腎機能が未熟で、尿濃縮力が弱く、ナトリウム保持能力が低いため、電解質異常や脱水をきたしやすい
高齢者	●加齢に伴い、体液量が少なくなる 　➡脱水になりやすい 　➡腎血流量・糸球体濾過値が低下し、腎機能障害のリスクが高まる ●腎再生能力の低下から重症化しやすい

重症度の見きわめ アセスメント

こんなときは医師へ報告

早期治療が必要な症状がある	● ショック ● 肺水腫や心不全を疑う呼吸不全 ● 尿毒症の疑い（意識障害など） ● 高カリウム血症による心電図変化（テント状T波、致死的不整脈）

☑ 尿閉が否定されたら随伴症状から緊急度を判断する

- 乏尿・無尿は、腎臓での尿生成の低下や尿路閉塞により尿量が減少した状態であり、水分の貯留や不要な代謝産物の蓄積、電解質異常 P.216 などをきたす。
→ 急性腎不全の症候の1つで、緊急度は高い。

評価項目	みるべきこと・ポイント
呼吸	● 急性腎障害に伴う肺水腫、うっ血性心不全の合併の有無 ● 呼吸回数や呼吸パターン、呼吸困難や喘鳴の有無、SpO_2 ● 聴診：水泡音、捻髪音、笛音
循環	● 頻脈、血圧上昇・低下、ショック徴候の有無 ● テント状T波（高カリウム血症）の確認
意識	● 脱水や尿毒症による意識障害の有無
体温	● 発熱　● 水分の喪失の有無

テント状T波

☑ 無尿・乏尿の原因をアセスメントする

- 無尿・乏尿の原因は、腎前性・腎性・腎後性に分かれる。

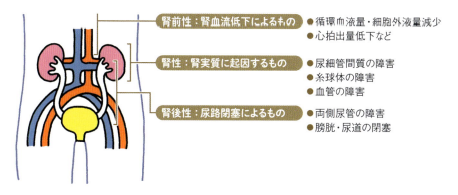

- 腎前性：腎血流低下によるもの
  - 循環血液量・細胞外液量減少
  - 心拍出量低下など
- 腎性：腎実質に起因するもの
  - 尿細管間質の障害
  - 糸球体の障害
  - 血管の障害
- 腎後性：尿路閉塞によるもの
  - 両側尿管の障害
  - 膀胱・尿道の閉塞

Part 2 ▶ 症状・外傷別 対応のポイント

☑ 乏尿・無尿の鑑別は「腎後性→腎前性→腎性」の順で

● 全身観察や問診を行い、随伴症状から鑑別していく。

➡ 最も危険なのは腎性の乏尿・無尿だが、腎前性や腎後性でも、治療が遅れると腎性に移行するため、早期の介入が重要となる。

➡ 無尿の場合は、腎後性を考慮する。

排尿状況	尿意の有無、尿の回数・性状・量、排尿に関するトラブル、腹部・腰背部痛		

腎後性	身体所見	側腹部痛、肋骨脊柱角（CVA）叩打痛	腎臓の内圧上昇に伴う症状
	既往歴	後腹膜線維症、がんの後腹膜・骨盤への浸潤	上部尿路閉塞
		神経因性膀胱、前立腺肥大	下部尿路閉塞

腎前性	身体所見	乏尿、血圧低下、頻脈、皮膚乾燥、口渇など	脱水徴候
		全身倦怠感、嘔気・嘔吐、中枢神経症状	老廃物排泄障害
	水分出納	下痢、嘔吐、出血、発熱、利尿薬の内服など	循環血液量減少
	現病歴	心筋梗塞、心タンポナーデ、心不全	心拍出量低下

腎性	身体所見	高血圧、頸静脈の怒張、浮腫、心不全、肺水腫	体液過剰
		全身倦怠感、嘔気・嘔吐、中枢神経症状	老廃物排泄障害
	現病歴	腎前性からの移行（急性尿細管壊死）、横紋筋融解症、DIC（播種性血管内凝固）など	腎実質の障害
	服薬歴	腎機能に影響を及ぼす薬剤内服の有無	

☑ 尿閉を疑ったら、発症様式や既往歴を確認する

● 発症様式や既往歴、飲酒や服薬状況などは、原因検索に関する重要な情報となる。

発症様式	● 突然発症（急性尿閉）か、緩徐に進行（慢性尿閉）か
飲酒・薬剤内服の有無	● 前立腺肥大症患者の飲酒は急性尿閉につながる ● 服薬（抗コリン薬、三環系抗うつ薬、α遮断薬、β遮断薬）
既往歴	● 尿管・膀胱：膀胱腫瘍、膀胱結石、尿管瘤など ● 膀胱頸部：前立腺肥大症、前立腺腫瘍、前立腺炎 ● 尿道：尿道結石、尿道狭窄など ● 尿道外：子宮がん・卵巣がん・消化器がんなどの浸潤 ● 神経因性膀胱

ココだけおさえて　処置とケア

✓ 呼吸・循環の維持

行うこと	ポイントと注意点
気道確保	●気道閉塞時：頭部後屈あご先挙上法、下顎挙上法
酸素投与	●呼吸回数・パターン、SpO$_2$の値に合わせて酸素投与 ●必要に応じてNPPV（非侵襲的陽圧換気療法）の準備
輸液投与	●血圧や尿量に合わせて輸液、輸血の投与を行う ●必要に応じて利尿薬を投与する

✓ 原因別の対応

行うこと		ポイントと注意点
尿閉への対応		●導尿や尿道留置カテーテルの挿入 →尿量、尿性状の観察 →尿閉の急激な解消による血圧低下、電解質異常に注意
乏尿・無尿への対応	腎前性	●循環血液量減少：輸液、輸血など原因への対症療法 ●心不全：利尿薬、強心薬の投与 ●原因疾患の治療
	腎性	●水分出納、電解質バランスの管理 ●原因疾患の治療や原因薬剤の中止
	腎後性	●尿路閉塞の原因の確認・治療 ●外科的処置：W-Jカテーテル留置 ●導尿や尿道留置カテーテルの挿入
電解質・酸塩基平衡の補正		●高カリウム血症、高ナトリウム血症、低ナトリウム血症、代謝性アシドーシスに注意し適宜補正を行う ●高カリウム血症による致死的不整脈を引き起こす可能性があるため、モニターを装着し、除細動器や救急カートを準備 ●対症療法：重炭酸水素ナトリウム（メイロン）の投与、グルコース・インスリン療法（GI療法）、グルコン酸カルシウム（カルチコール）投与

※腎機能に合わせて血液浄化療法の検討

（片岡美香）

文献
1. 佐藤憲明編：急変対応のすべてがわかるQ&A. 照林社,東京,2011.
2. AKI（急性腎障害）診療ガイドライン作成委員会編：AKI（急性腎障害）診療ガイドライン2016. https://cdn.jsn.or.jp/guideline/pdf/419-533.pdf（2019.8.2アクセス）.

Part 2 ▶ 症状・外傷別 対応のポイント

その他の症状・外傷④

熱傷

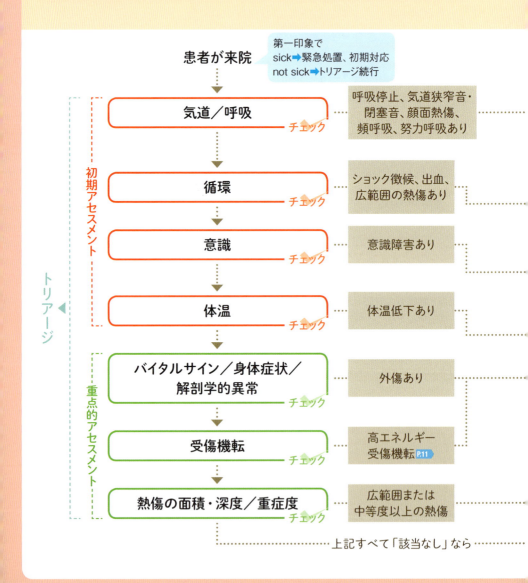

- 熱傷は、皮膚だけでなく、粘膜（気道）にも生じる
- 気道熱傷による浮腫の進行は数分から数時間で進行するため、時間が経過するほど挿管困難となる。そのため、気道熱傷を疑う所見を見逃さないことが重要となる
  → 気道熱傷を疑う所見：顔面熱傷、口腔・鼻腔に煤が付着、嗄声、ラ音聴取、閉所での受傷

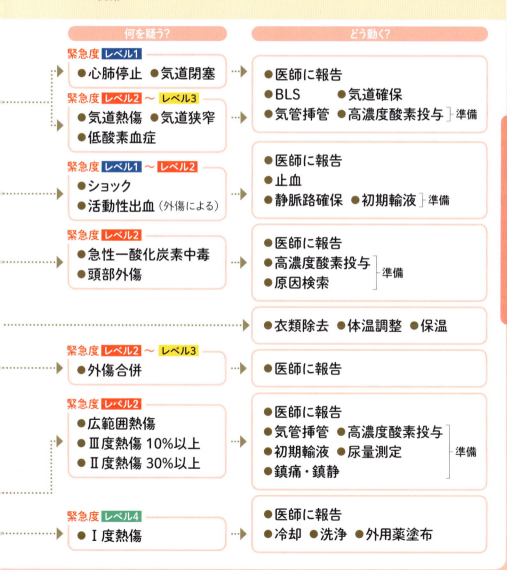

Part 2 ▶ 症状・外傷別 対応のポイント

緊急度の見きわめ　トリアージの視点

見きわめるべき重要な病態
- 気道熱傷
- 低酸素血症
- 循環血液量減少性ショック（熱傷性ショック）
- 一酸化炭素中毒

✓ 顔面・頸部を観察し、気道熱傷を疑う

- 気道熱傷を疑う所見があれば、医師へ報告し、すみやかに気管挿管の準備を行う。
  - ➡ 気道熱傷の患者は、歩行も可能であり、軽症に見えがちだが、火災現場で熱風や有毒ガスを吸入していた場合、声門や喉頭などの浮腫により、気道閉塞 P.58 をきたす危険がある。
- 気道熱傷を疑う場合は、呼吸状態を確認し、来院時より高濃度酸素投与を行って、低酸素血症の発症に注意する。
  - ➡ 吸入した有毒ガス（一酸化炭素など）の影響で呼吸障害をきたす可能性がある。

✓ 熱傷による「呼吸・循環への影響」を予測する

- 熱傷の部位や面積により呼吸障害や循環障害（ショック P.232）が生じる。
- 熱傷面積が広くなればなるほど、ショックへの進行も急速であるため、トリアージでは、大まかに熱傷面積を評価する。
  - ➡ 熱傷面積の評価方法には、9の法則、手掌法、5の法則、Lund and Brouder（ランド アンド ブラウダー）の図表などがある。しかし、救急外来やERにおけるトリアージの段階では、9の法則や5の法則、手掌法で大まかに評価すればよい。

熱傷による全身への影響

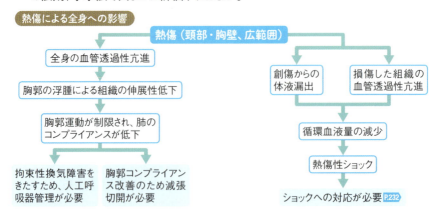

168

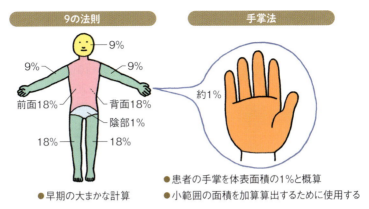

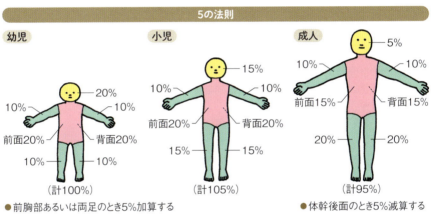

Lund and Browderの図表

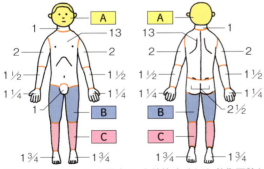

年齢による広さの換算

年齢	A 頭部の½	B 大腿部の½	C 下腿部の½
0歳	9½	2¾	2½
1歳	8½	3¼	2½
5歳	6½	4	2¾
10歳	5½	4¼	3
15歳	4½	4½	3¼
成人	3½	4¾	3½

- Lund and Browderの図表は、入院治療時など、熱傷面積を正確に把握したいときに使用する
- 救急外来やERにおけるトリアージでは、おおまかな熱傷面積を把握できればよい

Part 2 熱傷

Part 2 ▶ 症状・外傷別 対応のポイント

☑ 意識障害の評価を行い、隠れた病態を見逃さない

- 意識障害 P.22 がある場合、CO（一酸化炭素）中毒、有毒ガス中毒、頭部外傷合併、低酸素、低血糖、薬物使用を考慮する。
  - ➡ 熱傷だけで意識障害を伴うことはない。

CO-Hb飽和度（%）	症状と徴候
5〜10	視力障害
11〜20	ふらつき、頭痛
21〜30	嘔気
31〜40	嘔吐、めまい、失神
41〜50	頻呼吸、頻脈
>50	昏睡、死亡

☑ 気道熱傷を疑ったら挿管困難となることを想定して準備する

- 気道熱傷患者の気管挿管は、難渋することが多い。
  - ➡ 顔面のⅢ度熱傷や顔面外傷 P.46 を合併しており、喉頭展開が困難な場合や、上気道の浮腫が進行しており気管挿管に難渋するような場合は、気管支鏡ガイド下の経鼻挿管が選択される場合もある。
  - ➡ 輪状甲状靱帯切開、気管切開などで気道を確保することもある。
- 気道熱傷患者に対して気管挿管を行うときは、さまざまな気道確保方法を実施できるよう、デバイスや固定器具の準備をしてから行うことが望ましい。

対象別の注意点

小児	● 体重あたりの体表面積が大きいため、不感蒸泄による水分喪失や熱消費量が高い ● 自律神経中枢や体温保持能力が未熟なため、容易に低体温・高体温となる ● 皮膚が薄いため、成人と比べて深達性になりやすい ● 訴える部位以外にも熱傷が存在する可能性があるため、衣服を脱がせて全身観察を行う
高齢者	● 高齢者は、加齢に伴う皮膚の菲薄化、基礎疾患の合併、予備能の低下のため、熱傷が重症化しやすく、予後への影響が大きい ● 高齢者は、認知機能や感覚機能の低下により、低温熱傷に気づきにくく、重症化しやすいため注意する
自殺企図患者	● 精神疾患の既往や自殺企図による受傷の場合は、精神科医に往診を依頼し、不安の緩和を行い、安全管理に努める

| 重症度の見きわめ | # アセスメント |

こんなときは医師へ報告

| 早期の処置が
必要な症状がある | ●気道熱傷を疑う所見がある ●低酸素血症
●ショック ●化学物質による異臭 ●強い疼痛 |

☑ 全身状態の把握は不可欠

●熱傷の受傷機転を把握し、熱傷の局部症状だけでなく、外傷や内因性疾患の合併の可能性も考慮しながら全身状態を評価する。

➡熱傷の受傷機転は、火災、高温液体、化学損傷、電撃傷、爆発などさまざまである。

みるべきこと・問診内容	疑われること
閉鎖空間での火災	●気道熱傷 ●一酸化炭素中毒 ●毒性物質吸入
爆発	●鼓膜損傷 ●気胸 ●消化管穿孔
化学損傷 P.180	●毒性物質吸入
電撃傷 P.174	●血管損傷や筋肉損傷に伴うコンパートメント症候群 ●横紋筋融解症 ●ミオグロビン尿症
墜落・転落・転倒など	●頭部外傷 ●骨折 など
不自然な高温液体・高温接触	●虐待

Part 2 熱傷

☑ 症状と外見から、熱傷深度をアセスメントする

●熱傷の深度によって対応が異なるため、正しく把握することが大切である。

外見	症状	深度	障害組織	
発赤・紅斑 (血管の拡張・充血)	疼痛 熱感	Ⅰ度熱傷	表皮(角質層)	皮膚の構造
水疱・発赤・びらん (血管透過性亢進、血漿の血管外への漏出)	強い疼痛 灼熱感 知覚鈍麻	浅達性 Ⅱ度熱傷	表皮(有棘層) (基底層)	
		深達性 Ⅱ度熱傷	真皮(乳頭層) (乳頭下層)	
蒼白・羊皮紙様・壊死 (血管の破壊、血流の途絶、血管内の血球破壊)	疼痛なし	Ⅲ度熱傷	皮下組織	

171

Part 2 ▶ 症状・外傷別 対応のポイント

☑️ 熱傷の深度・面積・部位から、重症度を評価する

● 重症熱傷の場合は、熱傷治療専門施設での治療が必要となる。

➡ 施設によっては、気管挿管など緊急で必要な処置を施したあと、転送を考慮する。

● 熱傷の重症度判断には「アルツの基準」を用いることが多い。

➡ アルツの基準における熱傷面積は、成人では9の法則、小児では5の法則を用いることが多い。

アルツ (Artz) の基準	重症 熱傷	熱傷専門施設での入院治療を要する ● Ⅱ度熱傷で30%以上　　● Ⅲ度熱傷で10%以上　　● 顔面、手、足のⅢ度熱傷 ● 気道熱傷が疑われる場合　　● 軟部組織の損傷や骨折を伴う場合
	中等度 熱傷	一般病院での入院治療を要する ● Ⅱ度熱傷で15〜30%以上　　● Ⅲ度熱傷で10%未満
	軽症 熱傷	外来治療で可能 ● Ⅱ度熱傷で15%未満　　　● Ⅲ度熱傷で2%未満
熱傷指数 (BI)		BI＝Ⅲ度熱傷面積＋1/2（Ⅱ度熱傷面積） ● BI 10〜15以上で重症と判断
熱傷予後指数 (PBI)		PBI＝BI＋年齢 ● PBI 120＜致命的熱傷で救命はまれ 　　100〜120：救命率20%程度 　　 80〜100：救命率50%程度 　　　　〜80：重篤な合併症、基礎疾患がなければ救命可能

アドバイス

低温熱傷とは

● 低温熱傷は、60℃以下の熱源への長時間の接触と、圧迫による局所循環障害が重なって生じる。

➡ 熱源への接触から発生までの時間は、44℃では3〜4時間以上、46℃では30分〜1時間、50℃では2〜3分である。

● 皮膚表面の変化や痛みは少ないが、熱傷深度が深く、重症化（皮下組織の壊死など）することもある。

● 湯たんぽ、使い捨てカイロ、ストーブなどの暖房器具だけでなく、ノートパソコンの長時間使用や携帯電話の異常発熱などでも起こる。

● 高齢者や知覚障害、糖尿病などの神経障害、泥酔中や熟睡中などに起こりやすい。

ココだけおさえて 処置とケア

✓ 全身管理が重要

行うこと	ポイントと注意点
気道確保	●気道熱傷を疑う所見：早期に気道確保のため気管挿管を実施 　➡評価は気管支ファイバースコープで実施 ●声門や喉頭浮腫の進行による気道閉塞の場合：気管切開を実施 ●意識障害による舌根沈下：下顎挙上法やエアウェイを挿入
酸素投与	●血液ガス分析で必ず動脈血酸素飽和度、CO-Hb飽和度を測定し、その結果に従って酸素を投与 　➡初療時より、リザーバーマスク10L/分以上の高濃度酸素投与 ●気道熱傷、胸壁・広範囲熱傷では、気管挿管を行い人工呼吸器管理
輸液	●初期輸液（受傷後初期〜24時間）：パークランド法（バクスター法） 　➡成人：4×熱傷面積（%）×体重（kg）の乳酸リンゲル液を、受傷後8時間以内に 　　1/2量、16時間以内に残り1/2量を投与 　➡小児は輸液量が少なく見積もられるため、糖を含む維持輸液を追加 ●初期輸液開始後は、主に尿量維持を指標に輸液量を調節する 　➡成人：0.5mL/kg/時以上 　➡小児（14歳未満あるいは体重40kg 未満）：1.0mL/kg/時以上
体温管理	●大量の流水で洗浄した際は、体温低下に注意する 　➡衣服の脱衣・切断、室温設定、毛布で保温
疼痛管理	●熱傷に伴う強い疼痛を緩和するため、鎮痛薬（モルヒネなど）を使用する
精神的援助	●疼痛やボディイメージの変化など不安が強い 　➡精神的援助を行い、治療や処置の説明を行って不安の緩和に努める ●興奮状態やせん妄に注意し、必要に応じて鎮静し、安全確保を行う
感染予防	●広範囲熱傷の場合、感染予防のため、原則として標準予防策を行う

✓ 局所の処置

●十分に冷却し、生理食塩液など刺激の少ないもので洗浄する

	軟膏	創傷被覆材
Ⅱ度熱傷	湿潤環境維持：ワセリン軟膏基剤 熱傷の広さ、深さにより主剤（抗菌薬、ステロイド）選択 トラフェルミン（フィブラスト®スプレー）	創面からの滲出液の量・状態によって選択（密閉による感染に留意）
Ⅲ度熱傷	感染予防：スルファジアジン銀（ゲーベン®クリーム） 壊死組織除去：ブロメライン軟膏、幼牛血液抽出物（ソルコセリル®軟膏）	使用なし

（片岡美香）

文献
1. 日本熱傷学会編：熱傷診療ガイドライン改訂第2版. http://www.jsbi-burn.org/members/guideline/pdf/guideline2.pdf（2019.8.2アクセス）.
2. 神戸市立中央市民病院編：研修医のための救急トリアージ.メジカルビュー社,東京,2007：72-76.
3. 日本救急看護学会監修：外傷初期看護ガイドラインJNTEC改訂第4版.へるす出版,東京,2018：113-117.
4. 長谷川恒夫：救急医学熱傷治療ガイド2014.へるす出版,東京,2014.

Part 2 ▶ 症状・外傷別 対応のポイント

その他の症状・外傷⑤

電撃傷

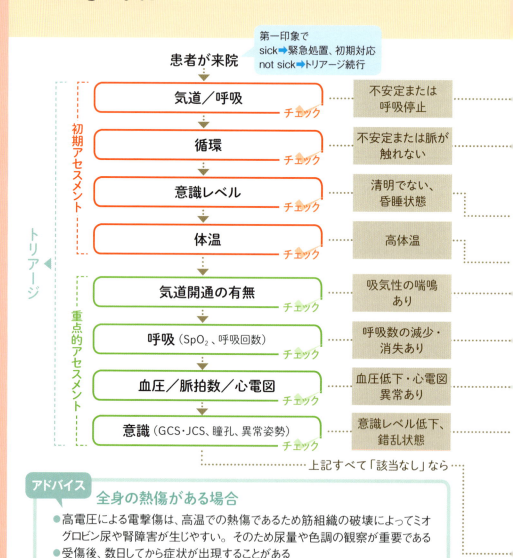

アドバイス **全身の熱傷がある場合**
- 高電圧による電撃傷は、高温での熱傷であるため筋組織の破壊によってミオグロビン尿や腎障害が生じやすい。そのため尿量や色調の観察が重要である
- 受傷後、数日してから症状が出現することがある

ココだけおさえて 処置とケア

☑ 全身管理が重要

行うこと	ポイントと注意点
気道確保	●気道熱傷を疑う所見：早期に気道確保のため気管挿管を実施 →評価は気管支ファイバースコープで実施 ●声門や喉頭浮腫の進行による気道閉塞の場合：気管切開を実施 ●意識障害による舌根沈下：下顎挙上法やエアウェイを挿入
酸素投与	●血液ガス分析で必ず動脈血酸素飽和度、CO-Hb飽和度を測定し、その結果に従って酸素を投与 →初療時より、リザーバーマスク10L/分以上の高濃度酸素投与 ●気道熱傷、胸壁・広範囲熱傷では、気管挿管を行い人工呼吸器管理
輸液	●初期輸液（受傷後初期〜24時間）：パークランド法（バクスター法） →成人：4×熱傷面積（%）×体重（kg）の乳酸リンゲル液を、受傷後8時間以内に1/2量、16時間以内に残り1/2量を投与 →小児は輸液量が少なく見積もられるため、糖を含む維持輸液を追加 ●初期輸液開始後は、主に尿量維持を指標に輸液量を調節する →成人：0.5mL/kg/時以上 →小児（14歳未満あるいは体重40kg未満）：1.0mL/kg/時以上
体温管理	●大量の流水で洗浄した際は、体温低下に注意する →衣服の脱衣・切断、室温設定、毛布で保温
疼痛管理	●熱傷に伴う強い疼痛を緩和するため、鎮痛薬（モルヒネなど）を使用する
精神的援助	●疼痛やボディイメージの変化など不安が強い →精神的援助を行い、治療や処置の説明を行って不安の緩和に努める ●興奮状態やせん妄に注意し、必要に応じて鎮静し、安全確保を行う
感染予防	●広範囲熱傷の場合、感染予防のため、原則として標準予防策を行う

☑ 局所の処置

●十分に冷却し、生理食塩液など刺激の少ないもので洗浄する

	軟膏	創傷被覆材
Ⅱ度熱傷	湿潤環境維持：ワセリン軟膏基剤 熱傷の広さ、深さにより主剤（抗菌薬、ステロイド）選択 トラフェルミン（フィブラスト®スプレー）	創面からの滲出液の量・状態によって選択（密閉による感染に留意）
Ⅲ度熱傷	感染予防：スルファジアジン銀（ゲーベン®クリーム） 壊死組織除去：ブロメライン軟膏、幼牛血液抽出物（ソルコセリル®軟膏）	使用なし

（片岡美香）

文献
1. 日本熱傷学会編：熱傷診療ガイドライン改訂第2版. http://www.jsbi-burn.org/members/guideline/pdf/guideline2.pdf（2019.8.2アクセス）.
2. 神戸市立中央市民病院編：研修医のための救急トリアージ.メジカルビュー社, 東京, 2007：72-76.
3. 日本救急看護学会監修：外傷初期看護ガイドラインJNTEC改訂第4版.へるす出版, 東京, 2018：113-117.
4. 長谷川恒夫：救急医学熱傷治療ガイド2014.へるす出版, 東京, 2014.

Part 2 ▶ 症状・外傷別 対応のポイント

その他の症状・外傷⑤

電撃傷

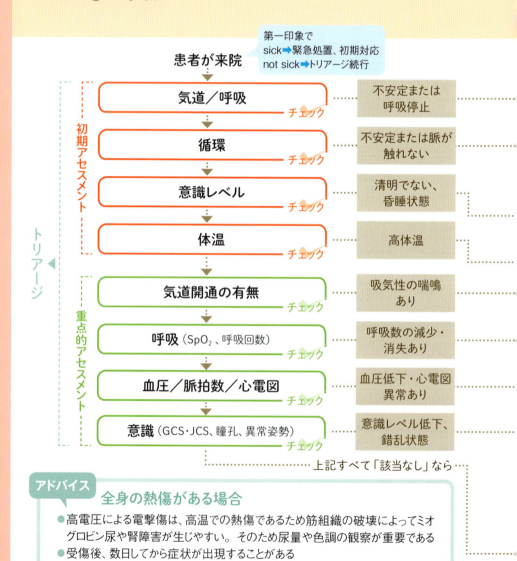

アドバイス 　**全身の熱傷がある場合**
- 高電圧による電撃傷は、高温での熱傷であるため筋組織の破壊によってミオグロビン尿や腎障害が生じやすい。そのため尿量や色調の観察が重要である
- 受傷後、数日してから症状が出現することがある

- 電撃傷は、体内に高電流が流れることが原因で生じる損傷である
- 電撃傷による死因の多くは、心筋の通電による心室細動である
  → 心室細動は電圧のエネルギーと無関係で出現する
- 電撃傷では、体表に電撃潰瘍や電流斑など、皮膚壊死を伴う創が生じる
  → 見た目以上に内部組織の破壊が認められるため、全身(呼吸・循環・中枢神経・腎臓)の観察が必要である

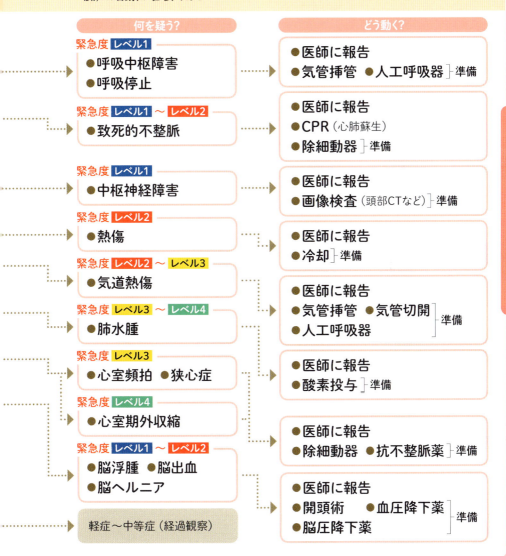

Part 2 ▶ 症状・外傷別 対応のポイント

緊急度の見きわめ　トリアージの視点

見きわめるべき重要な病態

● 心肺停止　● 呼吸停止　● 中枢神経障害

☑ 致死的不整脈を見逃さない

● 電流が体内に流れると、種々の臓器の細胞が損傷する。感電や落雷による心肺停止のうち、最も多いのは致死的不整脈（特にVf：心室細動）である P.72 。

➡ 感電することで呼吸や脳神経の神経細胞が影響を受け、呼吸停止や意識障害を起こす。

評価項目	注意点
呼吸	● 脳内の呼吸中枢の障害や、横隔膜のけいれんによる呼吸停止が起こる ➡ 呼吸停止の判断が重要となる
循環	● 瞬時の電流ショックにより心肺停止（致死的不整脈）が誘発される ➡ 心室細動（Vf） 心室が収縮できず、震えているような状態 （心筋細胞が、バラバラに刺激を出して バラバラに興奮している状態） ➡ 心静止（asystole） 心臓の活動が停止した状態
意識 レベル	● 落雷は、まず脳神経細胞に作用し、意識障害から心臓や呼吸中枢の障害をもたらす ➡ 意識障害は、呼吸停止や心停止の原因にもなるため、注意深い観察が必要

> 絶え間ない
> CPRが重要

☑ 電撃傷による心肺停止は、蘇生できる可能性が高い

● 落雷を受けて心肺停止になった場合、70％は心臓の自動能が自然回復する。

● いったん心肺停止に陥った場合でもただちに治療を行えば蘇生される可能性が高いため、絶え間ない心肺蘇生（BLS→ALS）が大切である。

重症度の見きわめ

アセスメント

こんなときは医師へ報告

緊急手術が必要な症状がある	●瞳孔不同　●血圧の上昇　●徐脈 ●けいれん、除脳硬直や徐皮質硬直
予後不良を思わせる症状がある	●SpO_2の低下　●呼吸数の増加・減少　●心室頻拍

✅ 電撃傷による影響は全身に及ぶ

- 意識から、呼吸・循環・全身へと影響が及ぶ。
- 時間の経過とともに出現する症状も見逃さない。

意識
- 脳出血
  ➡ 頭痛、片麻痺、嘔気・嘔吐、高血圧をみる

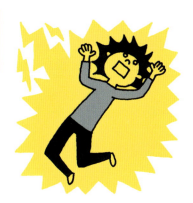

呼吸
- 肺水腫
  ➡ coarse cracklesやwheezeをみる

循環
- 心筋細胞の障害
  ➡ 心室期外収縮をみる（致死的不整脈に移行しやすい）

全身（軟部組織）
- 熱傷
- コンパートメント症候群
  ➡ 発赤、水疱、出血、皮膚壊死をみる

みるべきこと	疑われること
高調性の副雑音の聴取	気道狭窄・閉塞
尿量の減少・無尿	ミオグロビン尿による急性腎障害

Part 2 ▶ 症状・外傷別 対応のポイント

☑ Vf以外の循環障害も見逃さない

● Vf以外の不整脈 P.70 や、心原性の失神 P.78 などの有無も確認する。

みるべきこと	疑われること
胸痛 心電図変化（ST上昇・低下）	急性冠症候群
頸静脈の怒張 浮腫 呼吸困難 血圧の上昇・低下	急性心不全
失神 徐脈 意識障害	洞結節・房室結節の障害

☑ 皮膚表面だけでなく、深部組織の損傷まで確認する

● 電撃傷に伴う合併損傷にも気を配る。

みるべきこと	疑われること
四肢末梢のチアノーゼ、腫脹	血管損傷 コンパートメント症候群
四肢の変形、疼痛、運動障害	骨折 関節脱臼 ➡感電による高度の筋収縮または転倒によって生じる
感電した部分の痺れ、運動障害	末梢神経障害

アドバイス

熱傷の分類

● 熱傷は、受傷機転によっていくつかに分類される。厳密には、化学損傷や電撃傷は独立した概念であるが、損傷部位の皮膚には熱傷様の変化が生じるため、熱傷の特殊病態として扱われることも多い。

熱傷	熱湯熱傷（熱せられた液体による熱傷）
	火炎熱傷（炎による熱傷）
	接触熱傷（熱せられた物体に接触したことによる熱傷）
熱傷に類似した特殊な病態	化学損傷（化学薬品の付着によって生じた損傷）
	電撃傷（電気的障害による損傷）
	摩擦熱傷（摩擦熱による障害）
	放射線熱傷（放射線被曝による障害）

ココだけおさえて　処置とケア

✓ 全身管理

行うこと	ポイントと注意点
気道確保	●口咽頭エアウェイや鼻咽頭エアウェイの挿入準備 ➡意識障害の出現により、顎関節の筋緊張低下による舌根沈下が生じ、気道閉塞・狭窄が生じるため ●気管挿管と人工呼吸器の準備 ➡感電によって呼吸中枢の障害が、横隔膜のけいれんによって呼吸の消失・減少が生じるため
循環障害への対応	●AED・除細動の準備 ➡Vf（心室細動）に対する除細動は、150Jより開始 ➡VT（心室頻拍）に対するカルディオバージョンは、同期モードにて、100Jより開始 ●抗不整脈薬（アミオダロン［アンカロン®］、リドカイン［キシロカイン®］など）の準備
中枢神経障害への対応	●脳ヘルニア徴候がある場合は緊急手術の準備 ➡脳ヘルニア徴候：瞳孔の散大、アニソコリア（瞳孔不同）の出現、片麻痺の出現、急激な意識レベルの低下 ●脳出血が疑われる場合は降圧薬（ニカルジピン［ペルジピン®］）の準備 ➡過度な血圧の上昇は、脳灌流圧を調節する自動能を障害するため、収縮期血圧140mmHg以下を維持する必要がある ●頭部挙上 ➡頭蓋内圧亢進を予防するため、頭部は中間位で15〜30度挙上

✓ 熱傷への対応

行うこと	ポイントと注意点
輸液	●乳酸リンゲル液4mL/kg/熱傷範囲（%）をめやすに輸液投与開始 ➡感電により皮膚障害と組織破壊が起こると、血管透過性が亢進して血管内の水分が漏出し、循環血液量が低下する ➡輸液量は、感電による熱傷の範囲によって調整
創処置	●外出血がある場合は圧迫止血を実施 ●血管障害やコンパートメント症候群を疑う場合は緊急手術の準備 ➡疑わしい所見：チアノーゼや末梢の動脈の触知不可など ●熱傷部分へ塗布する外用薬（ワセリン、スルファジアジン銀［ゲーベン®クリーム］など）の準備 ➡熱傷深度によって外用薬を調整する

（後小路隆）

文献
1. American Heart Association：ACLS EPマニュアル・リソーステキスト. バイオメディスインターナショナル,東京,2014.
2. 日本救急医学会監修：救急診療指針改訂第5版. へるす出版,東京,2018.

Part 2 ▶ 症状・外傷別 対応のポイント

その他の症状・外傷⑥

化学損傷

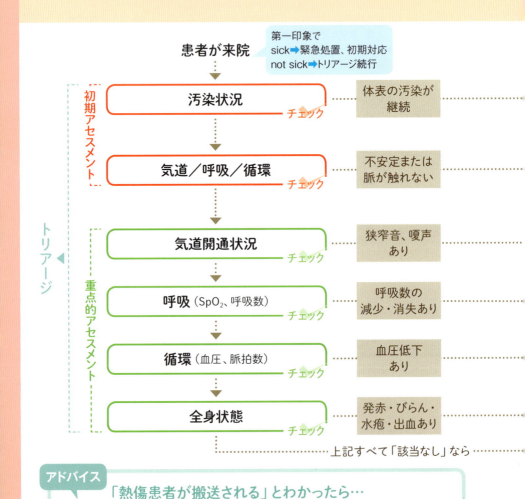

アドバイス 「熱傷患者が搬送される」とわかったら…

- 原因薬品・物質の確認を行い、受傷機転・受傷部位・救出方法を確認する
- 商品名がわかれば日本中毒情報センターへ化学成分の問い合わせを行う

- 酸・アルカリなどの腐食性物質によるものが多いが、ガソリン・灯油でも化学損傷は生じる
- アルカリ物質による化学損傷のほうが、表皮→真皮→皮下組織へと浸透するため、酸による化学損傷より、損傷深度は深い

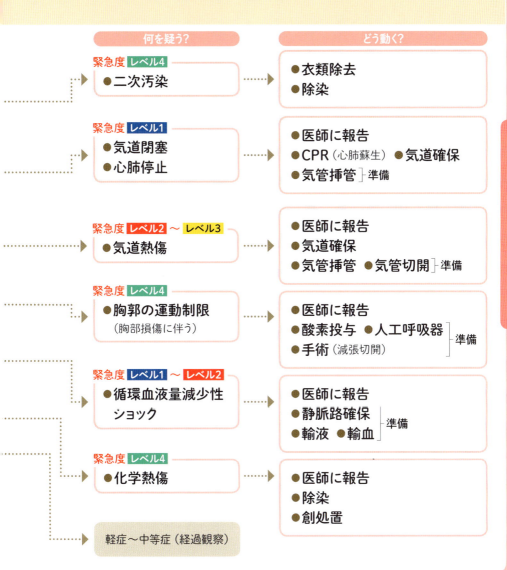

Part 2 ▶ 症状・外傷別 対応のポイント

緊急度の見きわめ

トリアージの視点

見きわめるべき重要な病態

- ●二次汚染　●気道閉塞

☑吸入損傷の可能性も考慮する

- ●化学損傷では、皮膚に付着している汚染物のみならず、気道熱傷 **P.166** などが生じることがある。
  - ➡気道熱傷は、気体や揮発性化学物質を吸入したり、誤嚥することによって生じる。
- ●十分な除染が行われていない場合、二次汚染予防のため、除染の準備と曝露防止のスタンダードプリコーション（標準予防策）の実施が必要である。

評価項目	注意点
汚染の状況	●汚染物の確認を行う ➡医療者側の安全を守るため、曝露・二次汚染の防止に努め、換気の調整、除染室での対応が必要となる ●曝露された衣類の脱衣を確実に行うことが重要である
呼吸	●化学物質による気道熱傷が疑われる場合、気道の浮腫による狭窄音や陥没呼吸などが認められるため、観察が必要である
循環	●ショックの症状（血圧低下、脈拍数増加、冷感、チアノーゼなど）の出現に注意して観察を行う ➡曝露された部位では、血管透過性が亢進し、循環血液量が低下する **P.232** ●心電図モニターでの観察が必要となる ➡組織の壊死が進行すると、電解質（ナトリウム、カリウム、クロールなど）のバランスが崩れ、高カリウム血症などから不整脈が出現する可能性がある **P.216**

☑汚染物質について確実な情報を収集する

- ●患者または家族・関係者から情報収集を行う際には、予測される原因物質、曝露経路、汚染の範囲、曝露時間などの情報が必要となってくる。
- ●化学損傷では皮膚に汚染物質が付着している限り組織障害が進行する。
  - ➡除染 **P.16** は、二次汚染予防のためにも、最も重要なことである。

重症度の見きわめ

アセスメント

こんなときは医師へ報告

緊急手術が必要な症状がある	●（深部組織損傷による）コントロールできない外出血
予後不良を思わせる症状がある	●広範囲の化学損傷

☑ 観察項目は「熱傷」に準じる

● 化学損傷は化学物質による熱傷ととらえられるので、観察項目は熱傷と同様である P.166 。
  ➡ 化学損傷の場合、気道浮腫、胸部損傷に伴う胸郭可動制限、肺水腫、循環血液量減少性ショック、胸郭コンパートメント症候群に注意が必要である。
● 気道、呼吸、循環の観察は、繰り返し実施する。

☑ 原因物質の特徴を把握する

● 原因となる化学物質の種類によって、起こりうる障害が異なることに注意する。
  ➡ フッ化水素酸による化学損傷では、低カルシウム・高カリウム血症に伴う全身症状（筋肉の弛緩、不整脈、心機能抑制）が生じる。
  ➡ フェノールによる化学損傷では、興奮、錯乱、けいれん、昏睡などが生じる。

種類	化学物質	特徴	
酸	塩酸、硫酸、酢酸、フッ化水素酸	凝固壊死 ➡アルカリより反応は早いが、深達度は浅い	サンポールなど
アルカリ	水酸化塩（ナトリウム、カリウム、カルシウム）、生石灰	融解壊死、脂肪けん化 ➡酸より作用時間は長く深達化	キッチンハイターなど
金属およびその化合物	重クロム酸塩（ナトリウム、カリウム、カルシウム、マグネシウムなど）	心・腎毒性あり。6価クロムによりメトヘモグロビン血症 ➡皮膚・粘膜に対して強い刺激・腐食作用	
非金属およびその化合物	リン、黄リン、リン化合物（硫化水素、二酸化硫黄など）	易発火性＋、腐食性＋ ➡経皮吸収で低カルシウム・高リン血症、肝腎障害、心室性不整脈	
腐食性芳香族化合物	フェノール、クレゾール	心室性不整脈、中枢神経障害、メトヘモグロビン血症 ➡腐食作用あり	ナフタレンなど
脂肪族化合物	ガソリン、灯油	長時間接触でびらん・水疱 ➡経皮吸収で心室細動、遅発性呼吸障害	パラコートなど

Part 2 化学損傷

Part 2 ▶ 症状・外傷別 対応のポイント

☑ 時間経過とともに重症化する因子・徴候も見逃さない

● 気道閉塞や熱傷深度の進行を示唆する徴候には、十分に注意する。

➡ 気道閉塞は、時間の経過とともに出現することがある。

➡ 最初は正常な呼吸ができていたとしても、気道粘膜の血管透過性亢進や、多量の輸液による気道浮腫が原因となって生じるため、呼吸苦や気道狭窄音の出現、酸素化の異常がないか、モニタリングと厳重な観察を継続することが重要である。

みるべきこと	疑われること
呼吸数の増加 嗄声の出現 気道狭窄音の出現 呼吸補助筋の使用 陥没呼吸の出現	気道浮腫に伴う気道閉塞
発赤の出現 水疱の出現 痛みの増悪 皮膚色が蒼白となり、痛みの訴えが消失	化学熱傷深度の進行

☑「気道浮腫」「熱傷の進行」以外の徴候も観察する

● 化学損傷によって生じる全身症状の徴候も見逃さない。

みるべきこと	疑われること
体温の低下 P.154	皮膚の化学損傷による体温調節機能の障害
尿量の低下 P.160	血管透過性による循環血液量の低下

> **アドバイス**
>
> ### 気道熱傷を疑う所見
>
> ● 以下のような情報があったら、気道熱傷を疑う。
> ① 閉所での受傷
> ② 熱い蒸気や液体を吸引した
> ③ 口腔内、喀痰中にススがみられる
> ④ 鼻毛の先端が焦げている
> ⑤ 顔面に熱傷がある　など

ココだけおさえて　処置とケア

✅ 汚染除去

行うこと	ポイントと注意点
原因物質の特定	●「どこ」で「どのような物質」に汚染したのかを患者本人から聴取 　➡患者本人から聴取できない場合は、関係者などから聴取する ●原因物質が特定できない場合は、標準予防策を講じる必要がある 　➡標準予防策は、医療者の身を守るために重要
除染	●汚染されている衣類はすべて脱衣 ●温めた水道水による徹底的な除染 　➡汚染物質が付着している以上、組織障害は進行していく 　➡除染には十分量の水道水を用いるが、冷たい水道水を用いると体温低下を招くことがあるため、温めた水道水で実施する

✅ 全身管理

行うこと	ポイントと注意点
気道確保	●気管挿管の準備・介助 　➡気体や揮発性物質を吸入し、直接の気道の損傷による気道狭窄がある場合には、気管挿管の準備・介助が必要 ●気管挿管が困難な場合は、外科的気道確保の準備 　➡血管透過性の亢進のため気道浮腫が出現・増強し、気道閉塞を起こす恐れがある 　➡気管挿管による気道確保が困難な場合、外科的気道確保（気管切開など）の準備が必要
静脈路確保	●静脈路確保、輸液・輸血の投与 　➡汚染によって化学損傷を起こした部分の血管透過性が亢進し、細胞外液量が減少し、ショック症状（血圧低下など）が生じうる

（後小路隆）

文献
1. 中島紳史：化学熱傷の患者が来院した!. エマージェンシーケア 2011；24（7）：46-51.
2. 日本救急医学会監修：救急診療指針 改訂第5版. へるす出版, 東京, 2018.

Part
2
化学損傷

Part 2 ▶ 症状・外傷別 対応のポイント

その他の症状・外傷⑦

四肢外傷

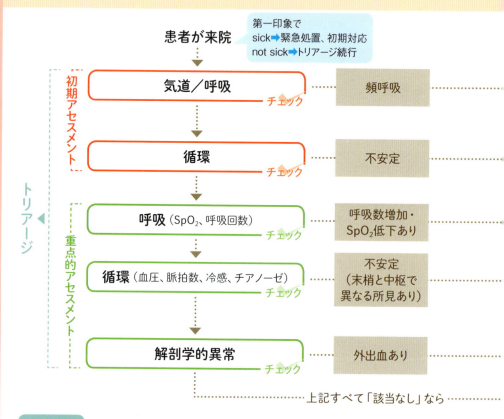

アドバイス 末梢循環不全を疑う場合

- 四肢の阻血症状のうち、疼痛・冷感・蒼白・脈拍の減弱や消失は早期に出現するが、知覚異常や運動麻痺はやや遅れて出現する。
- 血管損傷は、受傷によって生じることはなくても血栓形成や血管攣縮などによって受傷後遅れて閉塞することがあるため経時的な観察が大切である。

- 四肢外傷では「開放創」「剥離創」「開放骨折」「動脈損傷」「末梢神経損傷」に要注意
- 生じうる組織損傷は部位ごとに異なるため、それぞれの組織の機能・取り扱いを理解したうえで看護介入を行う
- 開放創や血管損傷では、受傷後6～8時間以内の創閉鎖や血管修復が必要となるため、これらの情報収集が重要となる

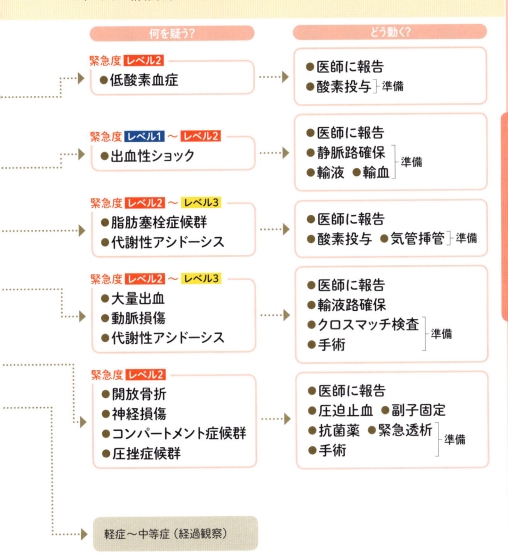

Part 2 ▶ 症状・外傷別 対応のポイント

緊急度の見きわめ

トリアージの視点

見きわめるべき重要な病態

- 出血性ショック

☑「循環の異常」「運動器の機能異常」を見逃さない

- 四肢外傷の主な病態は、出血による循環の異常と、運動器としての機能異常である。
- 四肢からの外出血（開放骨折を含む）は、四肢を流れる主要な血管や広範囲の軟部組織損傷などによるコントロール不良である。
- 開放創や外出血がなくても、腫脹が著明で拍動を伴うものや、進行性に腫脹するものは、主要動脈の損傷を考える。

	みるべきこと	注意点
呼吸	頻呼吸	● 出血が遷延すると代謝性アシドーシスが進行する ➡ 生体の代償機転によって、代謝性アシドーシスを是正するために、呼吸数が増え、頻呼吸が認められる
循環	ショックの5P（冷汗・チアノーゼ・虚脱・脈拍触知不能・呼吸不全）	● ショック時の血圧低下は、出血量が循環血液量の30％を超えないと出現しないため、血圧以外の身体所見の評価が必要 P.232
意識	意識の変調（不穏、攻撃的、非協力的な態度など）	● 脳血流量の低下により意識障害をきたす場合もあるが、ある程度、意識は保たれる ● 意識の低下は認めなくても、意識変調があったらショックを疑う

☑ 病歴聴取が重要

- どのようにして受傷した部位に外力が加わったのか（受傷機転）を聴取する。
  - ➡ 外力の加わった方向・大きさ・部位は、合併損傷を考えるうえで大事な情報となる。転倒した状況をイメージして、受傷しているであろう部分を確認することも必要である。

  例 「自転車で右側に転倒し、肘の打撲と前腕の変形がある」
  - ① 頭は打っていないのか
  - ② 右側の大腿部、下腿部、足首に異常はないか
  - ③ 右の胸部・腰部は打っていないか

重症度の見きわめ # アセスメント

こんなときは医師へ報告

緊急手術が必要な症状がある	●コントロールできない外出血 ●変形や腫脹部位から先の神経・運動障害 ●露出した骨・軟部組織（神経・腱）
予後不良を思わせる症状がある	●SpO_2の低下 ●呼吸数の増加 ●急激な血圧低下を含めたショック症状の遷延

☑️ 骨折を甘くみない

●骨折に伴う合併症（出血・脂肪塞栓・コンパートメント症候群）が生じた場合、緊急対応を要するため、注意して観察する。

	みるべきこと	疑われること・注意点
呼吸	●呼吸数の増加・低下 ●coarse crackles	●代謝性アシドーシスの進行 ●脂肪塞栓 　➡酸素投与、気管挿管と人工呼吸器の準備
循環	●頻脈 ●血圧の低下 ●皮膚の湿潤・冷感 ●損傷部位から先の動脈触知不可 ●進行する腫脹	●循環血液量減少性ショック 　➡静脈路確保と輸液・輸血の準備 　➡緊急手術の準備 ●コンパートメント症候群 　➡筋区画内圧測定 　➡緊急手術の準備
外出血 神経損傷	●拍動性の出血 ●損傷部位より先の運動障害・感覚障害	●動脈損傷 　➡圧迫止血（止血帯の準備） ●神経・腱断裂 　➡損傷部位の安静保持 　➡緊急手術の準備

☑️ 繰り返して観察することが重要

●受傷直後や来院直後には認められなかった四肢の変形や腫脹などが、時間の経過とともに明らかになってくることもあるため、繰り返して観察することが重要である。

みるべきこと	疑われること
新たな腫脹部位の出現	転位の小さい骨折
尿量の減少・無尿 尿色素の変化（暗褐色尿）	高クレアチンキナーゼ血症やミオグロビン尿による急性腎障害

Part 2 四肢外傷

189

Part 2 ▶ 症状・外傷別 対応のポイント

☑ 緊急処置・手術の可能性を常に念頭に置く

● 感染を伴う開放創や血管損傷では、緊急処置・手術が必要となる。

みるべきこと	疑われること
● 軟部組織の挫滅 ● 受傷後6時間以上を経過した創 ● 易感染状態（糖尿病、腎不全、ステロイド内服など）	開放創における感染の合併
● 拍動性の出血 ● 進行する、または拍動が触れる血腫 ● スリル（thrill）の触知 ● 局所的な虚血所見（6つのP） ・蒼白（pallor）　　　　　・疼痛（pain） ・知覚障害（paresthesia）・拍動性の消失（pulselessness） ・運動麻痺（paralysis）　・皮膚温の低下（poikilothermia）	血管損傷

☑ 全身状態の変化にも注意する

● 時間の経過とともに、受傷部位とは異なる徴候が全身に出現する可能性にも注意する。

みるべきこと	疑われること
● 進行する腫脹 ● 痛みの増大 ● 腫脹部位より先端の虚血症状	コンパートメント症候群 ➡ 外傷などが原因で、コンパートメント（骨や筋膜などで囲まれた区画）の内圧が上昇したことに伴い、コンパートメント内の筋肉・血管・神経などが圧迫されて循環不全が生じ、壊死や神経麻痺が生じること
● 圧痕や表皮剥離 ● 代謝性アシドーシス ● 心電図異常（テント状T波 P.163）	圧挫症候群 ➡ 圧迫による骨格筋の広範囲の血流障害が長時間続いた後、圧迫が解除されて再灌流が起こったことにより、血行は改善しているにもかかわらず、細胞障害が進展するもの。局所所見としてはコンパートメント症候群や知覚運動麻痺、全身的には横紋筋融解による急性腎不全を生じる

アドバイス

開放骨折の重症度分類

● 開放骨折の重症度は、Gustilo分類で判断される。（ガスティロ）
● GradeⅡ以上は、原則として緊急手術の適応なので、手術の準備を行う必要がある。

GradeⅠ		開放創は1cm以下で汚染を認めない
GradeⅡ		開放創は1cmを超えるが広範な軟部組織損傷や剥離創を伴わないもの
GradeⅢ	a	骨折部を適切に軟部組織で覆えるものや開放創の大きさを問わず分節骨折や高度粉砕骨折を伴うもの
	b	骨膜剥離や骨露出を伴う広範な軟部組織損傷合併で、高度な汚染を伴うもの
	c	修復を必要とする動脈損傷を合併したもの

ココだけおさえて 処置とケア

全身管理

行うこと	ポイントと注意点
酸素投与	● SpO_2が正常でも、酸素量は低下している可能性があることに注意 ➡ 代謝性アシドーシスが進行すると、ヘモグロビンと酸素が解離し、組織への酸素運搬が低下する（ボーア効果によって酸素解離曲線が右方移動する） ➡ 失血によってヘモグロビンが低下するため、酸素運搬能が低下する
静脈路確保	● 血管確保には、太い留置針を用いる ➡ 循環血液量の減少によりショック状態となった場合、即座に輸液・輸血投与を大量に行う必要がある

局所の処置

行うこと	ポイントと注意点
外出血の処置	● ガーゼなどを用いて直接創部を圧迫止血 ● 圧迫止血では止血困難な場合、止血帯を用いた止血を実施 ➡ めやす：上肢であれば収縮期血圧の＋100mmHg以上、下肢であれば＋150mmHg以上の駆血を2時間程度
筋区画内圧測定	● 測定値によっては筋膜切開の準備が必要 ➡ 筋膜切開の適応：筋区画内圧が30mmHgを超える場合、または拡張期血圧との差が30mmHg以内の場合
創処置	● 副子固定 ➡ 二次性損傷を予防するため ● 抗菌薬の投与 ● 創部の状態によっては緊急手術の準備 ➡ 手術前に生理食塩水にて術前洗浄を実施する場合がある

(後小路隆)

文献
1. 日本外傷学会監修：外傷専門診療ガイドラインJETEC．へるす出版，東京，2014．
2. 日本救急看護学会監修：救急初療看護に活かすフィジカルアセスメント．へるす出版，東京，2018．

Part 2 ▶ 症状・外傷別 対応のポイント

その他の症状・外傷⑧

陰嚢腫瘤・陰部異物

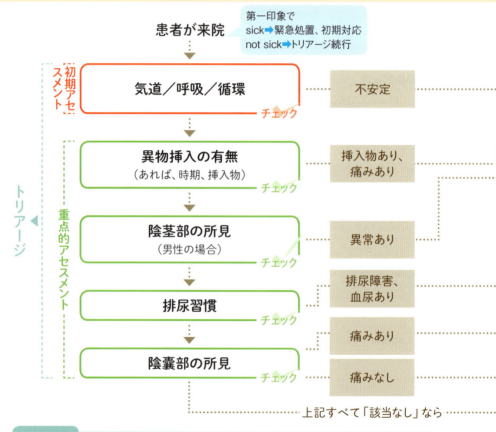

アドバイス

尿道・膀胱内異物が確認できた場合

- 経尿道的に摘出できる大きさ・形状かの判断が必要なので、できる限り詳細な問診が重要となる。
- 経尿道的摘出術では不可能な場合、外科的摘出術の適応となる。

- 陰部異物は、泌尿器科領域（膀胱や尿道の異物）と婦人科領域（腟の異物）に分かれる
- 尿道内の異物は、自慰行為目的で挿入された場合が多い
- 男性では10～20歳代、女性では30歳前後に多い

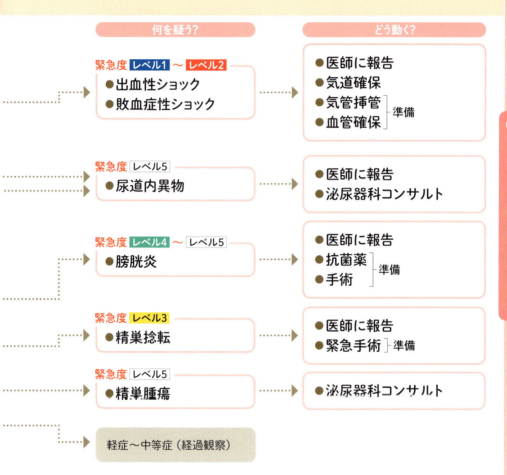

Part 2 ▶ 症状・外傷別 対応のポイント

緊急度の見きわめ

トリアージの視点

見きわめるべき重要な病態

- 出血　● 敗血症性ショック

☑ 陰部異物では、敗血症のリスクを常に念頭に置く

- 陰部内の異物は、排尿障害だけでなく、感染や出血の原因となる。
  - ➡ 長期間、異物が残留すると、血尿が持続し、ショックに陥る可能性がある P.232 。
  - ➡ 異物によって膀胱結石が生じると、感染を起こし、重篤な場合は敗血症へ進展する可能性もある P.238 。

	みるべきこと	注意点
呼吸	呼吸数増加	● ショックにより、代謝性アシドーシスが進行すると、呼吸代償による呼吸数の増加が認められる
循環	末梢の冷感・湿潤チアノーゼ	● 持続する出血・頻尿によって循環血液量の減少が起こり、血圧の低下、脈拍数の増加、冷感、湿潤、チアノーゼなどの症状が出現する
	末梢の温かさ	● 感染によるサイトカインの放出・血管透過性亢進により、循環血液量の減少が生じると、末梢血管が拡張するため、末梢は温かい

☑ 情報収集時にはプライバシーに配慮する

- 治療方針の決定にあたり、詳細な異物の情報は不可欠である。
  - ➡ 医原性や外傷による異物を除き、多くが性的遊戯に関係する異物である。明確な情報を得るためには、プライバシーの確保が重要となる。

	みるべきこと	疑われること
異物	挿入の有無・時期、挿入物の確認	陰部異物
排尿習慣	頻尿、血尿、排尿時痛	尿道炎膀胱炎
陰茎部	腫瘤、出血	陰部異物
陰嚢部	腫瘤、痛みの有無・出現時間	精巣捻転精巣腫瘍

重症度の見きわめ アセスメント

こんなときは医師へ報告

緊急手術が必要な症状がある	●陰嚢部の痛みが出現して間もない ●異物による下腹部痛があり、反跳痛が出現している
予後不良を思わせる症状がある	●陰嚢部の痛みが出現してから長時間（1日以上）経過している

☑ 異物を疑う場合、症状から異物の位置を把握する

- 異物が膀胱内にあるか、尿道内にあるかで症状が異なってくる。
  - ➡尿道にとどまっている場合は痛みや分泌物がみられるが、膀胱に至った場合は痛みが少なく、排尿習慣の異常が主症状となる。

みるべきこと	疑われること
頻尿 血尿 感染による膀胱炎症状 排尿障害	膀胱内異物
尿道痛 排尿痛 尿道内分泌物	尿道異物

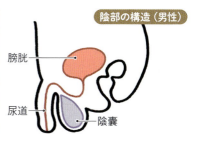

陰部の構造（男性）

☑「痛みの部位」から、異物以外の原因を鑑別する

- 尿路や陰嚢内部の疾患は、特有の痛みを生じることがある。

	みるべきこと	疑われること
膀胱部痛	●排尿時以外の恥骨上部の持続性疼痛 ➡膀胱の炎症、膀胱壁の伸展、膀胱粘膜の損傷によって生じる	急性尿閉 膀胱の炎症 膀胱結石
陰嚢部疼痛	●急性に発症した陰嚢部の強い疼痛 ➡陰嚢部の急性炎症や捻転症などで生じる ➡下腹部に放散し、嘔気・嘔吐、冷汗なども併発する	精巣炎 精巣上体炎 精巣捻転
陰嚢部鈍痛	●精索静脈瘤などは鈍痛を訴える ➡何の原因もないのに精巣痛を訴える場合もある	精索静脈瘤 精索水瘤 精巣水瘤 精巣がん

Part 2 ▶ 症状・外傷別 対応のポイント

☑「痛みが生じるタイミング」から、炎症部位を推測する

● 膀胱・尿道痛のタイミングと炎症の部位も関連性がある。

➡ 排尿時の「いつ」痛みが生じるかを確認する。

	みるべきこと	疑われること
初期排尿時の痛み	排尿時に感じる疼痛	前部尿道炎（特徴的）
終末排尿時の痛み	排尿の終わりかけに増強する疼痛	膀胱頸部・後部尿道の炎症 急性膀胱炎
全排尿時の痛み	排尿全体を通じた著しい疼痛	尿道・膀胱ともに高度な炎症

対象別の注意点

小児	● 小児は、自分自身の変調を表現することが困難である（痛みの部位をはっきり言わない）ため、全身の観察が必要となる ● 患児の協力を得られない場合は、保護者に協力してもらう ● 小児の場合、患児だけでなく保護者からも十分な情報収集を行う（保護者もケアの対象となる）。受傷に関する不明点があれば、虐待も考慮して観察を行う
女性	● プライバシーに十分配慮して観察を行う ● 患者が症状を表現しやすいよう、環境調整またはスタッフ配置の工夫（女性スタッフに対応してもらうなど）を行う

アドバイス

陰部異物の原因

● 多くは性的行為によるものだが、外傷や医療行為に伴って生じる場合もある。

誘因・原因	主な異物
性的行為	体温計、鉛筆、ヘアピン、釘、ネックレス チューイングガム、ビニールチューブ
外傷	金属片、木片、骨片
医療行為	縫合糸、カテーテルの破片、ガーゼ、ドレーン
膀胱壁からの侵入	腸壁を突き破った魚の骨

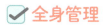
処置とケア

✅ 全身管理

行うこと	ポイントと注意点
呼吸・循環の管理	●ショック症状を呈している場合は、酸素投与、静脈路確保を行う ➡出血性ショックや敗血症性ショックで、循環血液量の低下が認められる場合は、2ルートの輸液路準備が必要な場合がある

✅ プライバシーに配慮した処置

行うこと	ポイントと注意点
異物の特定	●異物の大きさ、挿入された時期、挿入の経緯などの情報を得る ➡患者のプライバシーに関する問診も行う必要があるため十分な配慮が必要である。
異物除去の準備	●経尿道的摘出術と外科的摘出術（開腹手術）のどちらにも対応できるよう、準備・介助を行う ➡異物用膀胱鏡などを使用して経尿道的に摘出する場合もあるが、経尿道的な操作では取り出せない場合は、開腹手術で摘出する
陰嚢部の診察介助	●超音波検査や触診など陰部の診察を行う ➡患者とコミュニケーションを十分にとり、診察時のプライバシーの保護や不安の除去に努める

（後小路隆）

文献
1. 西沢理,松田公志,武田正之編：NEW泌尿器科学 改訂第2版．南江堂,東京,2007.
2. 平出敦：当直で困らない小外科のコツ 改訂版．羊土社,東京,2009.
3. 渋谷祐子,亀山周二編：腎・泌尿器疾患ビジュアルブック．学研メディカル秀潤社,東京,2010.

Part 2 ▶ 症状・外傷別 対応のポイント

その他の症状・外傷⑨

刺咬傷

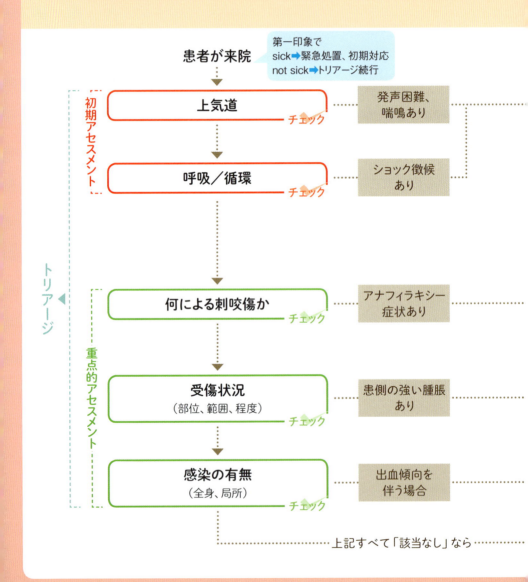

- 刺咬傷は、虫刺傷と動物咬傷の総称である。近年では、ゴンズイやエイなどの海洋生物による刺傷もみられる
  - ➡ 虫刺傷：昆虫綱の膜翅目（ハチ目）に属する虫に刺されたことによって生じる外傷。虫の毒によって局所的な毒性反応が引き起こされた状態
  - ➡ 動物咬傷：動物に咬まれたことで生じる外傷。動物がもつ病原体感染症、毒をもつ動物に咬まれた場合は、毒による症状が現れる場合がある
- 局所症状にとどまらず、全身症状が出現することも少なくない

何を疑う？	どう動く？

緊急度 レベル1 ～ レベル2
- 気道閉塞
- アナフィラキシーショック

- 医師に報告
- 気道確保
- 酸素投与 ⎫
- アドレナリン ⎭ 準備

アナフィラキシーの診断基準[1]
①皮膚症状（全身の発疹、瘙痒または紅潮）、または粘膜症状（口唇・舌・口蓋垂の腫脹など）のいずれかが存在し、急速（数分～数時間以内）に発現する症状で、呼吸器症状（呼吸困難、気道狭窄、喘鳴、低酸素血症）、循環器症状（血圧低下、意識障害）の少なくても1つを伴う
②一般的なアレルゲンとなりうるものへの曝露の後、皮膚・粘膜症状、呼吸器症状、循環器症状、持続する消化器症状（腹部疝痛、嘔吐）のうち、急速に2つ以上の症状を発現する

緊急度 レベル2
- アナフィラキシー

- 医師に報告
- 酸素投与 ⎫
- 静脈路確保 ⎬ 準備
- アドレナリン ⎭

緊急度 レベル3
- コンパートメント症候群

- 医師に報告
- 創処置 ⎫
  （洗浄、消毒、デブリードマン）⎭ 準備

緊急度 レベル2 ～ レベル3
- 敗血症
- DIC（播種性血管内凝固症候群）

- 医師に報告
- 血液検査 ⎫
- 血液培養など ⎭ 準備

軽症～中等症（経過観察）

Part 2 ▶ 症状・外傷別 対応のポイント

緊急度の見きわめ

トリアージの視点

見きわめるべき重要な病態

● 気道閉塞 P.58　　● ショック（アナフィラキシー）P.238

☑ まずはABCDEを迅速に評価する

● 異常を早期に発見するために、ABCDEアプローチを用い、気道・呼吸・循環・意識・体温を評価し、緊急度を見きわめる。

➡ 会話可能なら気道開通、喘鳴があれば気道狭窄と判断できる。

☑ 重症型のアナフィラキシーを見逃さない

● 動物咬傷やハチ・ムカデによる刺咬では、局所症状にとどまらず、アナフィラキシー（即時型アレルギーの重症型）を生じる可能性がある。

➡ 特に、ハチ刺傷によるアナフィラキシーが多い。

● 重症型のアナフィラキシーは、ほとんどが15分以内に発症する。

➡ アナフィラキシーによる死因は、気道浮腫による気道閉塞と、血管透過性亢進・血管拡張によって相対的に起こる循環血液量減少性ショックである。

重症度	みるべきポイント
Ⅰ度：軽症	全身の皮膚の発赤・腫脹
Ⅱ度：中等症	嘔気・嘔吐などの消化器症状
Ⅲ度：重症	呼吸困難、血圧低下

☑「何による刺咬傷か」を病歴聴取で特定する

● 刺咬傷の原因生物が特定できれば、診療や処置がスムーズになる。

どのような生物にいつ、どこで、刺咬されたか	生物の種類（感染しやすい生物か／毒をもつ生物か） ➡ 哺乳類：ヒト、イヌ、ネコなど 　 昆虫：ハチ、クモ、ムカデ、サソリなど 　 毒蛇：マムシ、ハブ、ヤマカガシなど　　　　その他：クラゲ、ダニなど
	受傷日時（すぐ来院したか／時間が経ち、感染が成立しているか）
	受傷国（日本国内か／国外か）
患者の情報	年齢
	易感染性（糖尿病、免疫抑制状態、がん）
	易出血性（肝硬変、抗凝固薬内服、血液疾患）
	破傷風ワクチン接種歴

| 重症度の見きわめ | # アセスメント |

こんなときは医師へ報告

緊急対応が必要な 症状がある	●アナフィラキシー症状 ●著しい患肢の腫脹（コンパートメント症候群を疑う）
予後不良を 思わせる症状がある	●出血傾向 ●感染徴候

✓ ハチ刺傷では「アナフィラキシー」を疑う

●ハチに刺されると、直後に激痛が生じ、局所に発赤・腫脹などをきたす。

●多数のハチに同時に刺されると、ハチ毒の中毒により、臓器不全をきたすことがある。

➡ハチの種類によって毒の成分や毒性は異なるが、いずれもヒスタミン様物質やアレルゲン、神経毒などとして作用する。

➡対象となるハチ類の種類は、スズメバチ類、アシナガバチ類、ミツバチ類、マルハナバチ類と多岐にわたることが、ハチ毒アレルギーの問題を複雑化させている。

●過去にハチ刺傷の既往がある場合、アナフィラキシーショックを呈する。

➡刺された数分後から、全身の熱感・発赤と瘙痒感を伴う蕁麻疹が広がり、頭痛、嘔気・嘔吐、胸内苦悶、呼吸困難、喘鳴をきたし、ショックから心停止に至る。

部位	アナフィラキシーを疑う症状
皮膚	皮膚蕁麻疹、紅斑、チアノーゼ、瘙痒感
眼	結膜瘙痒感、眼瞼浮腫、流涙
呼吸器	くしゃみ、鼻漏、嗄声、喘鳴、喉頭浮腫、呼吸困難 ➡咽頭浮腫：アナフィラキシーの死因第1位。上気道閉塞の原因となる ➡口唇や舌の腫脹：嗄声・喘鳴や構音障害と同様に重篤な気道閉塞に至る可能性があるため注意が必要
循環器	低血圧、頻脈、徐脈、伝導障害 ➡血圧低下：アナフィラキシーの死因第2位。アレルギー反応により放出された化学伝達物質や毒素によって血管は拡張し、相対的に循環血液量が減少する。同時に血管透過性が亢進するため相乗効果で血管内容量が減少することで生じる
消化器	嘔気・嘔吐、胃けいれん、下痢
神経	めまい、失神、不穏、けいれん ➡急激な発症では、失神、けいれんなどから心停止に陥る場合もある

Part
2

刺咬傷

Part 2 ▶ 症状・外傷別 対応のポイント

☑ ヘビ咬傷では「出血傾向」を疑ってアセスメントする

- 毒蛇による咬傷の場合、咬まれた直後に電撃性の激しい痛みを生じ、その後も灼熱感を伴う痛みが継続する。
- 毒蛇の種類によって現れる症状は異なるが、出血傾向を早期に判断する必要がある。
  - ➡ ヘビ毒はタンパク分解酵素などからなり、血管透過性亢進と凝固障害をもたらすため、出血毒と呼ばれる。
  - ➡ 1対の牙痕がヘビ咬傷の特徴である。何による咬傷かわからない場合、牙痕は手がかりの1つとなる。

毒蛇の種類	現れる症状
マムシ （神経毒）	● 局所の腫脹、皮下出血、水疱形成 ● 複視・霧視、嘔気・嘔吐、血圧低下、チアノーゼ 　➡ Grade[3] Ⅰ：咬まれた局所のみの発赤・腫脹 　　　　　Ⅱ：手関節・足関節までの発赤・腫脹 　　　　　Ⅲ：肘関節・膝関節までの発赤・腫脹 　　　　　Ⅳ：一肢全体におよぶ発赤・腫脹 　　　　　Ⅴ：一肢を超える腫脹または全身症状
ハブ （非神経毒）	● 局所の腫脹、皮下出血、水疱形成　　● 嘔気・嘔吐、血圧低下、チアノーゼ ● コンパートメント症候群
ヤマカガシ	● 出血傾向（鼻出血、歯肉出血、消化管出血、脳出血） ● 頭痛、FDP上昇、フィブリノゲン低下、播種性血管内凝固

☑ 動物や虫に咬まれた時点で「感染リスクあり」と考える

- 毒のない動物による刺咬傷でも、常に感染のリスクを念頭に置く。

主な感染症	特徴
カプノサイトファーガ・カルモニサス感染症	● イヌやネコに咬まれたり、ひっかかれたりすることでまれに感染 ● 1〜7日後、発熱・倦怠感・腹痛・頭痛などの非特異的症状で発症 ● 敗血症になると約30%が死亡
バルトネラ感染症 （猫ひっかき病）	● 病原に感染・伝播したイヌやネコ（バルトネラ菌をもったノミに吸血されたイヌやネコ）にひっかかれることで感染 ● 1〜3週間後に有痛性のリンパ節腫脹と発熱を主訴に来院するのが典型的
ヘルペスBウイルス 感染症（サル咬傷）	● サルに常在するヘルペスウイルスによる感染症 ● 多くは無症状だが、2〜5日の潜伏期の後、悪寒・発熱・嘔気・頭痛を呈する
日本紅斑熱	● 紅斑熱群リケッチアの病原体をもつマダニに刺咬されることで感染 ● 2〜8日の潜伏期の後、頭痛、発熱、倦怠感を伴って発症。体幹部〜四肢に紅斑を認め、重症化すると死亡する
SFTS （重症熱性血小板減少症）	● ブニヤウイルス科フレボウイルス属に分類される新しいウイルスをもつ、フタトゲチマダニなどに刺咬されることで感染 ● 6日〜2週間の潜伏期の後、発熱、消化器症状（食欲低下、嘔気・嘔吐、下痢、腹痛）、頭痛、筋肉痛、意識障害や失語などの神経症状、リンパ節腫脹、皮下出血や下血などの出血症状などを呈する

202

ココだけおさえて 処置とケア

✓ 全身管理

> 退院時には、アドレナリン自己注射（エピペン®）が処方されるため、使用方法の指導を行う

行うこと	ポイントと注意点
アナフィラキシーへの対応	● 0.1％希釈アドレナリン0.3〜0.5mgを筋注 ➡ 臨床症状の改善がない場合は、同量を5〜10分ごとに反復投与する
気道確保 人工呼吸	● 嗄声や喉頭浮腫が認められる場合は予防的に気管挿管を実施 ➡ 浮腫によって気管挿管が困難な場合には、輪状甲状靱帯切開を実施
酸素投与	● 気道閉塞やショックの疑いがあれば、高流量酸素投与の適応 ➡ 酸素化能に応じて酸素投与方法を検討（リザーバーマスク、酸素マスク、ネーザルカニューレなど）
静脈路確保、大量輸液	● 大量輸液を実施 ➡ 血管拡張、血管透過性亢進によって血管容量が減少しているため

✓ 解毒・創傷処置

行うこと	ポイントと注意点
薬剤投与 （抗菌薬、抗毒素血清）	● 広域スペクトルの抗菌薬を予防的に全身投与 ● 対象生物が特定でき次第、抗毒素血清があるものは、関係機関に連絡し、入手する ➡ 保険承認薬（通常医療機関ですぐに使用できるもの）：マムシ抗毒素、ハブ抗毒素、破傷風ヒト免疫グロブリンなど ➡ 未承認薬（臨床研究として使用可能なもの）：ヤマカガシ抗毒素、セアカゴケグモ抗毒素 ● 院内で抗毒素血清をどのように入手するかは、薬剤部などとの調整が必要
腫脹への対応	● 装飾品の除去 ➡ 患肢の腫脹拡大により、装飾品（指輪やブレスレット、時計など）によるうっ血が生じる危険性があるため
創処置	● 大量の生理食塩水にて徹底的に洗浄し、開放創にして、感染の経過をみる ➡ 咬傷や出血傾向により出血が持続している場合は止血処置を優先

（山浦章平）

Part 2 刺咬傷

文献
1. 日本アレルギー学会編：アナフィラキシーガイドライン. https://anaphylaxis-guideline.jp/pdf/guideline_slide.pdf（2019.8.2アクセス）.
2. 日本救急医学会監修：救急診療指針 改訂第5版. へるす出版, 東京, 2018：551-559.
3. 上山裕二編：いざというとき慌てない! マイナーエマージェンシー. レジデントノート 2017；19（8）：182-217.
4. 正田哲雄, 畠山淳司, 磯崎淳他：まむしウマ抗毒素によるアナフィラキシーの1例. 日本小児アレルギー学会誌 2008；22（3）：357-362.

Part 2 ▶ 症状・外傷別 対応のポイント

その他の症状・外傷⑩

溺水

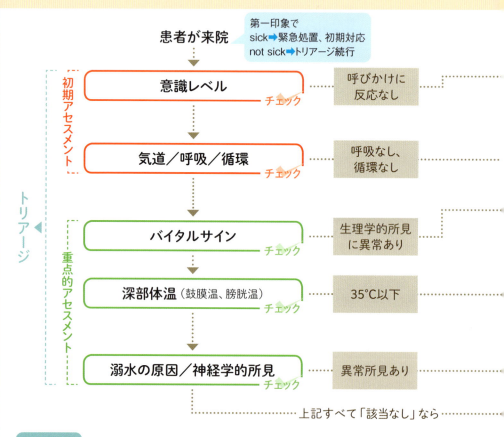

アドバイス

「溺水のハイリスク」とは

- 小児（4歳以下）と高齢者（65歳以上）
- 外傷（飛び込み）
- 男性
- 意識消失の既往（てんかん、不整脈など）
- 風呂（深い浴槽での入浴）
- 夏期（水難事故）
- 飲酒（青年男性）
- 低体温

- 溺水とは、水中で溺れて息継ぎができなくなり、気道閉塞状態になった結果、酸素不足によって生命に危険が及ぶ状態のことをいう
- 主に低酸素状態による脳へのダメージが問題となるが、その他にも、低体温症、汚水を吸い込むことによる肺炎などの問題が生じることもある
- 溺水により死亡したものを溺死という

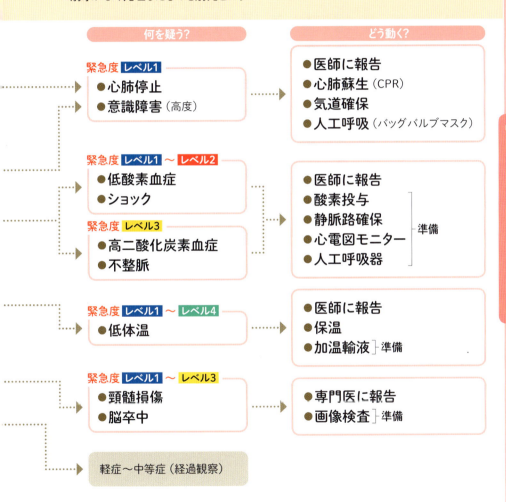

Part 2 ▶ 症状・外傷別 対応のポイント

緊急度の見きわめ # トリアージの視点

見きわめるべき重要な病態

● 心肺停止 ● 低酸素血症 ● 高二酸化炭素血症 ● 体温異常症 など

☑ 溺水患者への心肺蘇生では「人工呼吸」が重要

● 溺水による心肺停止には、胸骨圧迫のみの心肺蘇生法は効果がない。

➡ 成人のBLSの基本「CAB」は心原性心停止に対するもので、溺水患者の心停止の原因は低酸素である。

● 溺水による心停止には、気道確保→胸郭の挙がりを確認しながらの人工呼吸、すなわち「ABC」が推奨される。

➡ 酸素化されていない血液をいくら循環させても原因は解決しない。

「予後不良」の判断基準（例）

以下の3点を満たす場合
① 浸漬の時間が25分以上
② 心肺蘇生術を25分以上施行
③ 救急外来到着時、脈拍触知不能

☑ 刺激（言葉や触覚）への反応があれば、呼吸を評価する

● 溺水の病態の本質は、気道の入口部が液体により塞がれ、呼吸が著しく障害されて生じる低酸素血症（動脈血中の酸素不足）である。

➡ 気道に入った液体は、肺内のサーファクタントを押し流し、無気肺や肺胞虚脱を起こして肺胞における酸素化能をいっそう低下させる。

● 低酸素血症と高二酸化炭素血症は、呼吸不全の主病態であり、重症例では両者を合併していることが多い。

呼吸不全の病態	症状
低酸素血症	● 頻呼吸、頻脈、チアノーゼ、不穏、興奮、見当識障害 ➡ 進行すると、昏睡、徐脈、ショック状態
高二酸化炭素血症	● 頭痛、振戦、錯乱、意識障害

☑ 深部体温が測定できなければ、外表温で評価する

● 溺水患者は、低体温であることが多い P154 。

➡ 濡れた体表面から液体の気化に伴い熱が奪われ、体温はさらに低下する。

● トリアージの段階では、深部体温を評価できなければ外表温を測定し、水温や外気温など環境を考慮して判断する。

| 重症度の見きわめ | # アセスメント |

こんなときは医師へ報告

| 緊急対応が必要な症状がある | ● 気道閉塞がある場合
● SpO$_2$が90％未満の場合
● ショック徴候ならびに不整脈や徐脈を認めた場合
● 意識障害がある場合 |

☑ どんなときでも「ABCDEアプローチ」で評価を進める

● 溺水を引き起こした原因が何であろうと、溺水という事実を認めたら、外傷初期診療に沿ったABCDEアプローチにて評価を実施する P.10 。

みるべきこと		疑われること・注意点
A：気道	● 発声の有無 ● 異常音の有無 ● 口腔内貯留物の有無	● 湿性溺水 ➡ 気道や肺に液体が入り込んだ場合 ● 乾性溺水 ➡ 気道や肺に液体が入り込まなかった場合（咽頭けいれんによる気道閉塞）
B：呼吸	● 呼吸の回数、深さ、規則性 ● 呼吸音の左右差 ● 副雑音（喘鳴、水泡音、笛音）の有無	● 溺水患者では、喘鳴や水泡音（coarse crackles）、笛音（wheeze）が聴かれる
C：循環	● 脈拍の回数、リズム、脈圧 ● ショック徴候 ● 顔色 ● チアノーゼ	● 淡水による溺水の場合 ➡ 水が急速に肺胞から吸収され、循環血液量が増加し、血液希釈や血清ナトリウム、クロール、カルシウム濃度の低下、溶血による高カリウム血症が出現し、不整脈をきたす ● 海水による溺水の場合 ➡ 海水が血液から水分を吸い出すほかに、海水中のナトリウム、クロール、マグネシウム濃度の上昇、循環血液量の減少をきたす
D：意識・中枢神経	● 意識レベル ● 瞳孔所見 ● 対光反射の有無 ● 麻痺の有無	● 酸素欠乏の時間と低酸素血症の程度が最も重要な予後決定因子となる ➡ 脳は低酸素による障害を受けやすく、時間経過とともに拡大していく
E：体温管理・脱衣	● 低体温 ● 高体温	● 低体温は、意識障害と不整脈の原因となりうる

Part 2

溺水

207

Part 2 ▶ 症状・外傷別 対応のポイント

☑️ 体表面の温度に惑わされない

- 正しい病態把握には、深部体温の測定が必要となる。
  - ➡ 体温の低下状況によって現れる症状を見逃さない。

深部体温	症状
36.5〜35℃	● 寒さを感じる ● 震えが生じ、指先の動きが鈍る
35〜34℃	● 血液が主要臓器へ集まり、手足への循環が停止する ● 調整能力が損失する ● 混乱、無感覚、虚弱感を伴う
34〜32℃	● 脳に影響が出はじめる ● 思考過程の混乱が起きる ● 転倒しやすくなる ● 手が使えなくなる
32〜30℃	● 震えが止まる ● 完全なる混乱 ● 体が硬直し、立って歩けなくなる
30〜28℃	● 硬直 ● 意識が喚起できなくなる
28℃以下	● 呼吸・脈拍の感知が困難になる ● 硬直し、生命活動が認められにくい

☑️ 溺水に至った経緯を探り、原因疾患の有無を評価する

- 家族や発見者などから、アセスメントに必要な情報を意図的に収集する。

溺水の原因	想定される原因
海や川などへの飛び込みや転落	外因性疾患（脳損傷、頸髄損傷 など）
飛び込みや転落の前に、何らかの徴候があった場合	内因性疾患の先行（脳卒中、急性冠症候群 など）
飛び込みや転落の前に、酩酊状態にあった場合	アルコールや薬物の使用

対象別の注意点

- 小児は不慮の事故、高齢者は入浴中の溺水が多い。
- 溺水の背景には、小児虐待や高齢者虐待が隠れていることもあるため、注意してアセスメントを進めていく必要がある。

ココだけおさえて **処置とケア**

✅ 全身管理

行うこと	ポイントと注意点
気道確保	● 意識障害や呼吸不全を認めた場合：気管挿管を実施し、人工呼吸器管理 ● 頸髄損傷を強く疑う場合：下顎挙上法にて気道確保を実施
人工呼吸	● PEEP（終末呼気陽圧）を用いた陽圧換気による呼吸管理を実施 ➡ 透過性亢進や、誤嚥性肺炎を伴ったARDSをきたす可能性が高い
酸素投与	● 末梢循環不全によりSpO$_2$を測定できない場合：動脈血ガス分析で酸素化能を評価し、酸素化能に応じて酸素投与方法を検討 （リザーバーマスク、酸素マスク、ネーザルカニューレなど）
静脈路確保	● 低体温を認めた場合：加温輸液にて静脈路確保を実施 ● 冷水での溺水や小児の場合：骨髄路確保も考慮
体温管理	● 衣類除去後、乾いたタオルで清拭 ➡ 濡れた衣服は体温低下を助長させる ● 低体温であれば32℃以上へ復温 ➡ 32℃未満だと、蘇生薬剤や除細動に反応しないことが多い

✅ 事件性の有無の確認

行うこと	ポイントと注意点
関係機関への連絡	● 子どもの溺水の場合：全身に打撲痕や傷痕がないかもチェック ➡ 虐待や暴行事件などが強く疑われる場合は、児童相談所や警察への通報を考慮

（山浦章平）

文献
1. 日本救急医学会編：救急診療指針 改訂第5版．へるす出版，東京，2018：545-546．
2. 樫山鉄矢，清水敬樹編．ER実践ハンドブック．羊土社，東京，2015：297-299．

Part 2 ▶ 症状・外傷別 対応のポイント

その他の症状・外傷⑪

不定愁訴

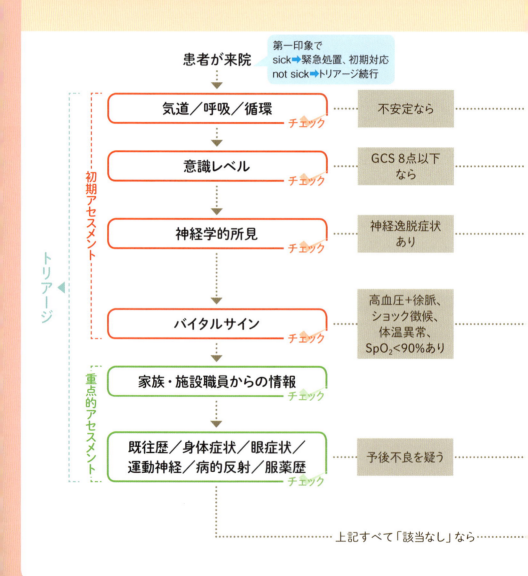

- 不定愁訴とは「漠然とした複数の症状」を指す。患者個々の特徴に合わせた問診方法や網羅的な身体観察により情報収集を行う
- 普段の様子をよく理解している家族や付添人からも情報を収集する
- 小児や高齢者などは、患者自身が明確な自覚症状を訴えられないこともある
- 本人や家族、付添人は何らかの異変を感じて受診していると考え、あらゆる角度から慎重に情報収集を行う

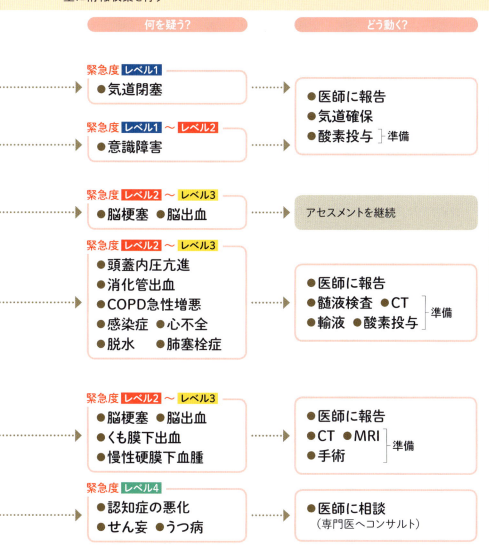

Part 2 ▶ 症状・外傷別 対応のポイント

緊急度の見きわめ
トリアージの視点

見きわめるべき重要な病態

● 脳卒中　● 心血管系疾患（心不全、肺塞栓）　● 感染症 など

☑不定愁訴の原因が緊急性の高い疾患の可能性もある

● 緊急性の高い疾患を示唆する症状を見逃さない（パターン認識）。

観察項目	みるべきこと・注意点
ショック徴候	● 冷感、蒼白、冷汗があれば自律神経系の過緊張状態 ➡ ショック徴候の観察は、バイタルサインと併せて行う
意識レベル	● JCSやGCSで評価し、普段の意識レベルと比較する
身体所見	● 冷汗があれば、低血糖、心疾患の可能性がある ● 項部硬直があれば、感染症、くも膜下出血の可能性がある ● 痛み刺激で除脳硬直や除皮質硬直 P.26 を示す場合は、重篤な病変を有することを意味する
神経学的所見	● 瞳孔の大きさ・左右差、対光反射の有無、眼位を観察する ● 四肢麻痺の有無をバレー徴候 P.31 、膝立試験で評価する ➡ 神経学的所見の異常は、脳の重篤な病変を示唆する

☑情報収集は、あらゆる角度から、慎重に行う

● 個々の特徴に合わせた問診と、必要に応じた網羅的な身体観察を行う（仮説演繹法）。
● 家族や付添人から、患者の普段の意識レベル、ADLの情報を収集する。
● 普段と比べて「小さな変化」も見逃さないことが大切である。

➡ 患者や家族、付添人からの情報で、ある程度アセスメントが絞れる場合、そのアセスメントを補充するためのバイタルサイン測定や身体観察を行えばよい。

アドバイス

トリアージにおける情報の取りかた

● パターン認識：疾患に特徴的なパターンを問診や身体診察により収集し、瞬間的に疾患や病態の臨床像と一致させる直感的な推論。
● 仮説演繹法：いくつかの仮説に基づいた情報収集や検討を行い、その仮説の「確からしさ」を吟味する方法。「疾患の想起」→「想起した疾患に関する情報を系統的に収集」→「情報の解釈・仮説の検証」の順で進める。

| 重症度の見きわめ | # アセスメント |

こんなときは医師へ報告

| 緊急対応が必要な症状がある | ●頭蓋内圧亢進　●脳梗塞　●脳出血 など |

☑ 既往歴から危険な疾患の有無を見抜く

●基礎疾患から推論できる緊急性の高い疾患の有無をアセスメントする。

既往歴	疑われること
高血圧	●脳卒中　●心・血管疾患
心疾患	●不整脈　●心筋梗塞　●心原性ショック　●血栓塞栓（脳・肺）
神経疾患	●てんかん
呼吸器疾患	●CO_2ナルコーシス　●低酸素血症
肝疾患	●肝性脳症　●吐血　●出血性ショック
腎疾患	●尿毒症　●電解質異常
糖尿病	●低血糖　●糖尿病性ケトアシドーシス　●高浸透圧性昏睡　●脳卒中
感染症	●髄膜炎　●脳炎　●敗血症
外傷	●慢性硬膜下血腫
精神疾患	●薬物中毒　●悪性症候群

☑ バイタルサインの異常から危険な疾患の有無を見抜く

●敗血症や感染症など、ショックに至る病態を見逃してはいけない P.222 。

バイタルサイン		疑われること
低血圧	●普段の収縮期血圧から20mmHg以上低い ●収縮期血圧が100mmHg未満	ショック（心原性、敗血症性） 脱水（出血など）
頻脈または徐脈		不整脈 ➡除外のため心電図をとる
頻呼吸	●呼吸数：20回/分以上	敗血症の初期症状の可能性
体温	●39℃以上	感染症 ➡低体温でも重症感染症の可能性がある
SpO_2	●SpO_2 <90% ➡高齢者はCOPDを有する人が多いので、ベースラインとの比較が重要	敗血症 呼吸器疾患（肺炎、COPD急性増悪） 心血管系疾患（心不全、肺塞栓）

Part 2 不定愁訴

Part 2 ▶ 症状・外傷別 対応のポイント

☑ 高齢者の「どこかおかしい」を放置しない

●高齢者の不定愁訴の原因は、分類の頭文字をとって「VITAMINE-PhD」を考えるとよい。

➡「いつもと違う」は、高齢者（特に認知症患者）にとって危険なサインと心得る。

V	vascular （血管性）	脳血管障害、一過性全健忘、慢性硬膜下血腫、心疾患（虚血、心不全、不整脈）、大動脈破裂、解離性大動脈
I	infection/inflammation （感染症/炎症）	感染症一般（特に尿路感染症、肺炎、胆嚢炎）、痛風、偽痛風
T	traume （外傷性）	慢性硬膜下血腫、正常圧水頭症
A	autoimmune （自己免疫疾患）	関節リウマチ、リウマチ性多発筋痛症、血管炎など
M	metabolic （代謝疾患）	甲状腺機能低下・亢進症、副腎不全、ビタミン欠乏症、微量元素欠乏、低血糖、高血糖
I	iatrogenic （医原性）	薬物副作用（特にベンゾジアゼピン、抗コリン薬、オピオイド薬）
N	neoplasm （腫瘍性）	悪性腫瘍に伴う全身状態の悪化、傍腫瘍症候群
E	environment/electrolytes （環境因子/電解質異常）	脱水、便秘、閉尿、難聴、視力障害、生活環境の急激な変化、電解質異常（高Na、低Na、高Ca）
P	psychogenic （精神疾患）	うつ病、せん妄状態の悪化、睡眠障害（無呼吸症候群、不眠、過眠）
H	hematological （血液）	貧血、一酸化炭素（CO）中毒
D	degenerative （変性疾患）	認知症の悪化、パーキンソン病

星哲哉：高齢者の異変「様子がおかしい」. 金城光代, 金城紀与史, 岸田直樹 編, ジェネラリストのための内科外来マニュアル 第2版, 医学書院, 東京, 2017：408. より一部改変のうえ引用

ココだけおさえて # 処置とケア

✓ 全身管理

行うこと	ポイントと注意点
気道確保	●気道閉塞や唾液の誤嚥があれば、必要に応じて吸引、気道確保を行う
呼吸管理	●SpO_2値が低ければ、血液ガス分析の結果に従い、酸素投与を行う
循環管理	●ショック徴候があれば、輸液の準備を行う
意識レベル観察	●意識レベルの低下があれば、継続的に意識レベルを観察する ●嘔吐に注意する
体温のチェック	●高体温・低体温の場合、敗血症への対応が必要となる ➡血液培養、痰培養、尿培養の準備 ➡抗菌薬の準備 ➡髄液検査の準備

✓ 事件性の有無の確認

小児虐待を疑う場合		●養育者を責めるような態度や発言は控える ➡養育者も支援を受けるべき対象であり、冷静かつ適切な対応を心がける ●必要時、児童相談所への通報も行う
高齢者虐待を疑う場合	生命の危機が迫っていると判断した場合	●介護者と引き離す ➡医学的に必要であれば入院も考慮 ●地元自治体（市区町村）の地域包括支援センターに通報
	生命の危機はないと判断した場合	●地元自治体（市区町村）の地域包括支援センターに通報

対象別の注意点

高齢者	●加齢による解剖学的・生理学的変化によって機能低下し、典型的な症状が現れない場合がある ●痛みの閾値が上昇し、痛みを感じにくい場合がある ●代謝・排泄機能低下により、継続して服用していた薬物の有害事象が生じる可能性もある
小児	●小児虐待を見逃さない。以下の場合、小児虐待も想定する ①受診までの時間軸に違和感がある ②症状と現病歴に乖離がある ③短期間で繰り返し外傷による受診歴がある

（糸数卓弘）

Part 2 不定愁訴

Part 2 ▶ 症状・外傷別 対応のポイント

その他の症状・外傷⑫

電解質異常

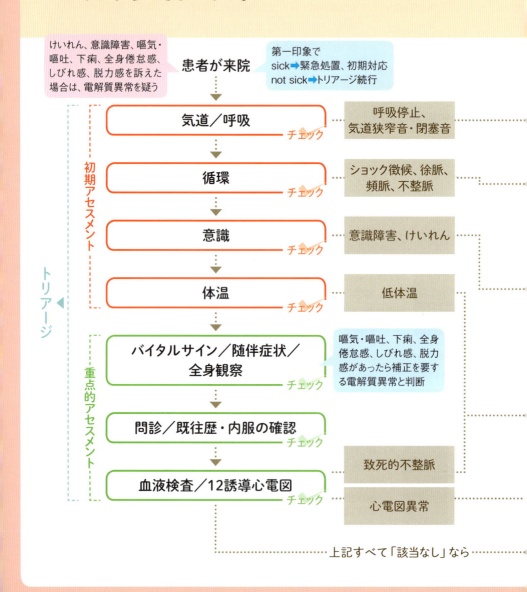

- 電解質は身体の機能維持や調節など、生命活動に必要な重要な役割を果たしている
- 電解質異常は、臨床では検査値の異常から診断されることがほとんどだが、患者の疾患や症状、病歴から電解質異常を推測する視点が、異常の早期発見につながる
- 重症例では生命が脅かされることもあるため、適切に治療できるようにする

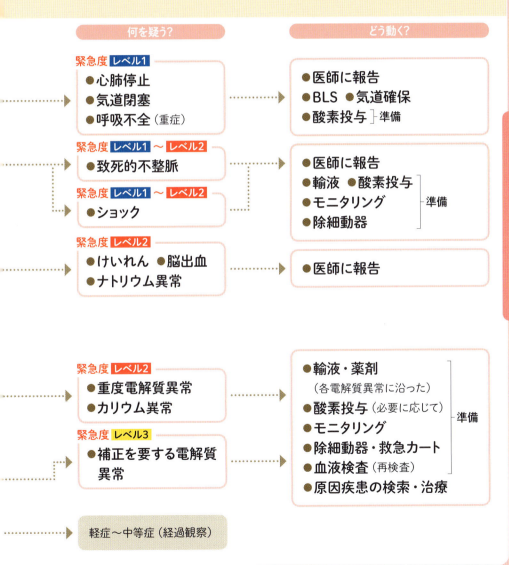

Part 2 ▶ 症状・外傷別 対応のポイント

緊急度の見きわめ　トリアージの視点

見きわめるべき重要な病態

● 呼吸不全　● 致死的不整脈　● けいれん　● 脳出血

☑ トリアージで判断するのは「症状・身体所見の緊急度」

● 電解質異常ではさまざまな症状が出現するが、トリアージの時点で「どの電解質が異常なのか」を判断するのは困難である。

➡ トリアージでは生理学的徴候やバイタルサインから緊急度を判断する。

● 自覚症状や身体所見などから疑われる電解質異常を想定する。

特に注意するものを色字で示している

異常	自覚症状	身体所見	原因
高ナトリウム血症	口渇、脱力感、乏尿・多尿、嘔気・嘔吐	意識レベル低下、脱水所見、傾眠、けいれん、脳出血	大量発汗、尿崩症、口渇、中枢神経障害、リセットオスモスタット*、浸透圧利尿
低ナトリウム血症	嘔気、倦怠感、頭痛、記銘力低下	見当識障害、意識レベル低下、腱反射亢進、傾眠、けいれん、昏睡	SIADH（バゾプレシン分泌過剰症）、浮腫性疾患、副腎不全、甲状腺機能低下症、心因性多飲、薬剤
高カリウム血症	脱力、口唇のしびれ	心電図異常、不整脈	腎不全、アシドーシス、アルドステロン欠乏、インスリン欠乏、薬剤
低カリウム血症	下痢、嘔吐、倦怠感、脱力感、四肢麻痺、口渇、多尿	筋力低下、不整脈	カリウム摂取不足、嘔吐、下痢、利尿薬、アルカローシス、マグネシウム欠乏、周期性四肢麻痺、腎尿細管性アシドーシス、原発性アルドステロン症、腎血管性高血圧、バーター症候群、ギッテルマン症候群、薬剤（ジギタリス中毒）
高カルシウム血症	倦怠感、脱力感、食欲不振、便秘、不眠、瘙痒感、口渇、多尿、幻覚、昏睡	高血圧、尿路結石、消化性潰瘍・膵炎・腎不全に基づく症状、帯状角膜症	ビタミンD過剰症、がん、サルコイドーシス、結核、副甲状腺機能亢進症、不動、薬剤
低カルシウム血症	テタニー、倦怠感、易興奮性、不安、うつ感	けいれん、トルソー徴候、クボステック徴候、低血圧、脱水、脂肪便、湿疹、色素沈着、白内障、角結膜炎、乳頭浮腫	副甲状腺機能低下症、ビタミンD欠乏症、急性膵炎、輸血、大量飲酒

* リセットオスモスタット（reset osmostat）：浸透圧受容体のバソプレシン分泌閾値が低浸透圧レベルに再設定された病態

重症度の見きわめ # アセスメント

こんなときは医師へ報告

緊急対応が必要な症状や状態がある	●呼吸不全　●ショック　●致死的不整脈　●けいれん ●急激な電解質の補正　●新たな神経症状の出現

☑主な電解質異常の発症機序を知る

●救急外来でおさえておくべき電解質異常は、ナトリウム、カリウム、カルシウムの3つである。

①ナトリウムの異常

●ナトリウムの異常は、ナトリウムだけでなく、水に対する相対的な変化を表す。

異常の種類	発症機序
高ナトリウム血症 （Na>145mEq/L）	①水分摂取不足、水分喪失の増大 　●腎からの水分排泄過多：尿崩症、利尿薬、高浸透圧利尿 　●消化管からの喪失：下痢、嘔吐 　●皮膚からの喪失：不感蒸泄、発汗過多、熱傷 ②細胞内への水の喪失 ③ナトリウム過剰 　●ナトリウム過剰摂取、医原性ナトリウム負荷など
低ナトリウム血症 （Na<135mEq/L）	①細胞外液量減少を伴う場合 　●ナトリウム摂取量の減少、ナトリウム喪失量の増加 　➡腎性：利尿薬、急性・慢性腎不全、浸透圧利尿、ナトリウム喪失性腎症、副腎不全、薬剤性尿細管障害 　➡腎外性：消化管からの喪失（嘔吐、下痢、胃・腸瘻、胃・腸液吸引）、皮膚からの喪失（発汗過多、膵嚢胞性線維症）、サードスペースへの移行（髄膜炎、急性膵炎、熱傷） ②細胞外液量の変化を伴わない場合 　●急性水中毒、SIADH、利尿薬投与、グルココルチコイド欠乏症、甲状腺機能低下症、無症候性低ナトリウム血症 ③細胞外液量を伴う場合 　●腎不全、浮腫性疾患（心不全、肝硬変、ネフローゼ症候群）、COPD（慢性閉塞性肺疾患）

Part 2 電解質異常

219

Part 2 ▶ 症状・外傷別 対応のポイント

②カリウムの異常

● カリウムは、細胞内外の移動も大きく影響を受ける。

➡ 異常時は心電図変化が生じる。

異常の種類	発症機序
高カリウム血症 （K>5.0mEq/L）	● 腎からの排泄低下（腎不全・副腎不全） ● 細胞外への移動（アシドーシス、インスリン不足、横紋筋融解症） ● 薬剤（ACE阻害薬/ARB、アルドステロン拮抗薬、β遮断薬、ジギタリス、シクロスポリン、メシル酸ナファモスタット、NSAIDsなど） ● カリウム負荷増加（摂取過剰、輸血） ● 偽性高カリウム血症：採血時の溶血、筋肉からの放出など
低カリウム血症 （K<3.5mEq/L）	● カリウム摂取低下、細胞内への移行、排尿、下痢 ● 腎からの喪失（利尿薬、鉱質コルチコイド過剰、低マグネシウム血症）

高カリウム血症の心電図変化	低カリウム血症の心電図変化
● テント状T波（K>5.5mEq/L） ● PR間隔延長、P波平坦化・消失（K>6.5mEq/L） ● ワイドQRS（K>7.0mEq/L） ● 3度房室ブロック、心室細動、心静止への移行に注意	● ST変化、U波出現、平坦化・逆転T波、QT延長 ● 心室性不整脈に注意

③カルシウムの異常

● 細胞外のカルシウムは、血液凝固、神経筋伝達、平滑筋収縮に関与している。

➡ 異常時は心電図変化が生じる。

異常の種類	発症機序
高カルシウム血症 （Ca>10.5mg/dL： 1.3mmol/L）	● 腸管からのカルシウム吸収の増加、骨からのカルシウム放出の亢進 ● 腎機能低下によるカルシウム排泄の障害 ● 内分泌疾患（甲状腺機能亢進症、褐色細胞腫）、がん ● カルシウム補給剤や薬剤による影響
低カルシウム血症 （Ca<8.5mg/dL： >1.1mmol/L）	● カルシウムの摂取不足、腸管からの吸収不足、摂取量を上回る過剰なカルシウム排泄 ● 低タンパク血症 ● 副甲状腺機能低下症：副甲状腺ホルモンの欠乏、分泌不全、作用不全 ● ビタミンD欠乏と活性化障害、作用不全 ● 骨代謝異常、および骨疾患 ● その他：薬剤、横紋筋融解症、急性重症疾患（敗血症、熱傷など）

高カルシウム血症の心電図変化	低カルシウム血症の心電図変化
● 徐脈、QT間隔短縮、ST短縮 ● 重度の高カルシウム血症では、心室性不整脈が起こるため注意する	● 徐脈、QT間隔延長、ST延長、心室性不整脈

ココだけおさえて　処置とケア

✅ 分類別の対応

分類	行うこと・注意点
高ナトリウム血症	●意識障害時は、その他の要因との鑑別も行う ●輸液：輸液量は指示量、指示速度に従って投与する 　➡5%ブドウ糖による輸液、細胞外液減少時には生理食塩液の輸液を行う 　➡可能であれば経口摂取で補充を行う ●中枢性尿崩症ではバソプレシンを投与する ●補液開始後は、定期的にナトリウムの値を再検査し急速な補正に注意する ●インアウトバランスの確認を行う 　➡急激な補正による脳浮腫を防止するため、1日8〜12mEq/L以下の速度で行う 　➡細胞外液輸液時には、ナトリウムの上昇が1時間あたり0.5mEq/Lを超えないように注意する
低ナトリウム血症	●意識障害時は、その他の要因との鑑別も行う ●輸液：輸液量は指示量、指示速度に従って投与する 　➡症候性：高張食塩液（3%NaCl）による輸液を行う 　➡無症候性：等張食塩液による輸液を行う ●水分摂取制限を行う ●補液開始後は、定期的にナトリウム値を再検査し、急激な補正に注意する ●インアウトバランスの確認を行う 　➡急激な補正（24時間以内>10〜12mEq/L）は、浸透圧性脱髄症候群を引き起こすため、速度は1時間に0.5mEq/Lより速めない 　➡急性低ナトリウム血症では、最初の1〜2時間で4〜6mEq/L増加させる
高カリウム血症	●心電図モニター装着、除細動器・救急カートを準備 ●薬剤投与：指示量、指示速度に従って投与する 　➡心機能への影響の阻害：10%グルコン酸カルシウム（カルチコール） 　➡細胞内へのカリウムの移動：GI（グルコース・インスリン）療法 　➡カリウムの除去：利尿薬の投与 ●血液透析
低カリウム血症	●心電図モニター装着、除細動器・救急カートを準備 ●カリウム補正 　➡末梢静脈：濃度40mEq/L以下、投与速度10mEq/時以下 　➡中心静脈：濃度60mEq/L以下、投与速度40mEq/時以下
高カルシウム血症	●心電図モニター装着、除細動器・救急カートを準備 ●発症原因の治療が原則となる ●生理食塩液による輸液後、利尿薬を投与 ●重症時や腎機能障害がある場合は、血液透析を考慮
低カルシウム血症	●心電図モニター装着、除細動器・救急カートを準備 ●グルコン酸カルシウムまたは塩化カルシウムを静脈注射 ●低マグネシウム血症がある場合はマグネシウムの補正も行う

（片岡美香）

文献
1. 日本救急医学会監修：救急診療指針改訂第5版．へるす出版，東京，2018：651-654．
2. Marino PL著，稲田英一訳：ICUブック第4版．メディカル・サイエンス・インターナショナル，東京，2015：531-585．
3. 内田俊也：電解質とは？身体のしくみと電解質異常．https://nursepress.jp/206795（2019.8.2アクセス）

Part 2 電解質異常

Part 3 ▶ ショックにつながる重要病態

ショックとは

✓ ショックが起こると、循環の急激な変調が生じる

- ショックとは「末梢組織への有効な血流量が減少することにより、臓器・組織の生理機能が障害される状態」と定義される一連の症候群である。
- ショックとなると、循環の急激な変調に伴い、末梢組織が必要とする血液を供給できず、組織の好気性代謝が障害されるため、細胞機能が保てなくなる。
- 循環のアウトカムは、生体にとって不可欠なエネルギー源（ATP）を産生するために、酸素を供給することである。
  ➡ 呼吸の担う役割は「酸素の取り込み」、循環の担う役割は「酸素の運搬」である。

【循環と呼吸の担う役割】

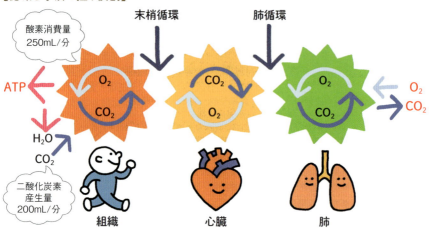

- 呼吸によって肺に取り込まれた酸素は、肺循環を経て心臓に至り、末梢循環によって全身の組織に運ばれ、ATPの産生に使われる
- このどこかが崩れると、ATPが産生できなくなり、ショックに至る

【ショックの5P】

pallor	prostration	perspiration	pulselessness	pulmonary insufficiency
蒼白 皮膚・顔面	虚脱 肉体的・精神的	冷汗	脈拍微弱	呼吸不全 （不十分な呼吸）

✅ ショックの判断基準は「血圧低下」だけではない

- ショックの判断基準の必須項目は血圧低下だが、「血圧低下がないからショックではない」と判断することはできない。
  - ➡ ショックの早期には、生体の代償機転によって、バイタルサインの破綻がみられない場合が多い。トリアージと初期アセスメントで、ショックを見抜くことが大切である。
  - ➡ 重点的アセスメントと原因検索の段階に入ったら、治療と診断を同時に進めていく。

【ショックの判断基準】

大項目 （必須）	収縮期血圧90mmHg未満、または通常の血圧より30mmHg以上の血圧下降
小項目 （3項目以上を満たす）	（1）心拍数100/分以上、または60/分以下 （2）微弱な頻脈・徐脈 （3）爪先の毛細血管のrefill遅延（圧迫解除後2秒以上） （4）意識障害（JCS 2桁以上またはGCS 10点以下、不穏、興奮） （5）乏尿・無尿（0.5mL/kg/時以下） （6）皮膚蒼白と冷汗、または39℃以上の発熱（感染性ショックの場合）

日本救急医学会 監修：救急診療指針 改訂第4版. へるす出版, 東京, 2011：74. より引用

【初期アセスメントでみるべきこと】

A：気道

- 発声の有無
- 狭窄音・喘鳴・ゴロゴロ音の有無

<u>気道確保の適応</u>
- 気道緊急（無呼吸・瀕死の呼吸状態）
- 気道閉塞（異物、感染、浮腫、血液、吐物誤嚥）

B：呼吸「見て、聞いて、感じて（触って）」

- 呼吸の有無、速さ、深さ（呼吸数）、リズム
- 胸郭：動き、呼吸音（左右差）、皮下気腫の有無
- 頸部：皮下気腫、頸静脈怒張、気管の偏位の有無、呼吸補助筋の使用の有無（努力呼吸）

C：循環「ショックを早期に認知する」

- 脈拍触知：可／不可、速い／遅い、弱い／強い、整／不整
- capillary-refilling time（爪床または小指球を圧迫し再充満までの時間）：2秒以内が正常
- 皮膚の所見：蒼白、湿潤、冷感、チアノーゼ
  - ➡ ショックの5Pを見逃さない

D：意識・中枢神経

- 意識の有無：JCS、GCS、AVPU
  - ➡ 救急外来ではAVPUが便利

<u>AVPU</u>
- A alert（意識清明）
- V responsive to vocal stimuli（呼びかけに反応）
- P responsive to pain stimuli（痛み刺激に反応）
- U unresponsive（反応なし）

Part 3 ショックにつながる重要病態

Part 3 ショックにつながる重要病態

✅ ショックは、病態によって4つに分類される

- ショックは、心原性ショック、循環血液量減少性ショック、閉塞性ショック、血液分布異常性ショックの4つに分類される。
  - ➡ ショックの分類をみれば、循環維持の3要素、すなわち、①血液量、②心機能、③血管容積（血管抵抗）のうち、どこ（どの組み合わせ）が破綻したことによって病態が生じたのかがわかる。
- 病態によって考えられる疾患が異なり、それに伴い対応も異なる。

【循環維持の3要素とショックの分類の関係】

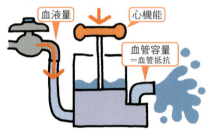

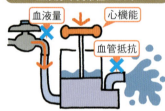

感染性ショック、アナフィラキシーショック、神経原性ショック

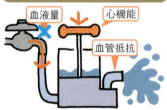

出血性ショック、体液喪失

心筋性（心筋梗塞、拡張型心筋症）、機械性（僧帽弁閉鎖不全症、心室瘤、心室中隔欠損症、大動脈弁狭窄症）、不整脈

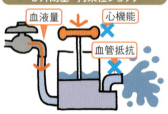

心タンポナーデ、収縮性心膜炎、重症肺塞栓症、緊張性気胸

☑救急ではショックの早期認知・対応が不可欠

- ショックになる可能性のある患者を観察する場合、ショックをできる限り早い時期に、あるいは、ショックに陥る前に認知することが重要である。
  - ➡ショックは生体にとって生命の危機を意味し、ショックの程度が重症であるほど、また、ショックの持続時間が長ければ長いほど予後が悪い。
- ショックの早期認知に最も重要なのは身体所見である。
  - ➡生体には、循環維持の3要素に対する二重・三重の代償帰転がある。
  - ➡例えば、出血性ショックの場合、全血液量の15%程度の出血までは、バイタルサインに異常が見られないまま経過する P.234 。この時点でも既に、不安・不隠といった意識状態の変化や、末梢冷感、冷汗などの身体所見は現れていることが多く、注意深い観察で気づくことが可能である。

不穏	●脳血流が低下すると、意識障害が生じる 　➡脳血流が保たれている場合でも、代謝性変化や相対的脳虚血により不穏をきたすことがある ●肺血栓栓塞症などは、不穏を原因として発症することも多い 　➡緊張性気胸、肺血栓栓塞症などのように痛みを強く訴える場合は、ショックの原因が隠されている可能性がある
頻呼吸	●呼吸数＞20回/分であれば、ショックを疑い、呼吸数の変化をモニタリングする 　➡ショックでは、虚血により代謝性アシドーシスが進行するが、過呼吸による呼吸性アルカローシスでpHを保とうとする
発汗	●ショック時には、交感神経緊張が高まるため、冷たくさらさらした性状の発汗となる 　➡回復した場合は、副交感神経優位となって、ねばっとした性状の発汗となる ●発汗が亢進している場合は、ショックを疑う
体温	●核温（鼓膜温、食道温、膀胱温、直腸温）と末梢温（足底に皮膚温度センサーを設置）を同時に評価する

☑ショックに陥る前段階≒プレショック

- 生体は生命の危機に瀕すると、生理的にカテコラミンを放出する（カテコラミンリリース）。
- カテコラミンリリースが起こると、血圧が上昇し、心拍数も増大する。さらに末梢血管収縮が起こり、末梢冷感や冷汗が出現する。
  - ➡以下の1つでも認めたら、カテコラミンリリースを疑う。
    - ・血圧上昇（脈圧が収縮期血圧の1/2以上の大脈圧を伴う）
    - ・心拍数上昇（頻脈および新規発症の心房細動を含める）
    - ・興奮系意識障害
    - ・乏尿
    - ・末梢冷感
    - ・冷汗

（小池伸享）

Part 3 ショックにつながる重要病態

1 心原性ショック

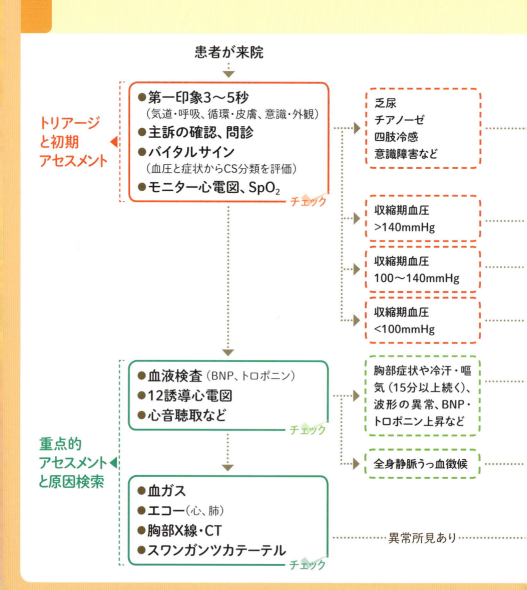

- 心臓のポンプ機能障害や心臓の機械的合併症に伴う心拍出量低下によって生じる重度の臓器灌流障害
- 心臓のポンプ機能障害は、一次的な障害（心筋梗塞をはじめとする心筋収縮力低下、薬剤、低酸素血症など）と、二次的な障害（心タンポナーデや緊張性気胸といった心室拡張障害、不整脈など）に分かれる
- 初期対応においては、血圧を参考とした病態による分類「CS（クリニカルシナリオ）」がよく用いられる

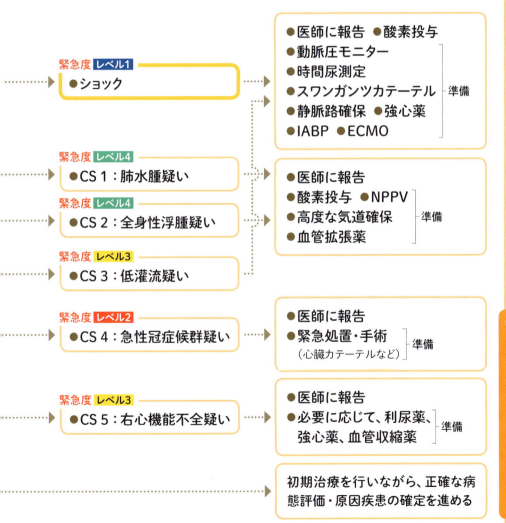

Part 3 ▶ ショックにつながる重要病態

緊急度の見きわめ トリアージ・初期アセスメント

ココに注意
- 心原性ショックは、予後不良の重篤な病態である
  ➡ 症状や身体所見から迅速に判断し、治療を開始する必要がある

☑ 心原性ショックの身体所見を見逃さない

- 心原性ショックは急性心不全の一病態であるため、右心不全、左心不全の両者の徴候を評価する。
  ➡ 起座位による呼吸困難の改善、中心静脈圧の上昇に伴う頸静脈怒張、coarse crackles（水泡音）や喘鳴、下肢の著明な浮腫などを見逃さない。
  ➡ 心室中隔穿孔や僧帽弁閉鎖不全症を合併した場合には、著明な収縮期雑音が聴取されるため、心音の聴取も行う。

【心不全の症状・初見】

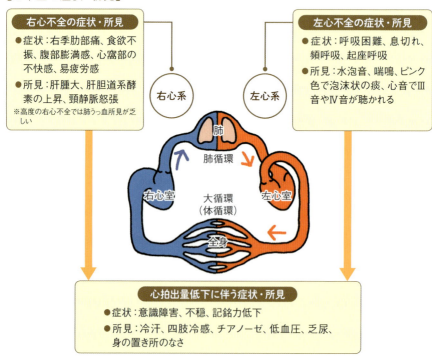

右心不全の症状・所見
- 症状：右季肋部痛、食欲不振、腹部膨満感、心窩部の不快感、易疲労感
- 所見：肝腫大、肝胆道系酵素の上昇、頸静脈怒張
※高度の右心不全では肺うっ血所見が乏しい

左心不全の症状・所見
- 症状：呼吸困難、息切れ、頻呼吸、起座呼吸
- 所見：水泡音、喘鳴、ピンク色で泡沫状の痰、心音でⅢ音やⅣ音が聴かれる

心拍出量低下に伴う症状・所見
- 症状：意識障害、不穏、記銘力低下
- 所見：冷汗、四肢冷感、チアノーゼ、低血圧、乏尿、身の置き所のなさ

☑「CS（クリニカルシナリオ）」で病態を把握する

- トリアージにおいては、バイタルサインや身体観察、心電図モニター、病態評価によって、呼吸状態や循環動態の評価を行う。
  - ➡病態評価は、初期対応のために提唱されたCS分類を参考にして実施する。
  - ➡CS分類は、まず、患者の収縮期血圧で主に3つ（CS1〜3）に分類し、特殊なケース（左心拡張末期容量と圧の関連性のないケース）としてCS4〜5を追加する構成となっている。そのため、左心機能不全は含まれないことに注意する。

【CS分類】

> 収縮期血圧のみをめやすにするのではなく、病態分類が重要

分類	主病態	収縮期血圧	病態生理
CS1	肺水腫	>140mmHg	●充満圧上昇による急性発症 ●血管性要因が関与 ●全身性浮腫は軽度 ●体液量が正常または低下している場合もある
CS2	全身性浮腫	100〜140mmHg	●慢性の充満圧／静脈圧／肺動脈圧上昇による緩徐な発症 ●臓器障害／腎・肝障害／貧血／低アルブミン血症を伴うことが多い ●肺水腫は軽度
CS3	低灌流	<100mmHg	●発症様式は急性あるいは緩徐 ●全身性浮腫／肺水腫は軽度 ●低血圧／ショックの有無により2つの病型あり
CS4	急性冠症候群	—	●急性心不全の症状・徴候 ●トロポニン単独の上昇ではCS4に分類しない
CS5	右心機能不全	—	●発症様式は急性あるいは緩徐 ●肺水腫なし ●右室機能障害 ●全身的静脈うっ血徴候

Mebazaa A, Gheorghiade M, Piña IL, et al. Practical recommendations for prehospital and early in-hospital management of patients presenting with acute heart failure syndromes. *Crit Care Med* 2008; 36(1 Suppl): S129-S139.

Part 3 ショックにつながる重要病態

Part 3 ▶ ショックにつながる重要病態

重症度の見きわめ　重点的アセスメント・原因検索

ココに注意

● 心原性ショックの重要病態は、急性冠症候群、心筋炎、機械的合併症の3つ

☑ 呼吸・循環動態の安定と並行して原因疾患を検索

● 初期対応によって呼吸状態や循環動態の安定化を図りながら、心原性ショックに至った疾患に対する診断を並行して行う。

分類	原因疾患
一次的ポンプ機能失調	心臓のポンプ機能そのものにショックの要因があるもの ● 心筋収縮力低下：心筋梗塞、心筋炎、開心術後の低心拍出状態など ● 心筋抑制物質：薬物（β遮断薬、麻酔薬、抗不整脈薬など）、低酸素血症 **Point** ★ 急性冠症候群：心筋梗塞、不安定狭心症、心臓突然死の総称。15分以上続く胸痛や胸部絞扼感などの胸部症状・冷汗・嘔気などでは強く疑われるが、糖尿病患者や高齢者、女性は非典型的な症状を示すこともあるため要注意 ★ 心筋炎：さまざまな原因により、心筋組織に炎症を起こす疾患の総称。最も多いのは感染性の急性心筋炎で、咳嗽・咽頭痛・発熱、あるいは下痢・嘔吐など非特異的なウイルス感染症の症状が出現し、その数日〜1週間程度後に心不全による呼吸困難や胸痛を訴える[3]のが典型的。発症から数日以内に急激に進行する劇症型心筋炎は予後不良
二次的ポンプ機能失調	何らかの要因によって二次的に心臓のポンプ機能が低下したもの ● 心室拡張障害：心タンポナーデ、緊張性気胸など ● 不整脈：心室細動・粗動、高度の徐脈または頻脈など **Point** ★ 不整脈：最も緊急性が高いのは無脈性心室頻拍（VT）や心室細動（Vf）。持続性心室頻拍で心原性ショックとなることもあり、同期下での電気ショックを要することもある。洞不全症候群や房室ブロックなどにより心原性ショックが生じることもある。原因となる基礎疾患の鑑別、心疾患以外の電解質異常や薬剤性、甲状腺機能低下症などの検索も必要となる
機械的合併症	● 心室中隔欠損、左室自由壁穿孔、僧帽弁閉鎖不全症、心室内腫瘍など **Point** ★ 急性冠症候群に合併する自由壁破裂、心室中隔穿孔、乳頭筋断裂、冠動脈閉塞や穿孔などのPCI合併症、急性大動脈解離、感染性心内膜炎や機械弁における弁機能不全、胸部外傷などがある[1]。診断には心エコーを必要とし、緊急手術となることが多い

ココだけおさえて 処置とケア

ココがポイント

● 呼吸状態・循環動態の安定化を図ることが最優先

☑ CS分類に対応した治療[1]

CS分類	行うこと・注意点
CS1	●酸素投与、NPPV（非侵襲的陽圧換気）　●硝酸薬 **Point** ★容量負荷がある場合を除いて、利尿薬が不要なことが多い ★低酸素の改善のみでなく、肺水腫の治療目的にもNPPV（非侵襲的陽圧換気）の有効性は非常に高い ➡自発呼吸が消失している患者、循環動態が不安定な患者、意識状態が悪い患者、非協力的で不穏な患者などは、NPPV禁忌・適応注意である
CS2	●酸素投与、NPPV（非侵襲的陽圧換気）　●全身浮腫があれば、利尿薬 **Point** ★CS1とCS2が混在することもある。身体所見やバイタルサインから、血管拡張薬の併用なども考慮される
CS3	●容量負荷所見がなければ容量負荷 ➡収縮期血圧100mmHg以上に達しなければ強心薬 ➡さらに改善がなければ、血管収縮薬 ●S-Gカテーテル留置下による病態把握　●必要に応じ、IABP、ECMO
CS4	●酸素投与、NPPV（非侵襲的陽圧換気）　●硝酸薬　　●心臓カテーテル検査 ●急性冠症候群に対する治療　●必要に応じ、IABP
CS5	●容量負荷を避ける ➡収縮期血圧90mmHg以上、かつ全身の容量負荷があれば、利尿薬 ➡収縮期血圧90mmHg未満では強心薬 ➡収縮期血圧100mmHg以上に達しない場合には、血管収縮薬

☑ 患者の状態に応じたケア

患者の状態	行うこと・注意点
呼吸不全を伴う場合	●体位調整（半座位や起座位など、患者にとって安楽な体位） ➡静脈還流が減少すれば、肺うっ血も軽減する
ショックを伴う場合	●下肢挙上は行わない ➡ショックの患者に対し、中枢の循環不全を改善する目的に下肢挙上を行う場合がある。しかし、心原性ショックの患者に対して下肢挙上を行うと、一時的に静脈還流が増加し、前負荷が増大してしまう

（望月桂）

文献
1. 日本循環器学会,日本心不全学会,日本胸部外科学会他編：急性・慢性心不全診療ガイドライン（2017年改訂版）. http://www.j-circ. or.jp/guideline/pdf/JCS2017_tsutsui_h.pdf.（2019.8.2アクセス）.
2. 日本救急医学会 編：救急診療指針 改訂第5版. へるす出版,東京,2018.
3. 澤村匡史：急性心筋炎. 循環器ジャーナル 2018；66（4）:621-629.
4. 日本呼吸器学会編：NPPV（非侵襲的陽圧換気）ガイドライン改訂第2版. 南江堂,東京,2015.

Part 3 ショックにつながる重要病態

Part 3 ▶ ショックにつながる重要病態

2 循環血液量減少性ショック

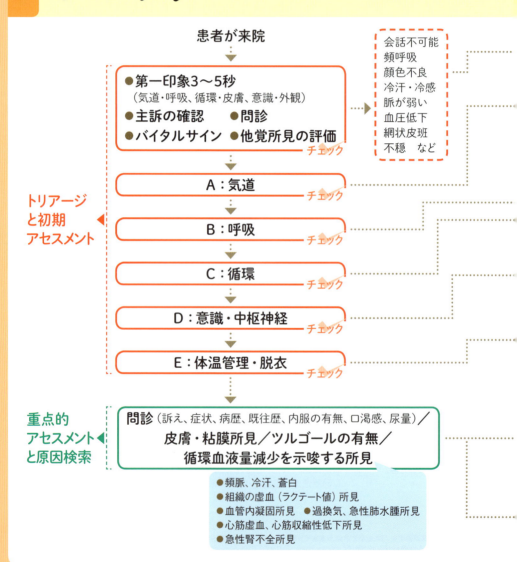

- 循環血液量が減少したことで、循環が維持できなくなった状態
- 出血や広範囲熱傷、体液のサードスペースへの移動が原因で生じる
- ここでは、救急外来でよく出合う「出血性ショック」を中心に解説していく

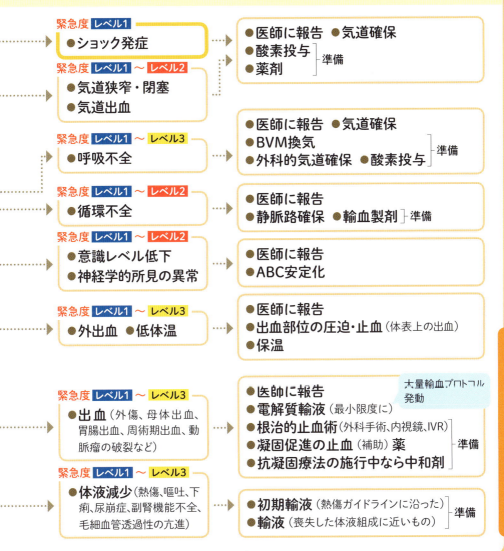

Part 3 ショックにつながる重要病態

緊急度の見きわめ トリアージ・初期アセスメント

ココに注意

- 収縮期血圧が低下するのは、出血量がかなり多くなってからである
  → 収縮期血圧が保たれていても、拡張期血圧の上昇、脈拍数の増加が生じる
- 心拍数と収縮期血圧から算出するショック指数によって出血量を類推する

☑ 血圧低下は「後期のショック症状」だと心得る

- 出血量が少量のうちは、血管系の収縮や脈拍の軽度の増加のみで代償できるため、バイタルサインには異常が見られないことがある。
  → 立ちくらみや不安感だけが生じることもある。
- 出血量が増加するにつれ、血管系の収縮が進み、種々の症状が現れる。
- さらに出血が進み、代償機転が限界に近づいてくると、脈拍数が極端に増加し、収縮期血圧が低下しはじめる。
- 出血量が約2L（全血液量の40％）を超えると、代償機転は破綻し、ついに脳・心臓への血流も保てなくなる。この状況下に陥ると、出血がコントロールされ、十分な輸液・輸血を行わないと心停止に至る。

【循環血液量減少性ショックの症状・徴候】

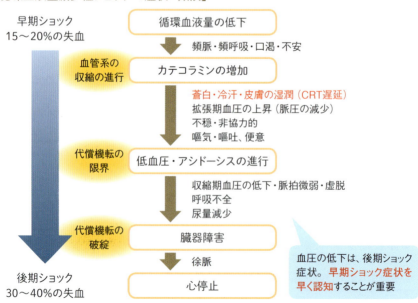

| 重症度の見きわめ | **重点的アセスメント・原因検索** |

ココに注意

● 循環血液量減少性ショックは、外傷による出血以外でも生じうる

☑ 出血量は、バイタルサイン（血圧・脈拍）から推測できる

● 大まかな出血量の予想には、ショック指数（ショックインデックス）が有用である。
　➡ 脈拍・血圧は、出血量以外の要因でも変動するため、あくまでめやすではあるが、ショック指数は、おおむね0.5が正常とされる。
　➡ ショック指数1.0ならほぼ1L、ショック指数1.5ならほぼ1.5Lの出血とされる。

【ショック指数と各種パラメータのめやす】

ショック指数	0.5	1.0	1.5	2.0
脈拍数（回/分）	60	100	120	120
収縮期血圧（mmHg）	120	100	80	60
出血量（%）	0	10～30	30～50	50～70

計算式
● ショック指数＝心拍数／収縮期血圧
● 正常：0.5以下

判断指標
● 軽症：0.5～1.0
● 中等度：1.0～1.5
● 重度：1.5～2.0
● 最重症：2.0

奥寺敬：重症度診断とトリアージ．矢崎義雄監修，磯部光章編，ショックの臨床．医薬ジャーナル社，東京，2002：85-92. より引用

☑「出血以外の原因」も念頭に置いてアセスメントする

● 循環血液量減少性ショックは、循環血液量が減少し、前負荷が減少して起こるショックの総称である。

ショックの原因	関連する病態
出血	● 消化管出血 ● 大動脈瘤破裂（急性出血） ● 子宮外妊娠
脱水	● 下痢 ● 嘔吐 ● 熱中症
血管外への体液の移動	● 熱傷（広範囲熱傷） ● 炎症性疾患（膵炎など）

Part 3 ショックにつながる重要病態

Part 3 ▶ ショックにつながる重要病態

> ### ココだけおさえて!
処置とケア

> **ココがポイント**
>
> - どの種類のショックでも、対応の基本は同じ。まずはABCの維持のための緊急処置が必須である。
> - 多発外傷などによる胸腹腔内出血（臓器損傷や骨盤骨折）は、緊急血管造影検査を行うとともに、TAE（動脈塞栓）などの止血処置、内視鏡的止血処置、外科的止血処置の適応を検討する。

☑ 出血性ショックの初療では、急速輸液と迅速な止血が不可欠

- 失血によってショック状態となっているときは、すでに、全血液量の約10〜30%（1.0〜1.5L）以上が、出血により失われていると考える。
- 出血が起こると、それに伴って、血管内外の水分移動が起こる。そのため、出血した血液量を輸液によって戻すだけでは、輸液量が不十分となる。
  - ➡ 血管内外の水分移動は、いわゆるサードスペースへの体液移行（血管内脱水）によるものである。
  - ➡ 乳酸リンゲル液での補充療法では、出血量の3〜4倍の輸液量が必要となる。
- 「出血の遷延→大量輸血→凝固障害→出血の遷延」という悪循環に陥らないよう、迅速な止血が必要である。

行われる処置	ポイントと注意点
酸素投与	● SpO_2を参照し、適切な流量を投与する
静脈路確保	● 末梢静脈路を確保する 　➡ 末梢静脈が確保できなければ、大腿静脈、中心静脈で確保する
初期急速輸液	● 等張電解質輸液を投与する 　➡ 呼吸・循環動態のモニタリングを行い、出血性ショックからの離脱を図る ● 初期急速輸液でも血圧を回復・維持できないときは、輸血を行う
輸血	● 凝固止血因子の補充を行う 　➡ 大量出血時には、保温、アシドーシスの補正、止血機能低下への対応を目的として、新鮮凍結血漿の補充を行う 　➡ 血小板の補充（血小板低下例）での血小板の補充を行う

236

☑ 致死的三徴に陥った場合は、ABCの改善を優先させる

● 低体温、アシドーシス、凝固障害の3つを「致死的三徴」という。
● 致死的三徴に陥った場合には、DCS（ダメージコントロール手術）のみとし、生理的環境の改善を待って、二期的手術を行う。

☑ 患者・家族には、ショック離脱後のリスクも説明する

● 出血性ショックの患者・家族に対しては、ショック離脱のために行っている治療のことだけでなく、ショック離脱後に起こりうるリスクを忘れずに説明することが大切である。

説明すべきこと	ポイントと注意点
生命の危機状態であること	● 意識状態が悪くなくても、止血が得られなければ生命の危険がある
ショック離脱後に起こりうるリスク	● 止血が得られ、ショック状態を離脱できても、その後、AKI（急性腎不全）、ARDS（急性呼吸窮迫症候群）などの臓器障害が発生しうる ● 臓器障害が生じた結果、MOF（多臓器不全）に至る可能性がある

☑ 経過観察時には、頻繁なバイタルサインチェックが必須

● 意識レベルを含めたバイタルサインの頻繁なチェックが重要である。
　➡ バイタルサインチェックにより治療効果を判定して、必要ならば、さらなる侵襲的な検査・治療を躊躇せずに行う。
● 多くのショックは可逆的なもので、適切な治療を施せば、ショックからの離脱は可能である。そのためにもショックのプライマリケアは重要であり、初期治療に関する知識は必須の条件といえる。

アドバイス

熱傷による循環血液量減少性ショックの場合

● 熱傷ショックの場合、早期の気道確保が肝要となる。
　➡ 気道は初療時に開存していても、体液シフトや大量輸液により、数時間遅れて浮腫が生じた結果、閉塞する。
　➡ 気道熱傷の場合、さらに気道閉塞の危険が増加する。
● 血管透過性の亢進は、コロイド製剤（強力な浸透圧をもち、循環血液量を維持する製剤）すら血管外に漏出させてしまうと考えられる。受傷後24時間は、リンゲル液など細胞外液補充液の大量投与で、循環血液量を確保する。
　➡ Parklandの公式[4×体重(kg)×%TBSA mL/日、最初の8時間で半量を投与]を参考に、時間尿量が0.5〜1.5mL/kg/時となるよう輸液量を増減する。

（小池伸享）

Part 3 ショックにつながる重要病態

Part 3 ショックにつながる重要病態

3 血液分布異常性ショック

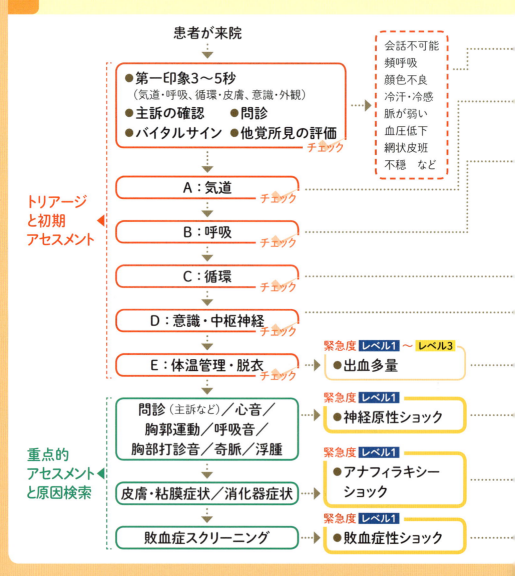

- 血管拡張および血管透過性亢進に伴うショックで、敗血症性ショック、アナフィラキシーショック、神経原性ショックに分類される
- 主な原因[1]：全身性炎症に関連したもの（敗血症、外傷、高侵襲手術、急性膵炎、広範囲熱傷、虚血再灌流、羊水塞栓症など）、アナフィラキシー、神経原性（脊髄損傷、脊椎くも膜下麻酔、硬膜外麻酔など）、薬剤性（麻酔薬、向精神薬、血管拡張薬など）、副腎機能低下

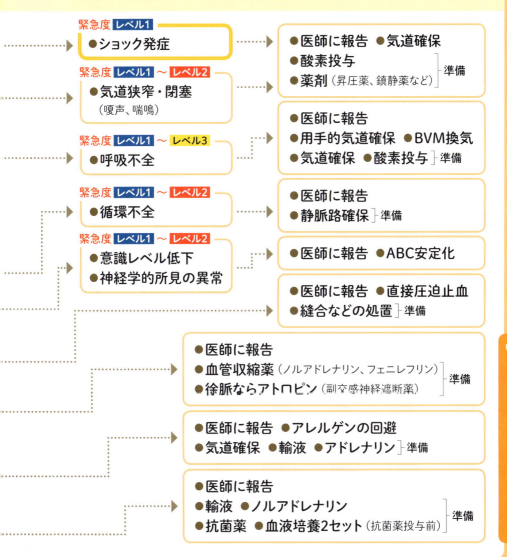

Part 3 ▶ ショックにつながる重要病態

緊急度の見きわめ

トリアージ・初期アセスメント

ココに注意

- 初期には四肢が温かい場合もある
  ➡ 冷感がなくとも安心してはならない
- 頻脈となる場合と、徐脈となる場合がある
- 体温は正常である場合もあり、多様な所見を示す
- 蕁麻疹様発赤、血管性浮腫や紅潮など外表所見が重要となる

☑ 敗血症性ショックではウォームショックが起こる

- 血液分布異常性ショックによって起こる症状は多様であるため、トリアージと初期アセスメントの段階で見抜くのは難しい。
- 特に、敗血症性ショックの場合は、コールドショック（ショックの5Pに代表される状態）に陥る前に、ウォームショック（四肢が温かい状態）という段階を経るのが特徴である。

初期アセスメント	血液分布異常性ショックを疑う主な症状
A：気道	● 嗄声 ● 発声障害
B：呼吸	● 頻呼吸 ● 息切れ
C：循環	● 頻脈または徐脈 ● 四肢末梢温暖または冷感 ● 血圧低下
D：意識・中枢神経	● 意識障害 ● 不穏行動
E：体温管理・脱衣	● 高体温または正常または低体温 ● 蕁麻疹様発赤 ● 血管性浮腫 ● 紅潮

| 重症度の見きわめ | **重点的アセスメント・原因検索** |

ココに注意

- 血液分布異常性ショックの場合、初期には四肢が温かいウォームショックとなる
- 外傷による神経原性ショックの場合は、循環血液量減少や閉塞性ショックなど、他の原因によるショックを合併していることもあり、注意が必要である

☑ 皮膚・粘膜症状、消化器症状の観察・評価が重要

● 皮膚・粘膜症状や消化器症状は、急激に進行するアナフィラキシーショックの特徴である。

主な症状	病態
● 意識障害　　● 頻呼吸　　● 頻脈 ● 四肢末梢温暖　　● 発熱 (正常〜低体温のことも) ● CRT (毛細血管再充満時間) は短い **Point** ★ 患者の年齢、基礎疾患、敗血症の原因となる微生物の種類、感染臓器などにより、臨床症状はさまざま ★ 原因不明の意識障害では、必ず鑑別にあげる ★ チフスやレジオネラなど一部の感染症、髄膜炎やβ遮断薬服用中では頻脈とならない (比較的徐脈) こともあり ★ 敗血症初期は、末梢血管が拡張し、心拍出量が増加しているため四肢は温かく、CRTが短いこともあるが、進行すると四肢は冷たく、網状皮班がみられ、CRTも延長する	敗血症性ショック
● 皮膚・粘膜症状 (蕁麻疹や血管性浮腫など)　　● 気道症状 ● 消化器症状 (嘔気・嘔吐、下痢、腹痛など) ● 急激に悪化する循環虚脱 **Point** ★ 皮膚・粘膜症状は80〜90%、気道症状は最大で70%にみられる ★ 特に、急激に悪化する循環虚脱 (急速に血管拡張や血管透過性が亢進することで発生) および気道閉塞に注意	アナフィラキシーショック
● 徐脈　　● 血圧低下　　● 四肢末梢温暖 **Point** ★ 脊髄損傷 (の疑い) がある場合は必ず鑑別にあげる ★ 外傷に伴うショックであるため、出血性ショックを否定する必要がある	神経原性ショック

Part 3 ショックにつながる重要病態

Part 3 ▶ ショックにつながる重要病態

✅ 感染を疑ったら、敗血症スクリーニングを行う

- 敗血症は、感染症によって重篤な臓器障害が引き起こされた状態である。
  - ➡ 救急外来（非ICU）の場合、qSOFAスコア P.150 を使用し、2項目以上で敗血症を疑い、ICUへの搬送を検討する。
  - ➡ ICUでは、SOFAスコアを使用し、2点以上の急上昇があれば、敗血症と診断する。
- 敗血症性ショックは、敗血症に急性循環不全を伴い、細胞傷害および代謝異常が重度となる状態である。
  - ➡ 敗血症と診断され、十分な輸液を行っても平均血圧≧65mmHgの維持に循環作動薬を必要とし、かつ、血清乳酸値＞2mmol/L（18mg/dL）を認める場合は、急性循環不全により死亡する確率が高く、敗血症性ショックと診断する。

【敗血症性ショックの診断の流れ】

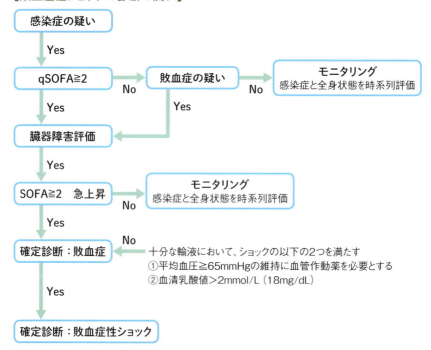

Singer M, Deutschman CS, Seymour CW, et al. The Third International Consensus Definitions for Sepsis and Septic Shock(Sepsis-3). *JAMA* 2016; 315(8): 801-810.

ココだけおさえて　処置とケア

ココがポイント

- 急変に備える
- 酸素の需要と供給のバランスを整えることが重要である

☑ 過剰な酸素消費を抑制することが重要

- 体位は仰臥位とする。
  - ➡ 嘔吐がある場合は顔を横に向ける。呼吸困難がある場合は上体を起こす。
- 静脈路を確保し、必要な薬剤をすぐ投与できるよう準備しておく。
- 1つの動作 (体位変換、清拭、吸引など) を行った後、すぐに次の動作を行うことを避ける。
  - ➡ クーリングは、シバリングを惹起させ、酸素消費量を増加させることがある。クーリングは、解熱目的ではなく発熱に伴う苦痛緩和を目的として行う。

病態	処置とケア
敗血症性ショック	● 輸液によって循環動態が改善する場合は、輸液を継続 ● 昇圧薬はノルアドレナリンを第1選択に、平均血圧65mmHg以上を目標に投与する ● 十分な輸液や昇圧薬投与でも血行動態が安定しない場合、低用量ステロイド (ヒドロコルチゾン) の持続静注を考慮する ● 180mg/dL以下を目標に、血糖値のコントロールを行う **Point** ★ ウォームショックからコールドショックへの移行を予防すること、早期発見をすることが重要 ★「敗血症診療ガイドライン」を参考に処置とケアを行う
アナフィラキシーショック	● 喉頭浮腫による気道閉塞があれば、すみやかに気管挿管を行う ● 早期にアドレナリンを投与する。0.01mg/kg (最大量：成人0.5mg、小児0.3mg) を筋注し、必要に応じて5〜15分間隔で繰り返す ● 瘙痒感、蕁麻疹、血管浮腫に対してH_1抗ヒスタミン薬を投与する (呼吸器症状に対しては無効) **Point** ★「アナフィラキシーガイドライン」を参考に処置とケアを行う
神経原性ショック	● 血管拡張による相対的な循環血液量減少に対する輸液、血管拡張に対する血管収縮薬 (ノルアドレナリン、フェニレフリン) が治療の中心 ● 徐脈が認められる場合、副交感神経遮断薬であるアトロピンを投与する

(石井恵利佳)

文献
1. 松田直之：ショックを見逃さないコツとポイント. 松田直之編, 救急・ERノート (レジデントノート別冊) ショック. 羊土社, 東京, 2014：14-22.
2. 松田直之編, 救急・ERノート (レジデントノート別冊) ショック. 羊土社, 東京, 2014：46-60, 61-69.
3. 日本集中治療医学会看護テキスト作成ワーキンググループ編：集中治療看護師のための臨床実践テキスト (疾患・病態編). 真興交易医書出版部, 東京, 2018：67-86.
4. 日本救急医学会, 日本集中治療医学会編：定義と診断 日本版敗血症診療ガイドライン2016ダイジェスト版. 真興交易医書出版部, 東京, 2017：24-29.

Part 3 ショックにつながる重要病態

Part 3 ▶ ショックにつながる重要病態

4 閉塞性ショック
（心外閉塞・拘束性ショック）

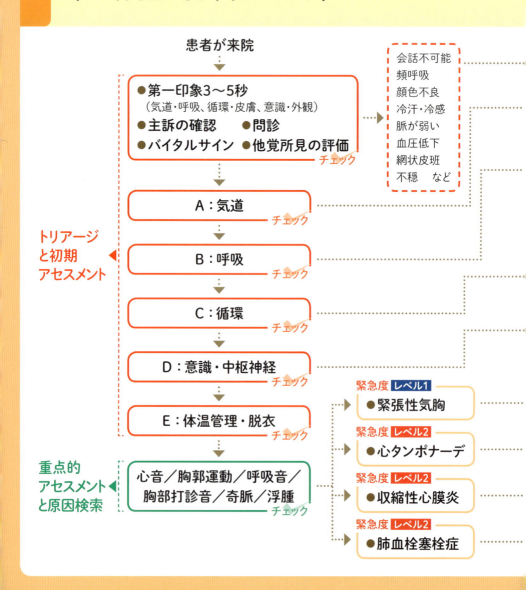

- 心臓の圧排あるいは血管系の閉塞により、心機能が制限されるために発生するショック
- 主な原因[1]：心タンポナーデ、胸腔内圧上昇（緊張性気胸、過度の呼気終末陽圧、大量血胸、大量胸水など）、血管閉塞（肺血栓塞栓症、羊水塞栓症など）、収縮性心膜炎

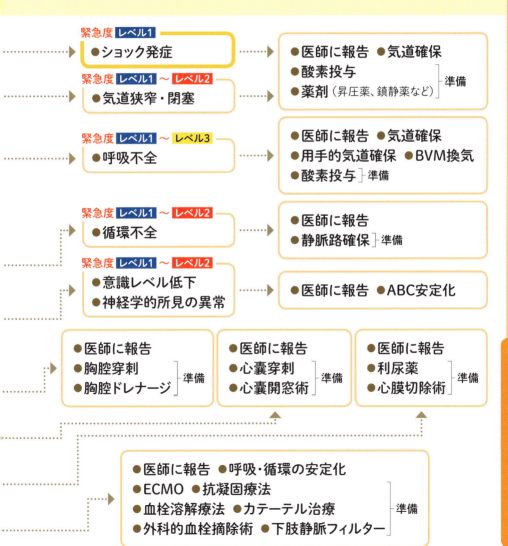

Part 3 ▶ ショックにつながる重要病態

緊急度の見きわめ # トリアージ・初期アセスメント

ココに注意

- 外傷は、閉塞性ショック（および循環血液減少性ショック）を引き起こしやすいことを念頭に置く
- 急激に生じる低酸素、低血圧では、緊張性気胸による閉塞性ショックを疑う
- 呼吸困難感（特に突然発症）や胸痛、頻呼吸のいずれかを認める場合には、肺血栓塞栓症による閉塞性ショックを疑う

☑ 閉塞性ショックは、外傷によって生じることが多い

- 閉塞性ショックは、何らかの原因によって心臓が圧排されたり、血管が閉塞したりすることで生じる。
- 初期アセスメントで閉塞性ショックを疑う主な症状を以下にまとめる。

初期アセスメント	主な症状
A：気道	● 喘鳴 ● 発声障害
B：呼吸	● 呼吸困難感 ● 頻呼吸 ● 皮下気腫 ● 頸静脈怒張 ● 胸郭運動左右差 ● 気管の偏位 ● 呼吸音減弱 ● SpO_2低下
C：循環	● 頻脈 ● 胸痛
D：意識・中枢神経	● 意識障害 ● 不穏行動
E：体温管理・脱衣	● 外表損傷 ● 浮腫 ● 下肢の腫脹、熱感、疼痛

246

| 重症度の見きわめ | **重点的アセスメント・原因検索** |

ココに注意

- 外傷などでは、閉塞性ショックだけでなく循環血液量減少、心原性によるショックを合併している場合もあるため注意する

✓ ショックに陥った原因によって、次に行う処置が異なる

- 原因を見いだすための観察・評価をする。
  → すべての所見が揃うことは、めったにないことを念頭に置く。

主な症状			疑われる疾患
● 胸痛 ● 頸静脈の怒張 ● 呼吸音減弱・左右差 ● 頻脈 **Point** ★ 急激に生じる低酸素、低血圧では、緊張性気胸を疑う 　→ 緊張性気胸を疑ったら、すぐに聴診・打診で評価する ★ 人工呼吸管理中の急激な気道内圧上昇は緊張性気胸を疑う所見の1つ	● 呼吸困難 ● 頻呼吸 ● 皮下気腫	● 気管の偏位 ● 患側の胸郭運動低下 ● 胸部打診での鼓音	緊張性気胸
● ベックの3徴候（頸静脈怒張、血圧低下、心音減弱）　● 脈の狭小化 ● 奇脈（吸気時に収縮期血圧が10mmHg以上低下）　● 頻脈 **Point** ★ 心タンポナーデになるかどうかは、貯留した液体量よりも貯留速度が重要。急激に液体が貯留した場合は100mL程度であっても心タンポナーデとなりうるため、貯留液体量だけで判断してはならない			心タンポナーデ
● 胸腹水　　　　　　　● 浮腫　　　　　　　　● 拡張早期の過剰心音 ● クスマウル徴候（通常とは逆に吸気時に頸静脈怒張が強くなる） ● 頸静脈怒張 **Point** ★ 慢性に経過することが多いが、進行するとショックを呈する ★ 奇脈となることはまれ			収縮性心膜炎
● 胸痛 ● 頻呼吸 **Point** ★ 呼吸困難（特に突然発症）や胸痛、頻呼吸のいずれかを認める場合には、肺血栓塞栓症を疑う ★ 特異的な症状や身体所見はないため、いくつかの症状、身体所見や危険因子を組み合わせて肺血栓塞栓症の可能性を考える ★ 無症状のこともある ★ 下肢の深部静脈血栓症の身体所見に注意する	● 呼吸困難 ● 頻脈	● 労作時の息切れ	肺血栓塞栓症

Part 3 ショックにつながる重要病態

Part 3 ▶ ショックにつながる重要病態

ココだけおさえて!

処置とケア

ココがポイント

- 急激に心停止に至る場合があり、心停止となった場合の準備を整えておく
- 緊急性が高く一刻を争う病態であることを認識して対応する

☑ 緊急性の高い病態であることを意識する

- 閉塞性ショックでは、血管作動薬の効果はほとんど期待できない。
  - ➡ 早急に緊急ドレナージによる閉塞の解除を実施しなければならない。
  - ➡ 緊急手術や経皮的心肺補助循環（PCPS）挿入も考慮して対応する。

原因となる病態	行われる処置	ポイント
緊張性気胸 時間的猶予なし	● 胸腔穿刺 ● 胸腔ドレナージ	● 臨床症状から緊張性気胸を疑った場合、画像検査の結果を待たずに胸腔穿刺、胸腔ドレーンにより脱気する 　➡ すみやかに脱気できるよう準備しておく ● 胸腔穿刺は18G以上の静脈留置針を使用 ● 胸腔ドレナージは16〜24Fr（外傷では28Fr以上）のドレーンを使用
心タンポナーデ	● 超音波ガイド下での穿刺排液 ● 外科的開窓術などドレナージ術	● 解除の方法に応じた体位を医師とともに整える 　➡ 心嚢穿刺は側臥位（可能なら30〜45度の半座位）、心嚢開窓術は仰臥位（可能なら30〜45度の半座位）で行われる ● 心臓超音波の準備をしておく
収縮性心膜炎	● 早期：塩分制限や利尿薬投与 ● 進行：心膜切除術	● 早期であれば、利尿薬により一時的なコントロールが可能 ● 進行し保存的治療の効果がみられなくなると、心膜切開術の適応
肺血栓塞栓症 **（PE）**	● 呼吸・循環の安定 ● ECMO ● 抗凝固療法、血栓溶解療法、カテーテル治療、外科的血栓摘除術、下肢静脈フィルター	● VTE（静脈血栓塞栓症）*で最も大切なことは予防である 　➡ リスクに応じて弾性ストッキングや間欠的空気圧迫法、抗凝固療法を選択する ● すべてのVTEに有効かつ最も大切な予防は早期離床である

*VTE（静脈血栓塞栓症）：DVT（深部静脈血栓症）と、DVTにより引き起こされるPE（肺血栓塞栓症）の総称

☑ 患者・家族への配慮を忘れない

● 多くの医療機器に囲まれた環境で侵襲の強い治療、処置、安静を余儀なくされ、患者、家族は大きな不安を抱き苦痛を感じる。

➡ このような場面での家族看護や危機介入のポイントは以下の5つである。

①患者・家族の心理状態やニードを把握し、介入が必要かを判断する

②静かに話しかける。
- 落ち着いた環境（個室など）を提供するなど、安全を感じられるようにかかわる

③一貫した支持的態度でかかわる
- すぐに解決可能な問題に対しては迅速に対応する

④理解しやすい言葉で、大事な情報を精選し、繰り返し提供する

⑤医療者が全力で治療・看護していることを伝える

（石井恵利佳）

文献
1. 松田直之：ショックを見逃さないコツとポイント. 松田直之編, 救急・ERノート（レジデントノート別冊）ショック. 羊土社, 東京, 2014：14-22.
2. 松田直之編, 救急・ERノート（レジデントノート別冊）ショック. 羊土社, 東京, 2014：106-115, 123-130, 131-136.
3. 日本集中治療医学会看護テキスト作成ワーキンググループ編：集中治療看護師のための臨床実践テキスト（疾患・病態編）. 真興交易医書出版部, 東京, 2018：67-86.

Part 3 ショックにつながる重要病態

略語一覧

A	AAA	abdominal aortic aneurysm	腹部大動脈瘤
	ALS	advanced life support	二次救命処置
	ACS	acute coronary syndrome	急性冠症候群
	AGML	acute gastric mucosal lesion	急性胃粘膜病変
	Af	atrial fibrillation	心房細動
	AFL	atrial flutter	心房粗動
	AKI	acute kidney injury	急性腎障害
	AOSC	acute obstructive suppurative cholangitis	急性閉塞性化膿性胆管炎
	ARDS	acute respiratory distress syndrome	急性呼吸窮迫症候群
B	BI	burn index	熱傷指数
	BLS	basic life support	一次救命処置
	BPPV	benign paroxysmal positional vertigo	良性発作性頭位めまい症
	BVM	bag valve mask	バッグバルブマスク
C	COPD	chronic obstructive pulmonary disease	慢性閉塞性肺疾患
	CPR	cardiopulmonary resuscitation	心肺蘇生
	CPSS	Cincinnati Prehospital stroke scale	シンシナティ病院前脳卒中スケール
	CRT	capillary refilling time	毛細血管再充満時間
	CS	crinical scenario	クリニカルシナリオ
	CTAS	Canadian Triage and Acuity Scale	カナダにおける院内トリアージシステム
	CVA	costovertebral angle	肋骨脊柱角
D	DCS	damage control surgery	ダメージコントロール手術
	DIC	disseminated intravascular coagulation	播種性血管内凝固症候群
	DVT	deep vein thrombosis	深部静脈血栓症
E	ECMO	extracorporeal membrane oxygenation	膜型人工肺
	eGFR	estimated glemerular filtration rate	推算糸球体濾過値
	EIS	endoscopic injection sclerotherapy	内視鏡的静脈瘤硬化術
	EVL	endoscopic variceal ligation	内視鏡的静脈瘤結紮術
F	FAST	focused assessment with sonographic for trauma	迅速簡易超音波検査法
	FDP	fibrin and fibrinogen degradation product	フィブリノゲン分解産物
	FNS	femoral nerve stretching (test)	大腿神経伸展（テスト）
G	GCS	Glasgow coma scale	グラスゴーコーマスケール
I	ICP	intracranial pressure	頭蓋内圧
	IVR	interventional radiology	透視下治療
	IABP	intraaortic balloon pumping	大動脈内バルーンパンピング

250

J	JCS	Japan coma scale	ジャパンコーマスケール
	JNTEC	Japan nursing for trauma evaluation and care	外傷初期看護ガイドライン
	JATEC	Japan advanced trauma evaluation and care	外傷初期診療ガイドライン
	JPTEC	Japan prehospital trauma evaluation and care	院前外傷教育プログラム
	JTAS	Japan triage and acuity scale	緊急度判定システム
K	KDIGO	Kidney Disease Improving Global Outcomes	国際腎臓病予後改善委員会
M	MMT	manual muscle test	徒手筋力テスト
N	NBC	nuclear, biological, chemical	核、生物剤、化学物質による特殊災害
	NRS	numerical rating scale	数値評価スケール
	NOMI	non-occlusive mesenteric ischemia	非閉塞性腸管虚血
	NPPV	non-invasive positive pressure ventilation	非侵襲的陽圧換気
	NSAIDs	non-steroidal anti-inflammatory drugs	非ステロイド性抗炎症薬
	NSTEMI	non-ST-elevation myocardial infarction	非ST上昇型心筋梗塞
P	$PaCO_2$	partial pressure of arterial carbon dioxide	動脈血二酸化炭素分圧
	Paf	paroxysmal atrial fibrillation	発作性心房細動
	PaO_2	partial pressure of arterial oxygen	動脈血酸素分圧
	PBI	prognostic burn index	熱傷予後指数
	PCI	percutaneous coronary intervention	経皮的冠動脈形成術
	PE	pulmonary embolism	肺血栓塞栓症
	PEEP	positive end-expiratory pressure	呼気終末陽圧
	PPI	proton pump inhibitor	プロトンポンプ阻害薬
	PSVT	paroxysmal supraventricular tachycardia	発作性上室頻拍
	PTD	preventable trauma death	防ぎ得た外傷死
Q	qSOFA	quick sequential organ failure assessment	クイックソファスコア
S	SI	shock index	ショックインデックス、ショック指数
	SLR	straight leg raising (test)	下肢伸展挙上（テスト）
	SpO_2	saturation of percutaneous oxygen	経皮的酸素飽和度
	STEMI	ST-elevation myocardial infarction	ST上昇型心筋梗塞
T	TAE	transcatheter arterial embolization	経カテーテル動脈塞栓術
	t-PA	tissue plasminogen activator	組織プラスミノーゲン活性化因子
	TSS	toxic shock syndrome	トキシックショック症候群
V	Vf	ventricular fibrillation	心室細動
	VT	ventricular tachycardia	心室頻拍
	VAS	visual analogue scale	ビジュアルアナログスケール
	VRS	verbal rating scale	口頭式評価スケール
	VTE	venous thromboembolism	静脈血栓塞栓症

早引き # 原因病態からみる「関連する症状」

● 本書で取り上げた症状・外傷を、救急外来でおさえておきたい代表的な原因病態別に
まとめました。

原因病態	関連する症状・外傷
アダムス・ストークス症候群	不整脈 P.70
圧挫症候群	四肢外傷 P.186
アナフィラキシー	気道閉塞 P.58　刺咬傷 P.198
意識障害	気道閉塞 P.58　胸痛 P.64　失神 P.78　胸部外傷 P.84　呼吸困難 P.90　脊椎・脊髄損傷 P.130　溺水 P.204　不定愁訴 P.210
胃・十二指腸潰瘍	腹痛 P.102　吐血・下血 P.110
胃・食道静脈瘤破裂	吐血・下血→ P.110
胃腸炎	腹痛 P.102
咽頭がん	喀血 P.96
咽頭炎	発熱 P.148
うっ血性心不全	喀血 P.96
うつ病	不定愁訴 P.210
壊死性筋膜炎	発熱 P.148
過換気症候群	呼吸困難 P.90
開放骨折	四肢外傷 P.186
開放性気胸	胸部外傷 P.84
外傷	腰痛 P.136　背部痛 P.142
感染症	意識障害 P.22　発熱 P.148　不定愁訴 P.210
肝細胞がん破裂	腹痛 P.102
肝性脳症	意識障害 P.22
肝損傷	腹部外傷 P.122
顔面外傷	頭痛 P.28
気管支喘息	呼吸困難 P.90
気道異物	気道閉塞 P.58
気道狭窄	熱傷 P.166
気道熱傷	化学損傷 P.180
気道閉塞	意識障害 P.22　頭痛 P.28　顔面外傷 P.46　鼻出血 P.52　胸痛 P.64　失神 P.78　胸部外傷 P.84　呼吸困難 P.90　喀血 P.96　吐血・下血 P.110　嘔気・嘔吐 P.116　脊椎・脊髄損傷 P.130　腰痛 P.136　背部痛 P.142　発熱 P.148　低体温 P.154　尿量減少 P.160　熱傷 P.166　化学損傷 P.180　刺咬傷 P.198　不定愁訴 P.210　電解質異常 P.216
逆流性食道炎	胸痛 P.64

252

原因病態	関連する症状・外傷
急性アルコール中毒	意識障害 P.22
急性胃腸炎	嘔気・嘔吐 P.116
急性胃粘膜病変	吐血・下血 P.110
急性一酸化炭素中毒	熱傷 P.166
急性冠症候群	呼吸困難 P.90
急性喉頭蓋炎	気道閉塞 P.58　呼吸困難 P.90　発熱 P.148
急性心筋梗塞	胸痛 P.64　不整脈 P.70
急性腎障害	尿量減少 P.160
急性大動脈解離	胸痛 P.64　不整脈 P.70　背部痛 P.142
急性中毒	嘔気・嘔吐 P.116
急性腹症	嘔気・嘔吐 P.116
急性閉塞性化膿性胆管炎	腹痛 P.102
急性緑内障発作	頭痛 P.28
急性膵炎	腹痛 P.102　背部痛 P.142
狭心症	電撃傷 P.174
凝固障害	喀血 P.96
起立性低血圧	失神 P.78
緊張性気胸	胸痛 P.64　胸部外傷 P.84　呼吸困難 P.90　背部痛 P.142
くも膜下出血	意識障害 P.22　頭痛 P.28　嘔気・嘔吐 P.116　不定愁訴 P.210
憩室炎	吐血・下血 P.110
血気胸	頭部外傷 P.40
血胸	胸部外傷 P.84
けいれん	電解質異常 P.216
頸髄損傷	顔面外傷 P.46　溺水 P.204
下痢	発熱 P.148
後腹膜出血	腹部外傷 P.122
喉頭がん	喀血 P.96
硬膜外血腫	背部痛 P.142
硬膜外膿瘍	背部痛 P.142
絞扼性イレウス	腹痛 P.102
高カリウム血症	尿量減少 P.160
高二酸化炭素血症	喀血 P.96　溺水 P.204
呼吸障害	気道閉塞 P.58　胸痛 P.64　不整脈 P.70　失神 P.78　胸部外傷 P.84　腰痛 P.136　背部痛 P.142
呼吸中枢障害	電撃傷 P.174

原因病態	関連する症状・外傷
呼吸停止	脊椎・脊髄損傷 P.130
呼吸停止	電撃傷 P.174
呼吸不全	呼吸困難 P.90　発熱 P.148　電解質異常 P.216
呼吸抑制	低体温 P.154
骨折	脊椎・脊髄損傷 P.130
骨盤骨折	腹部外傷 P.122　脊椎・脊髄損傷 P.130
コンパートメント症候群	四肢外傷 P.186　刺咬傷 P.198
擦過傷・裂傷	脊椎・脊髄損傷 P.130
子宮外妊娠	嘔気・嘔吐 P.116
子宮外妊娠破裂	腹痛 P.102
脂肪塞栓症候群	四肢外傷 P.186
痔出血	吐血・下血 P.110
失神	意識障害 P.22
重症急性膵炎	腹痛 P.102
循環血液量減少性ショック	腹部外傷 P.122　四肢外傷 P.186　陰嚢腫瘤・陰部異物 P.192　化学損傷 P.180
小脳梗塞	めまい・麻痺 P.34
小脳出血	めまい・麻痺 P.34
小脳出血	嘔気・嘔吐 P.116
消化管出血	めまい・麻痺 P.34　吐血・下血 P.110　不定愁訴 P.210
消化管穿孔	腹痛 P.102　腹部外傷 P.122
上腸間膜動脈閉塞	吐血・下血 P.110
常位胎盤早期剥離	腹痛 P.102
ショック	意識障害 P.22　顔面外傷 P.46　鼻出血 P.52　気道閉塞 P.58　胸痛 P.64　不整脈 P.70　失神 P.78　胸部外傷 P.84　呼吸困難 P.90　喀血 P.96　腹痛 P.102　吐血・下血 P.110　嘔気・嘔吐 P.116　脊椎・脊髄損傷 P.130　発熱 P.148　低体温 P.154　尿量減少 P.160　熱傷 P.166　刺咬傷 P.198　溺水 P.204　電解質異常 P.210
心タンポナーデ	胸部外傷 P.84
心筋梗塞	腹痛 P.102　嘔気・嘔吐 P.116
心内膜炎	発熱 P.148
心肺停止	意識障害 P.22　頭部外傷 P.40　顔面外傷 P.46　気道閉塞 P.58　胸痛 P.64　不整脈 P.70　失神 P.78　胸部外傷 P.84　発熱 P.148　低体温 P.154　尿量減少 P.160　化学損傷 P.180　溺水 P.204　電解質異常 P.216
心不全	不整脈 P.70　不定愁訴 P.210

原因病態	関連する症状・外傷
深頸部膿瘍	気道閉塞 P.58
神経因性膀胱	尿量減少 P.160
神経障害	腰痛 P.136
神経損傷	四肢外傷 P.186
腎・尿路損傷	腹部外傷 P.122
腎障害	腰痛 P.136
膵損傷	腹部外傷 P.122
髄膜炎	意識障害 P.22　頭痛 P.28　嘔気・嘔吐 P.116　発熱 P.148
生殖器損傷	腹部外傷 P.122
精神的危機	脊椎・脊髄損傷 P.130
精巣腫瘍	陰嚢腫瘤 P.192
精巣捻転	腹痛 P.102　陰嚢腫瘤 P.192
脊髄損傷	鼻出血 P.52
脊柱管狭窄	腰痛 P.136　背部痛 P.142
脊椎炎	背部痛 P.142
喘息発作	呼吸困難 P.90
せん妄	不定愁訴 P.210
側頭動脈炎	頭痛 P.28
帯状疱疹	頭痛 P.28　胸痛 P.64　腰痛 P.136　背部痛 P.142
代謝性アシドーシス	四肢外傷 P.186
大腸炎	吐血・下血 P.110
大動脈解離	めまい・麻痺 P.34
大量出血	四肢外傷 P.186
脱水	めまい・麻痺 P.34　嘔気・嘔吐 P.116　尿量減少 P.160　不定愁訴 P.210
胆管・尿管結石	腹痛 P.102
胆石・胆嚢炎	胸痛 P.64　腹痛 P.102
致死的不整脈	低体温 P.154　電撃傷 P.174　電解質異常 P.216
中枢神経障害	電撃傷 P.174
虫垂炎	腹痛 P.102
腸炎	吐血・下血 P.110
腸管虚血	腹痛 P.102　吐血・下血 P.110
腸重積	嘔気・嘔吐 P.116
椎間板ヘルニア	背部痛 P.142
椎骨脳底動脈循環不全	めまい・麻痺 P.34

255

原因病態	関連する症状・外傷
椎体骨折	背部痛 P.142
低血圧	喀血 P.96
低血糖	意識障害 P.22　めまい・麻痺 P.34
低酸素血症	喀血 P.96　熱傷 P.166　四肢外傷 P.186　溺水 P.204
低体温	溺水 P.204
転移性腫瘍	背部痛 P.142
糖尿病性ケトアシドーシス	腹痛 P.102　嘔気・嘔吐 P.116
頭蓋底骨折	顔面外傷 P.46　鼻出血 P.52
頭蓋内圧亢進	意識障害 P.22　頭痛 P.28　頭部外傷 P.40　顔面外傷 P.46　鼻出血 P.52　不定愁訴 P.210
頭蓋内出血	鼻出血 P.52
頭部外傷	頭痛 P.28　熱傷 P.166
動脈損傷	四肢外傷 P.186
特発性食道破裂	胸痛 P.64　吐血・下血 P.110　背部痛 P.142
内耳性疾患	めまい・麻痺 P.34
尿管結石	腰痛 P.136
尿毒症	嘔気・嘔吐 P.116　尿量減少 P.160
尿閉	尿量減少 P.160
尿路感染症	発熱 P.148
妊娠	嘔気・嘔吐 P.116
認知症の悪化	不定愁訴 P.210
脳幹圧迫	めまい・麻痺 P.34
脳幹梗塞	めまい・麻痺 P.34
脳幹出血	めまい・麻痺 P.34
脳幹部損傷	頭部外傷 P.40
脳血管疾患	低体温 P.154
脳梗塞	意識障害 P.22　頭痛 P.28　めまい・麻痺 P.34　不定愁訴 P.210
脳挫傷	頭部外傷 P.40
脳出血	意識障害 P.22　頭痛 P.28　脊椎・脊髄損傷 P.130　電撃傷 P.174　不定愁訴 P.210　電解質異常 P.216
脳卒中	溺水 P.204　不定愁訴 P.210
脳浮腫	頭部外傷 P.40　電撃傷 P.174
脳ヘルニア	頭部外傷 P.40　顔面外傷 P.46　嘔気・嘔吐 P.116　電撃傷 P.174
敗血症	嘔気・嘔吐 P.116　腰痛 P.136　発熱 P.148　低体温 P.154　刺咬傷 P.198
敗血症性ショック	陰嚢腫瘤・陰部異物 P.192

原因病態	関連する症状・外傷
肺がん	喀血 P.96
肺炎	発熱 P.148　胸痛 P.64　喀血 P.96
胸膜炎	胸痛 P.64
肺梗塞	胸痛 P.64
肺塞栓	背部痛 P.142　不定愁訴 P.210　不整脈 P.70　呼吸困難 P.90　喀血 P.96
肺水腫	尿量減少 P.160　電撃傷 P.174
鼻腔・口腔内出血	吐血・下血 P.110
ヒステリー発作	意識障害 P.22
脾損傷	腹部外傷 P.122
不安神経症	不整脈 P.70
不整脈	めまい・麻痺 P.34　失神 P.78　溺水 P.204
副鼻腔炎	頭痛 P.28
腹腔内出血	腹部外傷 P.122
腹部外傷	顔面外傷 P.46
腹部大動脈瘤破裂	腹痛 P.102　吐血・下血 P.110　腰痛 P.136
腹膜炎	腹痛 P.102　腹部外傷 P.122
フレイルチェスト	胸部外傷 P.84
蜂窩織炎	発熱 P.148
膀胱炎	尿量減少 P.160　陰嚢腫瘤・陰部異物 P.192
マロリーワイス症候群	吐血・下血 P.110
慢性硬膜下血腫	不定愁訴 P.210
慢性心不全	呼吸困難 P.90
迷走神経反射	めまい・麻痺 P.34
めまい疾患	嘔気・嘔吐 P.116
薬物中毒	意識障害 P.22
腰仙神経叢損傷	腹部外傷 P.122
腰椎圧迫骨折	腰痛 P.136　背部痛 P.142
卵巣捻転	腹痛 P.102
肋骨骨折	胸痛 P.64
COPD	呼吸困難 P.90　不定愁訴 P.210
DIC	刺咬傷 P.198

257

索　引

和文

あ

悪性症候群 ·· 152, 213
アシドーシス ··························· 92, 128, 220
アダムス・ストークス症候群 ·········· 71
圧挫症候群 ·· 187
アドレナリン ·········· 63, 76, 95, 153, 203, 243
アナフィラキシー ········· 59, 92, 141, 147, 199
アナフィラキシーショック ····· 199, 238
アルカローシス ·································· 39
アルツの基準 ···································· 172
鞍鼻 ·· 54

い

胃・食道静脈瘤破裂 ·············· 111, 114
息切れ ································ 68, 71, 151
異型狭心症 ·· 75
意識障害 ·········· 22, 45, 49, 59, 65, 79, 85, 91, 118, 121, 131, 150, 156, 170, 178, 205, 211, 221, 241
胃十二指腸潰瘍 ······························· 103
胃食道静脈瘤 ···································· 112
胃洗浄 ····························· 19, 115, 121
胃腸炎 ································· 103
胃痛 ································· 119
一酸化炭素中毒 ·············· 17, 120, 170
異物除去 ·············· 59, 85, 121, 197
イレウス ································· 121
陰性T波 ································· 120
咽頭炎 ····························· 100, 149
咽頭痛 ····························· 62, 150
陰嚢腫瘤 ································· 192
陰部異物 ····························· 192, 194

う

ウイルス性肝炎 ······························· 100
ウェルニッケ脳症 ····························· 27
ウォームショック ·········· 149, 150, 240
右脚ブロック ································· 88
右心不全 ································· 228
うっ血性心不全 ·············· 94, 97, 163
うつ病 ····························· 75, 211
運動障害 ·············· 44, 178, 189

え

壊死性筋膜炎 ···················· 149, 150
嚥下困難 ································· 62, 88
嚥下障害 ································· 33, 62

お

横隔膜損傷 ································· 86
横隔膜ヘルニア ································· 88
嘔気・嘔吐 ·········· 106, 116, 151, 164, 177, 200, 241
黄疸 ····························· 100, 106, 151
横紋筋融解症 ·············· 164, 171, 220
悪寒・戦慄 ································· 156

か

カーネット徴候 ······························· 105
開口障害 ································· 62
外出血 ····················· 179, 188, 191, 233
外傷 ····· 10, 81, 99, 106, 137, 143, 167, 213, 241
外傷死の3徴 ································· 128, 158
開放性気胸 ················ 85, 86, 87, 89
開放性骨折 ····························· 45, 187
開放創 ····················· 187, 188, 203
下顎挙上法 ·········· 33, 45, 51, 57, 89, 135, 141, 165, 173, 209
化学損傷 ····························· 171, 180
下顎骨骨折 ································· 49
踵膝試験 ································· 36
過換気症候群 ····························· 91, 93, 94
下肢外傷 ································· 157
下肢麻痺 ································· 127
下垂体機能低下症 ························· 157
片麻痺 ····················· 36, 49, 177, 179
喀血 ····························· 96, 113
褐色細胞腫 ····························· 75, 220
カテコラミンリリース ················· 225
下部消化管出血 ······························· 114
カルディオバージョン ················· 179
カレン徴候 ································· 106
眼位 ····················· 24, 30, 42
感覚障害 ····················· 49, 140, 189
肝硬変 ·········· 80, 100, 108, 114, 219
肝細胞がん破裂 ······························· 103
間質性肺炎 ································· 94
眼振 ································· 36, 38
肝性脳症 ····························· 23, 213
関節脱臼 ································· 178
関節痛 ································· 151
感染症 ····· 23, 75, 118, 139, 152, 157, 211, 213, 241
感染性心内膜炎 ····························· 75, 150
感染性腸炎 ····························· 112, 118
完全房室ブロック ························· 76, 83
肝損傷 ····························· 123, 127

き

奇異呼吸 ································· 87
気管支炎 ································· 99, 100
気管支拡張症 ································· 100
気管支喘息 ································· 94
気管切開 ·············· 63, 170, 175, 181
気管挿管 ·········· 33, 45, 51, 63, 71, 79, 89, 101, 109, 111, 118, 123, 135, 173, 179, 185, 189, 193, 203, 209, 243
気管動脈造影 ································· 97
気胸 ············· 88, 93, 94, 100, 171
起座呼吸 ································· 100
気道異物 ·········· 59, 61, 86, 92, 93, 94
気道確保 ·········· 23, 33, 35, 45, 51, 57, 59, 65, 71, 79, 85, 91, 95, 101, 109, 111, 121, 135, 141, 147, 153, 159, 165, 173, 179, 185, 193, 199, 209, 215, 217, 227, 233, 239, 245
気道緊急 ················ 54, 58, 61, 86
気道出血 ································· 233
気道熱傷 ·········· 167, 168, 175, 181, 182
気道閉塞 ·········· 23, 29, 41, 47, 53, 59, 65, 79, 85, 91, 97, 111, 118, 123, 131, 137, 143, 149, 155, 161, 167, 181, 199, 211, 217
奇脈 ································· 88
虐待 ····················· 157, 171, 209, 215
急性アルコール中毒 ······················· 23
急性胃腸炎 ································· 117
急性一酸化炭素中毒 ······················· 167
急性冠症候群 ·········· 14, 91, 93, 94, 178, 227
急性喉頭蓋炎 ·········· 59, 60, 62, 91, 92, 93, 94, 149, 150
急性心筋梗塞 ·········· 65, 68, 71, 75, 82
急性腎障害 ····························· 177, 189
急性心不全 ····················· 93, 94, 178, 228
急性腎不全 ····························· 163, 237
急性心膜炎 ································· 151
急性膵炎 ·········· 103, 106, 119, 143, 146, 147, 219
急性大動脈解離 ·········· 65, 69, 71, 75, 143
急性虫垂炎 ································· 119
急性腹症 ·········· 106, 109, 117, 119

急性閉塞性化膿性胆管炎 ········ 108, 151
急性膀胱炎 ······················· 196
急性水中毒 ······················· 219
急性薬物中毒 ······················· 17
急性緑内障発作 ······················· 29
胸腔穿刺 ····················· 89, 245, 248
胸腔ドレナージ ··············· 89, 245, 248
狭心症 ····························· 175
強心薬 ························ 165, 227
胸水 ························· 94, 100
胸痛 ····· 64, 80, 100, 118, 146, 151, 178, 247
胸部外傷 ····················· 54, 84, 89
胸部大動脈解離 ······················· 146
胸部大動脈損傷 ······················· 88
胸部大動脈瘤破裂 ······················· 100
胸膜炎 ····························· 93
起立性失神 ························· 35
起立性低血圧 ····················· 79, 82
筋区画内圧測定 ················· 189, 191
筋性防御 ····················· 105, 124
緊張性気胸 ····· 85, 86, 87, 89, 91, 93, 94, 143, 146, 230, 244

く

偶発性低体温症 ······················· 155
クスマウル徴候 ······················· 247
クッシング徴候 ························· 24
くも膜下出血 ·· 23, 29, 30, 33, 82, 119, 211
クリニカルシナリオ ······················· 229
グルコース・インスリン療法 ················· 165
グレイ・ターナー徴候 ······················· 106

け

憩室炎 ····························· 111
頸静脈怒張 ···· 87, 88, 144, 164, 178, 247
頸椎・頸髄損傷 ··· 48, 51, 86, 205, 209
頸動脈洞症候群 ························· 82
経皮的ペーシング ··········· 71, 76, 79, 83
けいれん ··· 17, 18, 31, 33, 60, 183, 201, 217, 218
外科的気道確保 ··· 47, 48, 51, 59, 63, 92, 95, 185, 233
下血 ························· 110, 127
血圧上昇 ····················· 24, 33, 49
血圧低下 ···· 49, 87, 118, 164, 182, 189, 200, 234, 241
血液浄化 ········· 19, 117, 161, 165
血液透析 ····················· 150, 221

血液培養 ··········· 149, 153, 199, 215, 239
血液分布異常性ショック ··········· 132, 238
結核 ························· 98, 152
血管拡張薬 ······················· 227
血管収縮薬 ······················· 239
血管迷走神経反射 ··············· 55, 75, 82
血気胸 ················· 41, 86, 88, 94
血栓溶解療法 ··············· 27, 245, 248
血糖管理 ····················· 117, 243
血尿 ························· 140, 195
ケトアシドーシス ······················· 94
下痢 ···· 82, 119, 149, 151, 164, 201, 219, 235, 241
ケルニッヒ徴候 ························· 30

こ

降圧薬 ············· 33, 75, 82, 141, 143
降圧療法 ····················· 27, 39
広域抗菌薬 ····················· 149, 153
高エネルギー受傷機転 ······· 10, 89, 131
構音障害 ························· 36
高カリウム血症 ··· 161, 163, 165, 182, 183, 218
高カルシウム血症 ······················· 218
抗凝固薬 ····················· 100, 143
抗凝固療法 ················· 35, 245, 248
抗菌薬 ···· 23, 29, 103, 117, 193, 239
抗けいれん薬 ························· 33
高血圧 ··· 65, 80, 98, 108, 164, 177, 213, 218
抗血小板薬 ····················· 100, 125
高血糖 ····························· 106
膠原病 ····························· 152
抗甲状腺薬 ······················· 152
抗コリン薬 ····················· 75, 164
高脂血症 ························· 65
甲状腺機能亢進症 ··· 75, 94, 152, 220
甲状腺機能低下症 ··· 75, 157, 219
抗精神病薬 ························· 75
高体温 ················· 17, 152, 215
喉頭炎 ····························· 100
抗毒素血清 ······················· 203
高ナトリウム血症 ················· 165, 218
高二酸化炭素血症 ··· 95, 97, 205, 206
高濃度酸素投与 ··· 63, 89, 120, 167, 173
後腹膜出血 ····················· 123, 127
項部硬直 ············· 24, 30, 150, 212
抗不整脈薬 ··· 75, 79, 175, 179, 230
興奮・不穏 ························· 17
硬膜外血腫・膿瘍 ······················· 143
絞扼性イレウス ··········· 103, 106, 119

誤嚥 ···· 45, 47, 48, 51, 54, 55, 86, 121, 147
呼吸困難 ··· 61, 80, 90, 138, 144, 151, 163, 178, 200, 247
呼吸障害 ··· 31, 36, 51, 59, 65, 71, 79, 85, 137, 168
呼吸停止 ····· 36, 60, 131, 175, 176
呼吸不全 ··· 86, 91, 101, 149, 188, 209, 217, 233, 239, 245
呼吸抑制 ············· 131, 133, 155, 159
黒色便 ························· 80, 114
骨折 ························· 57, 178
骨盤骨折 ··· 123, 127, 131, 236
骨盤内臓器損傷 ······················· 127
昏睡 ············· 18, 170, 183, 218
コンパートメント症候群 ·· 17, 171, 177, 178, 179, 187, 189, 199

さ

再灌流療法 ························· 68
再出血 ····················· 33, 57
左脚ブロック ························· 69
左心不全 ····················· 100, 228
嗄声 ············· 86, 167, 184, 201
挫滅症候群 ························· 17
三環系抗うつ薬 ····················· 18, 164
三脚位 ····························· 62
酸素投与 ··· 23, 33, 35, 45, 51, 53, 63, 69, 71, 79, 89, 95, 101, 109, 111, 123, 131, 137, 143, 153, 155, 165, 173, 175, 191, 197, 199, 209, 215, 217, 231, 236, 239, 245
散瞳 ····························· 18

し

シートベルト痕 ····················· 88, 127
痔核 ························· 112, 114
子宮外妊娠 ············· 117, 119, 235
子宮外妊娠破裂 ················· 103, 107
刺咬傷 ····························· 198
四肢外傷 ························· 186
四肢麻痺 ················· 30, 42, 212
痔出血 ····························· 111
自然気胸 ························· 65
死戦期呼吸 ························· 92
失禁 ························· 135, 140
失語 ····························· 36
失神 ··· 23, 38, 71, 78, 170, 178, 201
しびれ ····················· 49, 178
ジプレノルフィン ························· 69
脂肪塞栓症候群 ······················· 187
斜鼻 ····························· 54
縦隔炎 ····························· 146

259

縦隔気腫 88
縦隔膿瘍 88
収縮性心膜炎 244
十二指腸潰瘍 112, 114
十二指腸穿孔 127
縮瞳 18
手指振戦 18
受傷機転 41, 47, 127, 188
手掌法 168
出血傾向 158, 202
出血性ショック 48, 103, 112, 123, 132, 187, 193, 213, 233, 241
循環血液量減少性ショック 87, 104, 112, 118, 132, 181, 189, 200, 232
消化管出血 80, 98, 111, 157, 211, 235
消化管穿孔 103, 107, 119, 121, 123, 124, 127, 171
消化器症状 61, 200, 241
上顎骨骨折 54
上気道炎 100
上腸間膜動脈閉塞 108, 111, 114, 119
小脳梗塞・出血 35
小脳出血 35, 37, 119
小脳症状 36, 38
上部消化管出血 99, 114
静脈路確保 47, 53, 91, 101, 103, 111, 141, 167, 185, 191, 199, 209, 227, 236
初期輸液 51, 53, 89, 128, 153, 167, 233
食道静脈瘤破裂 114
食道破裂 88, 147
徐呼吸 86, 156
除細動 76, 79
除細動器 155, 159, 165, 175, 217, 221
除染 16, 118, 181, 182, 185
ショック 23, 47, 53, 59, 65, 71, 79, 85, 91, 97, 111, 117, 122, 131, 149, 155, 161, 167, 182, 194, 205, 217, 222
ショック指数 112, 235
ショックの5P 65, 138, 144, 188, 222
除脳硬直 24, 26, 212
除皮質硬直 24, 26, 212
徐脈 17, 24, 39, 49, 55, 75, 80, 118, 156, 201, 206, 213, 220, 241
ジョルト試験 30
腎盂腎炎 140

心外閉塞・拘束性ショック 87, 244
心窩部痛 80
心筋炎 75, 151, 230
心筋梗塞 103, 104, 107, 118, 146, 164, 213, 230
神経学的巣症状 80
神経原性ショック 86, 132, 238
神経調節性失神 79, 82
心血管性失神 79, 82
心原性失神 35
心原性ショック 86, 118, 213, 226
人工呼吸器 45, 97, 109, 175, 179, 189, 205
人工呼吸器管理 159, 173, 209
腎梗塞 140, 141
心雑音 100, 150, 151
心室期外収縮 88, 175, 177
心室細動 72, 76, 83, 159, 175, 179, 220, 230
心室中隔欠損 230
心室頻拍 72, 175, 179
心静止 72, 220
振戦 206
心タンポナーデ 85, 87, 89, 94, 164, 230, 244
心停止 60, 159, 176
心電図モニター 23, 35, 41, 111, 159, 182, 205, 221
心内膜炎 149, 153
心嚢穿刺 85, 89, 245
心嚢ドレナージ 85, 89
心肺停止 23, 41, 47, 149, 155, 161, 167, 181, 205, 217
深部静脈血栓症 247
心不全 27, 71, 88, 98, 99, 164, 165, 211, 213, 219
腎不全 93, 190, 219, 220
深部体温測定 155, 208
心膜炎 93
蕁麻疹 201, 241

す

髄液検査 23, 29, 149, 211, 215
髄液漏 43, 50
膵炎 151, 157, 235
髄膜炎 23, 29, 56, 117, 149, 150, 219, 241
髄膜刺激症状 30
頭蓋底骨折 43, 47, 50, 53, 54
頭蓋内圧降下療法 35
頭蓋内圧亢進 23, 27, 29, 41, 47, 53, 75, 112, 179, 211

頭蓋内感染症 56
頭痛 28, 37, 38, 80, 150, 170, 177, 206
ステロイド 150, 152, 173, 190
スニッフィングポジション 61
スリルの触知 190
スワンガンツカテーテル 227

せ

性器出血 119, 127
生殖器損傷 123, 127
精神疾患 23, 213
精巣・卵巣捻転 103
精巣炎 195
精巣腫大 151
精巣腫瘍 193, 194
精巣上体炎 151, 195
精巣捻転 119, 193, 194, 195
脊髄損傷 53, 57, 75, 132, 157, 241
脊柱管狭窄 137, 143
脊椎・脊髄損傷 130
脊椎炎 143, 146
舌根沈下 17, 33, 45, 49, 86, 94, 141, 147, 159, 173, 179
切迫するD 42
セロトニン症候群 152
前失神 37
喘息発作 91
前庭神経炎 37
喘鳴 92, 98, 100, 163, 201, 207
せん妄 173, 211
戦慄 150
前立腺炎 164
前立腺腫瘍 164
前立腺肥大 164

そ

造影CT 83, 103, 111, 147
僧帽弁狭窄症 100
僧帽弁閉鎖不全症 230
僧帽弁膜症 98
側頭動脈炎 29
鼠径ヘルニア 119

た

体位管理 27, 29, 33, 39, 91, 101
体温管理 159, 173, 209
対光反射 24, 30, 42, 212
代謝性アシドーシス 150, 158, 165, 189, 194
大出血 41, 47
帯状疱疹 29, 65, 106, 137, 143, 146, 147

大腸炎 111
大動脈解離 35, 82
大動脈弁狭窄症 82
大動脈瘤破裂 235
大量喀血 97, 98
大量血胸 85, 86, 87, 88, 89
大量出血 48, 49, 54, 138, 187
脱水 35, 73, 75, 153, 158, 161, 163, 211, 213, 235
多発外傷 129, 236
ダブルリング陽性 50
打撲痕 100, 127, 209
ダメージコントロール手術 128, 237
胆管・尿管結石 103
胆管閉塞 106
胆汁うっ滞 106
胆石 103, 146
胆嚢・胆管炎 119, 151

ち

チアノーゼ 60, 92, 98, 178, 182, 188, 194, 201, 206
知覚・運動麻痺 133
致死的不整脈 71, 83, 115, 155, 165, 175, 217
虫刺傷 199
虫垂炎 103, 151
中枢神経障害 179
中枢性めまい 35
中毒 16, 73, 93
腸炎 111, 151
超音波検査 23, 65, 71, 104, 109, 111, 123, 147, 197
腸管虚血 103, 106, 111, 113
腸重積 117, 119
チョーキングサイン 60, 92
鎮静薬 33, 76, 101, 239, 245
鎮痛薬 33, 69, 89, 131, 137, 143, 173

つ

椎間板ヘルニア 137, 143
椎骨脳底動脈解離 37
椎骨脳底動脈循環不全 35
椎体骨折 143, 146
墜落外傷 127

て

低温熱傷 172
低カリウム血症 158, 218
低カルシウム血症 183, 218
低血圧 17, 80, 86, 88, 97, 98, 201, 213, 218

低血糖 14, 23, 24, 35, 73, 75, 157, 170, 212, 213
低酸素血症 17, 42, 48, 54, 75, 92, 97, 120, 167, 187, 205, 213, 230
低体温 17, 75, 121, 128, 154, 205, 206, 215, 233
低タンパク血症 220
低ナトリウム血症 165, 218
低マグネシウム血症 158
低リン血症 158
溺水 204
デルマトーム 133
電解質異常 73, 158, 163, 165, 213, 216
てんかん 213
電撃潰瘍 175
電撃傷 171, 174
テント状T波 163, 190, 220
電流斑 175

と

動悸 71, 80
同期電気ショック 71, 76
瞳孔異常 49
瞳孔散大 179
瞳孔不同 24, 179
洞性頻脈 88
心房細動 88, 108, 114
疼痛管理 173
導尿 161, 165
糖尿病 27, 65, 82, 108, 119, 150, 190, 213
糖尿病性ケトアシドーシス 93, 103, 117, 213
糖尿病性神経障害 145
糖尿病治療薬 141
頭部CT 175
頭部外傷 25, 40, 43, 48, 54, 119, 157, 167
頭部後屈あご先挙上 101, 109, 121, 141, 147, 105
頭部打撲 47
動物咬傷 152, 199
動脈圧モニター 227
動脈血ガス分析 158, 209
動脈瘤 80
吐血 80, 88, 95, 98, 99, 110, 213
突発性食道破裂 65, 111, 114, 143, 146
突発性鼻出血 53, 57
トリアージレベル分類 4
努力呼吸 98

トルサード・ド・ポアン 72

な

内臓痛 106

に

乳酸アシドーシス 141
尿管結石 106, 107, 137
尿中薬物検査 23
尿道・膀胱内異物 192
尿道炎 194
尿道結石 164
尿道内異物 193
尿毒症 82, 117, 157, 161, 162, 163, 213
尿培養 215
尿閉 135, 140, 161, 165
尿崩症 219
尿量減少 160, 177, 189
尿路感染症 149, 151

ね

熱傷 166, 175, 177, 183, 219, 220, 235
熱傷ショック 237
熱中症 152, 235
ネフローゼ症候群 219

の

脳圧降下薬 27, 175
脳炎 151, 213
脳幹梗塞・出血 35
脳幹部挫傷 41
膿胸 88
脳血管障害 25, 120, 157
脳梗塞 23, 27, 29, 33, 35, 211
脳挫傷 41
脳室ドレナージ 41, 45, 47, 53
脳出血 23, 29, 33, 114, 131, 175, 177, 211, 217, 218
脳卒中 14, 205, 213
脳浮腫 27, 33, 39, 41, 45, 175, 221
脳ヘルニア 27, 41, 47, 117, 175
ノルアドレナリン 153, 239, 243

は

パーキンソン病 82
パークランド法 173
肺アスペルギルス症 100
肺炎 93, 94, 98, 100, 149, 151, 205, 213
バイク事故 127
肺結核 99, 100

261

敗血症 ……… 75, 94, 98, 117, 137, 149, 155, 194, 199, 213, 220
敗血症性ショック ……… 124, 153, 193, 197, 238
肺血栓塞栓症 ……… 75, 93, 94, 244
肺梗塞 ……… 65
肺挫傷 ……… 86, 87, 88, 100
肺静脈圧上昇 ……… 100
肺水腫 ……… 86, 94, 161, 163, 164, 175, 177, 227
肺線維症 ……… 94
肺塞栓症 ……… 71, 91, 97, 143, 211
排尿時痛 ……… 194
排尿障害 ……… 195
肺膿瘍 ……… 98, 100
背部叩打 ……… 63, 95
背部痛 ……… 88, 142
背部の外傷 ……… 146
ハイムリック法 ……… 95
バクスター法 ……… 173
ハチ刺傷 ……… 200
発声困難 ……… 60, 92
発熱 ……… 31, 100, 112, 119, 140, 146, 148, 164, 241
パニック障害 ……… 75
羽ばたき振戦 ……… 24
馬尾症候群 ……… 137, 140, 141
バルビタール療法 ……… 41, 45
バレー徴候 ……… 30, 212
パレット食道 ……… 146
板状硬 ……… 105, 124
反跳痛 ……… 105, 124
汎発性腹膜炎 ……… 107

ひ

皮下気腫 ……… 86, 88, 247
皮下出血 ……… 50, 100, 127
鼻骨骨折 ……… 54
膝立試験 ……… 212
鼻出血 ……… 52, 99, 100
ヒステリー発作 ……… 23
脾損傷 ……… 123, 127
鼻中隔血腫 ……… 55
非定型型抗酸菌症 ……… 100
脾摘後 ……… 150
非同期電気ショック ……… 76
皮膚壊死 ……… 175, 177
皮膚紅潮 ……… 18
皮膚紫斑 ……… 100
皮膚・粘膜症状 ……… 241
病的反射 ……… 44
貧血 ……… 35, 73, 93, 94, 158

頻呼吸 ……… 61, 80, 86, 104, 112, 170, 188, 206, 213, 241, 247
頻尿 ……… 195
頻拍触知微弱 ……… 86
頻脈 ……… 18, 75, 80, 86, 98, 118, 163, 170, 189, 201, 206, 213, 241, 247
頻脈性不整脈 ……… 71

ふ

不安神経症 ……… 71, 94
不安定狭心症 ……… 68
不穏 ……… 41, 98, 101, 104, 188, 201, 206, 225
復温 ……… 155, 159, 209
副甲状腺機能低下症 ……… 220
複視 ……… 38
副腎不全 ……… 219, 220
腹痛 ……… 80, 102, 113, 119, 151, 241
副鼻腔炎 ……… 29, 151
腹部圧痛 ……… 124, 151
腹部外傷 ……… 41, 54, 122
腹部大動脈瘤 ……… 140
腹部大動脈瘤切迫破裂 ……… 140
腹部大動脈瘤破裂 ……… 111, 112, 137, 140, 141
腹部突き上げ ……… 63
腹部膨隆 ……… 106, 119, 127
腹膜炎 ……… 103, 106, 123, 124, 127, 151
腹膜刺激症状 ……… 105, 119, 124, 127
浮腫 ……… 162, 164, 167, 178, 247
不整脈 ……… 17, 35, 70, 82, 88, 114, 156, 183, 205, 213, 218
腹腔内出血 ……… 80, 123, 126, 127
不定愁訴 ……… 210
ふらつき ……… 71, 170
フランケル分類 ……… 134
ブルガダ症候群 ……… 77
ブルジンスキー徴候 ……… 30
ブルンベルグ徴候 ……… 105
フレイルチェスト ……… 85, 86, 87, 89
プレショック ……… 225

へ

平衡障害 ……… 37
閉塞性ショック ……… 244
ベックの3徴 ……… 87, 247
ヘビ咬傷 ……… 202
扁桃炎 ……… 93
扁桃周囲膿瘍 ……… 60, 150
便秘 ……… 106, 119
弁膜症 ……… 75

ほ

蜂窩織炎 ……… 149
膀胱炎 ……… 161, 193, 194
膀胱結石 ……… 164, 195
膀胱直腸障害 ……… 146
膀胱部痛 ……… 195
膀胱留置カテーテル ……… 135, 161
放散痛 ……… 140
乏尿・無尿 ……… 161, 165

ま

マギール鉗子 ……… 95, 118, 121, 123
末梢神経障害 ……… 178, 187
末梢性めまい ……… 37
末梢冷感 ……… 92, 98, 112, 144
麻痺 ……… 31, 34, 36, 38, 157
マロリーワイス症候群 ……… 111, 112, 114
慢性硬膜下血腫 ……… 119, 211
慢性心不全 ……… 91, 93

み

ミオグロビン尿 ……… 177, 189
脈の狭小化 ……… 247
脈拍触知不能 ……… 138, 188
ミンガッツィーニ徴候 ……… 30

む

無気肺 ……… 86, 94, 206
無尿・乏尿 ……… 163
無脈性心室頻拍 ……… 76

め

迷走神経反射 ……… 35, 118
メニエール病 ……… 37
めまい ……… 34, 38, 68, 119, 170, 201
免疫不全 ……… 150
免疫抑制薬 ……… 152

も

モビッツ型II度房室ブロック ……… 83
モルヒネ ……… 69, 109, 173

や・ゆ

薬物中毒 ……… 23, 118, 157, 213
有機リン中毒 ……… 120
有毒ガス中毒 ……… 170
輸液 ……… 19, 33, 39, 45, 121, 159, 173, 179, 185, 189, 215, 221
輸血 ……… 89, 141, 147, 185, 189, 220, 236
指鼻試験 ……… 36

よ

腰・仙骨神経叢損傷 ……… 123
腰仙神経叢損傷 ……… 127

262

腰椎圧迫骨折	137, 143	
腰椎椎間板ヘルニア	140	
腰痛	136	

ら

ラクナ梗塞	27
卵巣捻転	107

り

リドカイン	179
利尿薬	82, 164, 165, 219, 220, 221, 227, 231, 245
流涎	62
流涙	201
両心不全	228
輪状甲状靱帯切開	51, 63, 89, 170, 203

れ・ろ

冷感	24, 86, 182, 212
冷汗	24, 68, 82, 112, 119, 138, 144, 162, 188, 212
ロード&ゴー適応	10
肋骨骨折	65, 86
肋骨脊柱角叩打痛	164

欧文その他

A

AAA破裂	103, 106
ACE阻害薬	220
ACS	68
AED	179
Af	76
AFL	76
after-drop	159
AGML	111
AIUEOTIPS	25
AKI	161, 162, 237
ALS	23, 71, 176
AOSC	103, 106
ARB	220
ARDS	94, 209, 237
ASIA分類	134
ATP	39, 76
AVPU	223

B

BLS	23, 71, 149, 155, 161, 167, 176, 217

C

BPPV	36
Ca拮抗薬	76
CO_2ナルコーシス	213
COPD急性増悪	91, 93, 94, 211, 213
CPR	91, 97, 175, 181, 205
CPSS	32
CRT	121
CTAS	5

D

DCS	237
DIC	100, 158, 164, 199
DVT	68

E

ECMO	88, 97, 231, 245
EGSYSスコア	81

F

FAST	89, 126
FNSテスト	140

G

GCS	30, 36, 42, 48
GI療法	221
Gustilo分類	190

H

HEARTS	80

I

IABP	231
IVR	103, 111

J

JCS	30, 36, 42, 48
JNTEC	14
JTAS	4

L

LQQTSFA	9, 32, 106, 139

M

MANTRELS score	108
MIST	10
MOF	237
MONA	109

N

NBC	16
NOMI	108

non-responder	128
NPPV	165, 227, 231
NRS	69, 145
NSAIDs	80, 114, 220

O・P・Q

OPQRST	9
PATBEDXX	88
PCI	68
PCPS	159
primary survey	12, 89
PSVT	76
PTD	14, 124
qSOFA	119, 139, 150, 242

R

responder	128
rewarming shock	159

S

SAMPLE history	9
SFTS	202
SIADH	219
SLRテスト	140
ST上昇	69, 178
STEMI	68
ST低下	178

T

t-PA療法	23, 29, 33, 35
TAE	51, 123, 236
TAFXXX	87
transient responder	128
TSS	150

V・W

VAS	145
Vf	176, 179
VITAMINE PhD	214
VRS	145
VT	76, 179
WPW症候群	75

その他

β遮断薬	76, 164, 220, 230, 241
12誘導心電図	69, 76, 83, 88, 104, 119
3度房室ブロック	72, 220
5の法則	168
9の法則	168

救急看護ポイントブック
きゅうきゅうかんご

2019年9月17日	第1版第1刷発行	編 著	小池 伸享
2022年7月25日	第1版第3刷発行	発行者	有賀 洋文
		発行所	株式会社 照林社

〒112-0002
東京都文京区小石川2丁目3-23
電 話　03-3815-4921（編集）
　　　　03-5689-7377（営業）
http://www.shorinsha.co.jp/
印刷所　共同印刷株式会社

- 本書に掲載された著作物（記事・写真・イラスト等）の翻訳・複写・転載・データベースへの取り込み、および送信に関する許諾権は、照林社が保有します。
- 本書の無断複写は、著作権法上の例外を除き禁じられています。本書を複写される場合は、事前に許諾を受けてください。また、本書をスキャンしてPDF化するなどの電子化は、私的使用に限り著作権法上認められていますが、代行業者等の第三者による電子データ化および書籍化は、いかなる場合も認められていません。
- 万一、落丁・乱丁などの不良品がございましたら、「制作部」あてにお送りください。送料小社負担にて良品とお取り替えいたします（制作部 ☎0120-87-1174）。

検印省略（定価はカバーに表示してあります）
ISBN978-4-7965-2470-4

©Nobuyuki Koike/2019/Printed in Japan